全国中医药行业高等教育"十四五"创新教材

中医内科临床实训教程

（供中医学、中西医临床医学、针灸推拿学等专业用）

主　审　张小萍

主　编　刘中勇

全国百佳图书出版单位
中国中医药出版社
·北　京·

图书在版编目（CIP）数据

中医内科临床实训教程 / 刘中勇主编 . —北京：
中国中医药出版社，2022.5
ISBN 978 – 7 – 5132 – 7423 – 4

Ⅰ . ①中… Ⅱ . ①刘… Ⅲ . 中医临床—教材
Ⅳ . ① R24

中国版本图书馆 CIP 数据核字（2022）第 031940 号

中国中医药出版社出版

北京经济技术开发区科创十三街 31 号院二区 8 号楼
邮政编码 100176
传真 010-64405721
三河市同力彩印有限公司印刷
各地新华书店经销

开本 787×1092 1/16 印张 16.5 字数 369 千字
2022 年 5 月第 1 版 2022 年 5 月第 1 次印刷
书号 ISBN 978 – 7 – 5132 – 7423 – 4

定价 69.00 元
网址 www.cptcm.com

服 务 热 线 010-64405510
购 书 热 线 010-89535836
维 权 打 假 010-64405753

微信服务号 zgzyycbs
微商城网址 https://kdt.im/LIdUGr
官 方 微 博 http://e.weibo.com/cptcm
天猫旗舰店网址 https://zgzyycbs.tmall.com

如有印装质量问题请与本社出版部联系（010-64405510）
版权专有 侵权必究

全国中医药行业高等教育"十四五"创新教材

《中医内科临床实训教程》编委会

序

在当前医学教育改革的关键时期，进一步深化教学改革，提高中医内科学教学质量，强化中医临床思维和实践能力十分重要。随着中医现代化的发展，以往灌输式、注入式理论教学的模式已不能适应当今的教学需求，也难以培养出具有独立思考能力和创新精神的中医人才。故重视培养医学生的临床思维能力和实践能力在中医内科教学中一直意义重大。中医内科临床思维能力主要体现在四个方面，即四诊资料收集、辨病辨证分析、立法处方用药及良好的医患沟通能力，通过临床思维能力的培养，最终也能达到提高实践能力的目的。以此为导向进行实训教学不仅可改变以往灌输式教学的弊端，也能为医学生将来独立分析问题、解决问题打下良好基础。因此，中医内科实训教学是中医临床教学的重点，是培养合格中医师的重要环节。

中医内科实训教学也是前期课堂教学与后期临床实习的有效衔接，良好的实训培养不仅可以提高教学质量，更可以有效提高医学生的学习能力和实践水平，也是将理论知识转化为实践能力的坚实纽带，故实训教学在医学生辨证论治思维方式的形成和临床技能的培养中占有十分重要的地位。

中医内科实训的关键在于中医思维的培养和实践能力的提高，实训课程中培养医学生的中医思维非常重要，通过对中医思维的强化，从而提高医学生的临床动手实践能力，两者相辅相成。以临床思维和实践能力培养为导向的中医内科实训教学方法有利于基础学科与临床之间融会贯通，是教学中的一柄利剑，可在将来的教学中广泛开展。

为此，刘中勇教授组织临床一线的专家及教学一线的教师，根据中医内科临床教学的需要，结合我校中医内科教学几代人积累的实践经验，编写了这本实训教材。该教材本着"简而精"的原则，从临床技能与医患沟通入手，病史采集重视问诊，步步深入，分清主次，四诊合参，抓住重点，辨证论治，融会贯通，使深奥难懂的中医临床思维变得有法可依、有章可循、有门可入。本书系统规范、实用性强。在实训内容较少的中医内科学科中，确是一部难得的创新之作。谨以为序！

首届全国名中医、江西中医药大学教授

2022 年 2 月

编写说明

中医内科学是一门综合性强、内容广泛复杂、实践性强的学科，良好的中医内科基础是培养临床诊疗思维及临床技能的基石。中医内科临床实训正是通过训练学生的临床思维和实践能力，将理论知识与临床相结合，通过临床实训发挥学生的主观能动性来进行教学的。它是中医师应该具备的基本技能，是成为一名合格中医师的前提，也是临床医疗工作的基础。

中医内科实训课程是课堂教学与临床实习的有效衔接，对于学生临床思维能力的培养及动手能力和实践水平的提高十分重要。良好的实训培养不仅可提高教学质量，还能够进一步提高学生的学习能力。因此在教学中开展中医内科实训是促进教学质量改进的重要手段，也是将理论知识转化为实践能力的坚实纽带。

然而长期以来，中医内科缺少实用有效的实训类教材。为此，我们组织临床一线的专家及教学一线的教师，以薛博瑜、吴伟、张伯礼等主编的《中医内科学》教材为蓝本，查阅大量资料，结合江西中医药大学中医内科教学实践经验，根据国家卫生健康委员会制定的《高等医学院校五年制医学专业学生基本技能训练项目》和教育部《关于全国普通高等学校临床医学专业（五年制）主要课程基本要求》的有关规定，本着科学、严谨的态度，编写本教材。

全书共分三章，包括中医内科基本临床能力实训、接诊与医患沟通技能实训、中医内科常用治疗技术。其中接诊与医患沟通技能实训是本书的主体部分，根据中医执业医师分阶段技能考试的要求，选取 28 个常见病证进行了较为详细的论述。

本教材内容实用性强，注重体现临床实践的技巧与经验，配有问诊实训举例，使学生在学习中达到理论与实践的统一。本教材编写分工：刘中勇、王茂泓负责总体策划和全书内容的统稿审修；张卫华负责全书格式及部分西医内容审稿；李芳负责第一、三章的内容初审。前言及中医内科病历书写规范由刘中勇、唐娜娜编写；中医内科临床基本能力实训之望诊、问诊、闻诊、切诊由王茂泓、刘言薇撰写；接诊与医患沟通技能实训部分、概论由张卫华撰写；感冒、哮病由王丽华撰写；咳嗽由王茂泓撰写；喘病、肺痨由兰智慧撰写；心悸、心痛由刘中勇、邹国辉、邓鹏撰写；不寐、头痛由黄春华撰写；眩晕、中风由刘中勇、陈洪涛撰写；胃痛、腹痛由何凌撰写；呕吐、郁证由肖俊峰撰写；泄泻、便秘由吴春城撰写；胁痛、黄疸由葛来安撰写；水肿由黄勇撰写；淋证、癃闭由黄勇、王茂泓撰写；消渴、血证由曾英坚撰写；内伤发热、虚劳由吴敏撰写；痹证、腰痛由李福生撰写；中医内科常用治疗技术由李芳和张卫华撰写。

本教材在编写过程中得到江西中医药大学教务处、江西中医药大学临床医学院、江西中医药大学附属医院领导及相关临床科室的大力支持。在此，我们向所有参与、支持本书编写及出版的单位和个人表示感谢！由于学识所限，不足之处衷心希望广大师生、临床工作者提出宝贵意见，以便再版时修订提高。

《中医内科临床实训教程》编委会

2022 年 2 月

目 录

第一章　中医内科临床基本能力实训 ▷▷▷▷

第一节　望　诊

【学习目标】

1. 掌握全身望诊及舌诊的操作方法、操作要点及注意事项。

2. 熟悉望排出物及望小儿指纹的操作方法、操作要点及注意事项。

3. 了解局部望诊的操作方法、操作要点及注意事项。

一、全身望诊

（一）望神

1. 概述　望神是观察人体生命活动的外在表现，即观察人的精神状态和机体功能状态。神是以精气为物质基础的一种功能体现，是五脏之外荣。望神可了解五脏精气的盛衰和病情的轻重与预后。望神应重点观察受检者的精神、意识、表情、形体动作、反应能力等，尤应重视眼神的变化。望神的内容包括得神、失神、假神、少神、神乱等。

2. 操作方法

（1）受检者端坐或平卧，自然呼吸，检查者面对受检者进行观察。

（2）受检者暴露双目，检查者视线与受检者双目同高，平行观察双目的神采及灵活状态，做到一会即觉。

（3）逐一暴露受检部位，从上至下观察神情、意识、体态、反应能力等。

（4）受检者向前迈 5～10 步，观察其步态、姿势。

3. 操作要点　操作前先要熟悉得神、失神、假神、少神、神乱，尤其是假神的表现及眼神特征，操作时排除杂念，聚精会神，尽量做到"以神会神""一会即觉"。

4. 注意事项

（1）注意光线充足，避免干扰，排除假象。

（2）动作熟练、敏捷，熟悉生理，以常衡变。

（二）望色

1. 概述　望色是检查者观察受检者面部颜色与光泽的一种望诊方法。颜色为色调变化，光泽为明度变化。颜色主要有五种，即青、赤、黄、白、黑，又称为五色诊。五色诊的部位既包括面部，又包括全身，但由于五色的变化在面部表现最为明显，因此常以望面色作为望色的主要内容。

2. 操作方法

（1）受检者端坐或平卧，自然呼吸，检查者在自然光线下对受检者进行观察。

（2）取坐位时，检查者面对受检者，视线与受检者面部同高，平行观察受检者的面部色泽变化。

（3）取卧位时，检查者站立于受检者右侧，视线从上至下对面部进行全面观察。

3. 操作要点　操作前先要熟悉五色浮、沉、浊、清、微、甚、散、抟、泽、夭的特征，操作时从上至下重点观察面部颜色、色泽浅淡或是深浓、润泽或是晦暗、显露于皮肤或是隐约藏于皮肤之内等。

4. 注意事项

（1）望色步骤：先要从上至下，再根据脏腑所对应的部位及病情有重点的望诊。

（2）望面色要注意识别常色与病色，常色明亮润泽、隐然含蓄，又分主色与客色，也要注意识别。

（三）望形体

1. 概述　望形体主要观察受检者的宏观外貌，包括身体的强弱胖瘦、体形特征、躯干四肢、皮肉筋骨等。形体内合五脏，内盛则外强，内衰则外弱，故望形体可以测知内脏精气的盛衰。

2. 操作方法

（1）受检者端坐或平卧。

（2）检查者视线从上至下对受检者的宏观外貌进行全面观察，包括身体的强弱胖瘦、体形特征、躯干四肢、皮肉筋骨等。

3. 操作要点　操作前先要熟悉形体与精气、五脏的关系及体质的分类，操作时从上至下重点观察受检者的强弱胖瘦、体形特征、躯干四肢、皮肉筋骨情况。

4. 注意事项　注意形与气、形与神的综合判断。

（四）望姿态

1. 概述　望姿态主要是观察受检者的动静姿态、异常动作及与疾病有关的体位变化。不同的疾病产生不同的病态。正常的姿态是舒适自然，运动自如，反应灵敏。疾病时由于阴阳气血的盛衰，姿态也随之出现异常变化。

2. 操作方法

（1）受检者取自然体位，检查者首先对受检者的舒适体位及特殊姿态进行观察。

（2）嘱受检者进行体位改变，观察其病理姿态。

（3）让受检者站立，做必要的动作，检查者对其衰惫姿态及异常动作进行观察。

3. 操作要点　操作前先要熟悉望姿态中的强迫体位、衰惫姿态及异常动作的特征及临床意义，操作时重点观察受检者有无强迫体位、衰惫姿态及异常动作。

4. 注意事项　对异常动作注意辨病与辨证的综合判断。

二、局部望诊

（一）望头面

1. 概述　望头面主要是观察头的外形和动态、头发的色泽变化及脱落情况、面部外形变化等。

2. 操作方法

（1）受检者取端坐位，检查者面对受检者，分别从正面和侧面对头形及面部进行观察。

（2）受检者若为婴儿，由监护人端坐抱立，暴露囟门，检查者下蹲视线与受检者囟门同高，从切线方向观察囟门有无突起。

（3）视线逐步高于囟门，全面观察囟门、头发及头部动态。

3. 操作要点　操作前先要熟悉望头面中的头形异常、囟门异常、头动异常、头发异常及面肿、腮肿、口眼㖞斜、特殊面容的特征及临床意义，操作时重点观察受检者有无头形异常、囟门异常、头动异常、头发异常及面肿、腮肿、口眼㖞斜、特殊面容等。

4. 注意事项　对头面的异常要特别注意识别有无口眼㖞斜和特殊面容。

（二）望五官

1. 概述　望五官是对目、耳、鼻、唇、口、齿龈、咽喉等头部器官的望诊。诊察五官的异常变化，可以了解脏腑病变。

2. 操作方法

（1）受检者端坐或平卧，检查者在自然光线下对受检者进行观察。

（2）检查者先观察受检者双目的形态和动态，然后用右手示指和拇指指腹撑开受检者左眼睑，按顺序观察受检者的眼睑、白睛、两眦、黑睛、瞳仁，再用左手撑开右眼睑进行检查。

（3）检查者先观察受检者双耳的色泽和形态，然后用右手示指和拇指捏住受检者左耳轮，展开耳郭，观察左耳道，再用左手展开右耳郭进行检查。

（4）检查者先观察受检者鼻的色泽和形态，然后让受检者头后仰，检查者视线顺着受检者鼻腔进行观察。

（5）检查者面对受检者，从正面对唇与口的色泽、形态和动态进行观察。

（6）受检者上下牙齿咬合，张开嘴唇，暴露牙龈，检查者面对受检者，从正面对齿与龈的色泽、形态进行观察。

（7）受检者用力张开嘴唇，检查者左手掌放在受检者前额部，右手持压舌板下压受检者舌面，嘱受检者发"啊"音，暴露咽喉，从正面对咽喉的色泽、形态进行观察。

3. 操作要点　操作前先要熟悉望目、望耳、望鼻、望唇、望齿龈、望咽喉的原理及出现异常的临床意义，操作时重点观察受检者目、耳、鼻、唇、口、齿龈、咽喉有无异常。

4. 注意事项

（1）望目主要望目的神、色、形、态，并根据五轮学说综合判断。

（2）望耳应注意耳的色泽、形态及耳内的情况。

（3）望鼻主要审察鼻之颜色、外形及其分泌物的变化。

（4）望唇要注意观察唇口的色泽和动态变化。

（5）望齿龈要注意其色泽、形态和润燥的变化。

（6）望咽喉主要注意其色泽、形态的变化。

（三）望躯体

1. 概述　望躯体包括颈项、胸、腹、腰、背的望诊。

2. 操作方法

（1）受检者端坐或平卧，进行自然呼吸，检查者在自然光线下对受检者进行观察。

（2）检查者先从正面和侧面观察受检者颈项的外形和色泽，然后嘱受检者分别做颈项的左右旋转、后伸、前屈、左右侧屈运动，观察受检者颈项的活动度及颈部脉络的变化。

（3）受检者取坐位时，全身肌肉松弛，两手自然下垂，检查前胸时，胸部应稍向前挺；检查胁部时将该侧手臂举起置于头上。取卧位时，须让受检者变换体位，充分暴露胸胁部，然后对受检者胸胁部的外形和呼吸进行全面观察。

（4）受检者取卧位，充分暴露腹部，双腿屈曲，嘱受检者放松腹肌，检查者位于其右侧，先下蹲使视线与受检者腹平面同水平，自侧面切线方向观察受检者腹部有无隆起，然后视线逐步高于腹部，对受检者腹部进行全面观察。

（5）受检者取坐位时，全身放松，检查腰背部时身体稍向前弯，头略低，将两手交叉抱肩或抱肘。取卧位时，须让受检者变换体位，充分暴露腰背部，然后对受检者胸胁部的形态和活动度进行全面观察。

3. 操作要点　操作前先要熟悉颈项、胸、腹、腰、背异常的临床特征及临床意义，操作时重点观察受检者颈项、胸、腹、腰、背有无异常。

4. 注意事项

（1）望颈项应注意其外形和动态变化。

（2）望胸主要注意外形变化。

（3）望腹、望腰、望背主要观察其形态变化。

（四）望四肢

1. 概述　四肢是上下肢的总称。望四肢主要是诊察手足、掌腕、指趾等部位的形态、色泽变化。

2. 操作方法

（1）受检者站立，充分暴露四肢，检查者先对受检者四肢的形态进行观察。

（2）受检者双手前伸，与肩同高，观察其上肢动态；再向前迈 5～10 步，观察其步态、姿势。

3. 操作要点　操作前先要熟悉上下肢异常的临床特征及临床意义，操作时重点观察受检者上下肢有无形态及色泽的异常。

4. 注意事项　对于高热神昏的受检者，应观察其有无扬手踯足的情况；对于病重神昏的受检者，应注意观察有无循衣摸床、撮空理线等异常动作。

（五）望二阴

1. 概述　望二阴包括望前后二阴。前阴是男女外生殖器及尿道的总称；后阴主要是肛门。

2. 操作方法

（1）受检者取截石位，充分暴露前阴，检查者对受检者前阴的形色改变进行观察。

（2）受检者取侧卧位，双腿尽量前屈靠近腹部，充分暴露后阴，检查者对受检者肛门部的形色改变进行观察。

3. 操作要点　望男性前阴应注意观察阴茎、阴囊和睾丸是否正常，有无硬结、肿胀、溃疡和其他异常的形色改变。望后阴应注意观察肛门部有无红肿、痔疮、裂口、瘘管、脱肛及其他病变。

4. 注意事项　对女性前阴的诊察要有明确的适应证，由妇科检查者负责检查，男检查者需在女护士陪同下进行。

（六）望皮肤

1. 概述　望皮肤要注意皮肤的色泽及形态改变。

2. 操作方法

（1）受检者取卧位，全身放松，检查者位于其右侧。

（2）逐一暴露受检部位，从上到下观察受检者皮肤的色泽及形态改变。

3. 操作要点　应注意观察皮肤色泽形态的变化及表现于皮肤的某些症状，如斑、疹、痘、疮、痈、疽、疔、疖等。

4. 注意事项　皮肤色泽亦可见五色，故五色诊亦适用于皮肤望诊。

三、望排出物

望排出物是观察受检者的分泌物和排泄物，如痰涎、呕吐物、二便、涕唾、汗、泪、带下等。这里主要介绍痰涎、呕吐和二便的望诊。

（一）望痰涎

1. 概述　痰有有形之痰与无形之痰两类，望痰涎主要是望咳唾而出的有形之痰涎。

2. 操作方法

（1）受检者于晨起未洗漱、饮食之前，先吐出口中唾液，检查者取其深咳嗽之痰，在自然光线下置于明亮处观察其颜色和质、量。

（2）受检者平卧，检查者位于其流涎之一侧，下蹲视线与口角同高，观察其涎液的颜色和质、量。

3. 操作要点　操作前先要熟悉痰涎异常的机制及临床意义，操作时重点观察受检者痰涎的颜色和质、量。

4. 注意事项　痰涎颜色注意排除食物或药物染色所致的假色。

（二）望呕吐物

1. 概述　胃中之物上逆自口而出为呕吐物。

2. 操作方法

（1）受检者呕吐时，检查者位于其右侧，右手取清洁敞口容器，置于受检者胸前接住呕吐物，左手轻拍受检者背部，防止其呛噎。

（2）检查者在自然光线下将呕吐物置于明亮处，观察其颜色和质、量。

3. 操作要点　操作前先要熟悉呕吐的机制及临床意义，操作时重点观察受检者呕吐物的颜色和质、量。

4. 注意事项　由于致呕的原因不同，故呕吐物的性状及伴随症状亦因之而异。若呕吐物呈咖啡色要注意排除出血。

（三）望大便

1. 概述　望大便主要是观察大便的颜色及便质、便量。

2. 操作方法

（1）检查者取清洁敞口容器，接住受检者大便，然后置于明亮处，观察其颜色和质、量。

（2）若大便为黑色，加入 100 ~ 200mL 净水，观察大便中是否带血。

3. 操作要点　操作前先要熟悉大便异常的机制及临床意义，操作时重点观察受检者大便的颜色和质、量。

4. 注意事项　若大便黑色发亮如柏油样，应注意排除出血。

（四）望小便

1. 概述　望小便主要是观察小便的颜色、尿质和尿量的变化。

2. 操作方法

（1）受检者于晨起未洗漱、饮食之前，将小便排入清洁敞口容器之中，检查者在自然光线下，将小便置于明亮处观察其颜色和质、量。

（2）然后嘱受检者将一昼夜间所有小便均排入容器中，计算其 24 小时小便总量。

3. 操作要点　操作前先要熟悉小便异常的机制及临床意义，操作时重点观察受检者小便的颜色和质、量。

4. 注意事项　望小便要结合小便次数、每次小便的量和小便的总量综合判断。

四、望小儿指纹

1. 概述 指纹是浮露于小儿两手示指掌侧前缘的脉络。指纹分"风""气""命"三关，示指近掌部的第一节为"风关"，第二节为"气关"，第三节为"命关"。指纹是手太阴肺经的一个分支，故与诊寸口脉意义相似。望小儿指纹的要点：浮沉分表里，红紫辨寒热，淡滞定虚实，三关测轻重，纹形色相参，留神仔细看。

2. 操作方法

（1）将受检者抱到自然光线下明亮处，检查者端坐于受检者对面。

（2）检查者用左手的示指和拇指握住受检者示指末端，以右手大拇指在其示指掌侧，从命关向气关、风关直推几次，用力适当，使指纹容易显露，便于观察。

（3）检查者逐一对受检者纹位（指纹出现的部位）变化、纹色变化及纹形变化进行观察。

3. 操作要点 操作前先要熟悉望小儿指纹的要点，操作时重点观察受检者纹位变化、纹色变化及纹形变化。

4. 注意事项

（1）望小儿指纹时光线要明亮，以便于观察。

（2）此法仅适用于三岁以下的幼儿。

五、舌诊

1. 概述 望舌分为望舌质和望舌苔。舌质是舌的肌肉和脉络等组织；舌苔是舌体上附着的一层苔状物。望舌质包括望舌神、舌色、舌形、舌态、舌下络脉；望舌苔包括望苔质和苔色。

正常舌象为淡红舌、薄白苔。即舌体柔软，运动灵活自如，颜色淡红而红活鲜明；胖瘦老嫩大小适中，无异常形态；舌苔薄白润泽，颗粒均匀，薄薄地铺于舌面，揩之不去，其下有根，与舌质如同一体，干湿适中，不黏不腻等。

一般认为，察舌质重在辨正气的虚实，也包括邪气的性质；察舌苔的厚薄可知病的深浅；察舌苔的润燥，可知津液的盈亏；察舌苔的腐腻，可知湿浊等情况；察舌苔的剥落和有根、无根，可知气阴的盛衰及病情的发展趋势等。临床一般综合分析。

2. 操作方法

（1）受检者端坐或平卧，检查者在自然光线下明亮处对受检者进行观察。

（2）受检者将舌伸出口外，口尽量张开，充分暴露舌体。舌体自然放松，舌面平展舒张，舌尖自然垂向下唇。

（3）检查者按舌尖、舌中、舌侧、舌根的顺序对舌象进行观察，先看舌体的舌质，后看舌苔。

（4）受检者分别向上、向下、向左、向右活动舌体，检查者对受检者舌的动态进行观察。

（5）受检者张开口腔，将舌体向上腭方向翘起，舌尖轻抵上腭，舌体保持自然松弛，勿用力太过，使舌下络脉充分暴露。检查者首先观察舌系带两侧的大络脉，再观察周围的细小络脉。

3. 操作要点

（1）伸舌姿势　望舌时要求受检者把舌伸出口外，充分暴露舌体。口要尽量张开，伸舌要自然放松，毫不用力，舌面应平展舒张，舌尖自然垂向下唇。

（2）望舌顺序　望舌应循一定顺序进行，一般先看舌苔，后看舌质，按舌尖、舌中、舌侧、舌根的顺序进行。

4. 注意事项

（1）望舌时光线要充足柔和，以自然光为好，光线最好从侧面来，受检者面向光亮处，使光线直射口内，要避开有色门窗和周围反光较强的有色物体，以免望诊时对颜色产生影响。

（2）饮食和药物对舌象影响很大，临床遇到舌的苔质与病情不符，或舌苔突然发生变化时，应注意询问受检者近期尤其是就诊前一段时间内的饮食、服药等情况。

（3）望舌时受检者伸舌时间不能过长，一般不超过1分钟。如一次判断不清，可让受检者休息3～5分钟后，重复望舌1次。

第二节　闻　诊

【学习目标】

1. 掌握听声音的操作方法、操作要点及注意事项。

2. 熟悉嗅气味的操作方法、操作要点及注意事项。

一、听声音

1. 概述　听声音，主要是通过听受检者言语气息的高低、强弱、清浊、缓急等变化，以及咳嗽、呕吐、呃逆、嗳气等声响的异常，以分辨病情的寒热虚实。

2. 操作方法

（1）检查者从对受检者的礼节性交谈及问诊开始，即应注意辨听受检者的声音、语言及呼吸。

（2）辨听受检者的咳嗽、呕吐、呃逆、嗳气、叹息、喷嚏、哈欠等异常声响。

（3）受检者平卧或站立，检查者将一侧耳朵靠近受检者腹部，辨听其肠鸣之音，然后推抚其脘腹部，再辨听其声。

3. 操作要点　操作前先要熟悉声音异常的机制及临床意义，操作时重点辨听受检者发声的异常、语言的异常及呼吸的异常等。

4. 注意事项

（1）听声音要注意排除运动、饮食及环境等因素的干扰，一般在安静的状态下进行。

（2）检查者多在望诊和问诊的同时即应注意辨听受检者发出的声响。

（3）现代还可借助听诊器等，以帮助提高对心音、肠鸣音等内脏声音的听诊水平。

二、嗅气味

1. 概述　嗅气味，主要是通过嗅受检者病体、排出物、病室等的异常气味，以了解病情，判断疾病的寒热虚实。

2. 操作方法

（1）检查者步入病室，用鼻深吸气两次，注意辨别病室气味。

（2）检查者在对受检者问诊和切诊时，即开始嗅辨受检者的口气、汗气。

（3）检查者以清洁敞口容器，分别取受检者的痰、涕、二便、呕吐物，妇女还可取经、带、恶露（或通过问诊获知），一一嗅辨其气味。

3. 操作要点　操作前先要熟悉气味异常的机制及临床意义，操作时重点嗅受检者病体的异常、排出物的异常及病室气味的异常等。

4. 注意事项　受检者应处于一个轻松、熟悉的环境，如自己的居室、病房等。检查者步入病室时即应注意辨别病室气味，在望诊和问诊的同时即应注意嗅受检者病体的异常。

第三节　问　诊

【学习目标】

1. 掌握问诊的操作方法和操作要点。

2. 熟悉问诊的注意事项。

3. 了解问诊的概述。

一、概述

问诊，是检查者通过询问受检者或陪诊者，了解疾病的发生、发展、治疗经过、现在症状及其他与疾病相关的情况，以诊察疾病的方法。

问诊是诊察疾病的重要方法，是临床诊察疾病的第一步，可弥补其他三种诊察方法的不足。正确的问诊往往能把检查者的思维判断引入正确的轨道，有利于对疾病作出迅速准确的诊断。在辨证中，问诊获得的资料所占比重较大，其资料最全面、广泛。

问诊应当遵循以下原则。

1. 确定主诉　主诉反映的多是疾病的主要矛盾，一般包括患病部位，主要症状、性质、程度及持续时间等要素。

2. 问辨结合　一边问，一边对受检者或陪诊者的回答加以分析辨证。

二、操作方法

1. 检查者选择一个较安静适宜的环境，受检者无拘束感。若受检者某些病因不便告人，应避开周围人群，单独询问。

2. 从礼节性交谈开始，检查者先自我介绍，语言亲切和蔼友善，然后询问和记录一般项目。

3. 询问和记录受检者的主诉，再围绕主诉询问现病史，包括发病、演变及诊察治疗经过、主要症状、伴随症状及一般情况等，做到问辨结合。

4. 询问和记录受检者的既往史及个人史、婚育史、家族史。

三、操作要点

1. 问诊的一般项目，主要包括姓名、性别、年龄、民族、职业、婚否、籍贯、现单位、现住址等。

2. 主诉包含的症状一般为一个，最多两三个。记录主诉时，文字要准确、简洁明了，一般不超过 20 个字；不能使用正式病名作为主诉；不能记录疾病演变过程。

3. 现病史主要包括起病情况、病情演变过程、诊察治疗过程、现在症状等四大项内容。

（1）起病情况　需询问起病的环境与时间，是否有明显的起病原因或诱因，是否有传染病接触史，起病的轻重缓急，疾病初起的症状及其部位、性质、持续时间及程度等。

（2）病情演变过程　需按时间顺序询问从起病到就诊时病情发展变化的主要情况，症状的性质、部位、程度有无明显变化，其变化有无规律性，是否存在影响变化的原因或诱因，病情演变总的趋势及有无规律性。

（3）诊察治疗过程　需询问起病之初到就诊前所作过的诊断与治疗情况。包括曾到何处就医？进行过何种检查？检查结果如何？诊为何病？进行何治疗？服用何药物，以及剂量、用法、时间、效果如何？有否出现其他不良反应等。皆应重点记录。

（4）现在症状　需询问此次就诊的全部自觉症状，包括主要症状、伴随症状及一般情况，为问诊的主要内容。

4. 症状是辨证的重要依据，症状的问诊除主要症状外，主要有问寒热、问汗、问头身、问胸胁、问胃脘、问腰腹、问情志、问饮食、问睡眠、问二便，还包括妇女、小儿某些情况的询问等。

5. 既往史是指受检者过去的健康和疾病情况，包括既往一般健康状况、疾病史、传染病史、预防接种史、手术外伤史、输血史、食物或药物过敏史等。

6. 个人史包括出生地及长期居留地，生活习惯及有无烟、酒、药物等嗜好，职业与工作条件，有无工业毒物、粉尘、放射性物质接触史，有无冶游史等。

7. 婚育史包括婚姻状况、结婚年龄、配偶健康状况、有无子女等。女性受检者记录初潮年龄、行经期天数、间隔天数、末次月经时间（或闭经年龄）、月经量、痛经及生育等情况。

8. 家族史包括父母、兄弟、姐妹健康状况，有无与受检者类似疾病，有无家族遗传倾向的疾病等。

四、注意事项

1. 检查者语言应亲切、和蔼、友善，减少检查者与受检者之间的距离感，使问诊能顺利进行。

2. 注意系统性、目的性和必要性，顺序合理。问主诉及现病史时尤应逐渐深入，有目的、有层次、有顺序地进行询问，并注意要全神贯注地倾听受检者的回答。

3. 检查者语言要通俗易懂，避免使用艰涩难懂的医学术语，并避免暗示性提问、逼问及重复提问。

4. 问诊清晰明确，问题不宜太多、太长，容易回答；合理使用询问语言方式（开放式、专题式、选择式、封闭式）。

5. 检查者应合理使用澄清技巧，及时核定受检者陈述中的不确切或有疑问之处，以提高病史的真实性。

6. 若受检者病情危重，应在简单问诊后以抢救为先，以免贻误时机。

第四节　切　诊

【学习目标】

1. 掌握脉诊的操作方法、操作要点及注意事项。

2. 熟悉按诊的操作方法、操作要点及注意事项。

3. 了解脉诊和按诊的概述。

一、脉诊

(一) 概述

脉诊是检查者用手指对受检者身体某些特定部位的动脉进行切按，体验脉动应指的形象，以了解健康情况或病情状态，辨别病证的一种诊察方法。脉象包括脉位、脉次、脉形、脉势四个方面，即脉象四个要素。正常脉象具有有胃、有神、有根三个特点。脉诊的方法包括遍诊法、三部脉诊法及寸口诊法等。目前临床一般使用寸口诊法，即诊察腕后桡动脉所在部位，遍诊法和三部脉诊法已很少采用，只在危急的病证和两手无脉时才诊察人迎、趺阳、太溪，以确定胃气、肾气的存亡。

脉诊是中医学一种独特的诊察疾病的方法，是中医诊病不可缺少的步骤和内容。由于脉诊检测方便、信息丰富，通过诊脉可了解人体表里诸多的生理病理变化，为诊断疾病提供重要依据。诊脉主要依靠检查者手指的灵敏触觉加以体验而识别，因此，学习脉诊既要熟悉脉学的基本知识，又要掌握切脉的基本技能，反复训练，仔细体会，才能逐步识别各种脉象，并有效地运用于临床。

（二）操作方法

1. 脉诊时间应选在清晨受检者未活动时，若受检者已活动，应休息 15 分钟左右再进行检查。

2. 受检者正坐或正卧，手臂伸平，手心向上，使手臂与心脏保持同一水平，伸直手腕，检查者在其腕关节下垫上脉枕。

3. 检查者与受检者侧向而坐，检查者首先用中指按在受检者掌后高骨（桡骨茎突）内侧关脉部位，接着示指按关前的寸脉部位，环指按关后的尺脉部位，三指应呈弓形，指头平齐，以指腹按压脉体。检查者用左手切受检者右手，用右手切受检者左手。

4. 部位取准后，三指同时切脉为总按；也可用一个指头按切某一部脉，重点体会某部脉象的变化为单按。单按诊寸脉时，微微提起中指和环指；诊关脉时，则微微提起示指和环指；诊尺脉时，则微微提起示指和中指。总按、单按可配合使用。此外，切脉时用力要均衡，由轻到重，分浮取、中取、沉取（举、按、寻）三种指力。诊脉时间每侧脉不少于 1 分钟。

5. 诊小儿脉可用"一指（拇指或示指）定关法"，而不细分三部。

（三）操作要点

1. 脉诊时间 以清晨未起床、未进食时为最佳。但难以做到，一般要求是诊脉时应保持诊室安静，让受检者在较安静的环境中休息 15 分钟左右，以减少各种因素的干扰。

2. 脉诊体位 诊脉时受检者的正确体位是正坐或仰卧，前臂自然向前平展，与心脏置于同一水平，手腕伸直，手掌向上，手指微微弯曲，在腕关节下面垫一松软的脉枕，使寸口部充分暴露伸展，气血畅通，便于诊察脉象。

3. 脉诊指法 包括选指、布指、运指。

（1）选指 检查者诊脉选用左手或右手的示指、中指和环指，以左手诊受检者的右手，右手诊受检者的左手。手指指端平齐，手指略呈弓形倾斜，与受诊者体表约呈 45° 为宜，以指目按脉。

（2）布指 中指定关，示指定寸，环指定尺，布指疏密适度。小儿多用一指（拇指或示指）定关法。

（3）运指 检查者布指之后，运用指力的轻重、挪移及布指变化以体察脉象。常用的指法有举、按、寻、总按和单按等。

举法：又称为"浮取"。检查者的手指较轻地按在寸口脉搏跳动部位以体察脉象。

按法：又称为"沉取"。检查者手指用力较重，甚至按到筋骨以体察脉象。

寻法：检查者手指用力不轻不重，按至肌肉，并调节适当指力，或左右推寻，以细细体察脉象。用力不轻不重，按至肌肉而取脉，称为"中取"。

总按：检查者同时用大小相等的指力诊脉的方法，从总体上辨别寸关尺三部和左右两手脉象的形态、脉位、脉力等。

单按：检查者用一个手指诊察一部脉象的方法。以分别了解寸、关、尺各部脉象的位、次、形、势等变化特征。

4. 诊脉时平息　检查者在诊脉时要保持呼吸调匀，清心宁神，思想集中，专注指下，以仔细地辨别脉象，并以自己的呼吸计算受检者的脉搏次数。

5. 诊脉不少于五十动　指检查者对受检者诊脉的时间不应少于 50 次脉跳的时间。一般每次诊脉每手应不少于 1 分钟，两手以 3 分钟左右为宜。应仔细辨别脉搏的节律变化，了解有无节律不齐的脉象。

（四）注意事项

1. 诊脉时内外环境要安静，尽量排除内外环境的干扰。

2. 脉象受到季节气候，地理环境，饮食情况及性别、年龄、体质等因素的影响，会有一些变化，属于生理范围，不应诊为病态。

3. 少数人脉不见于寸口，而从尺部斜向手背，称斜飞脉；若脉出现于寸口的背侧，则称反关脉，还有出现于腕部其他位置者，皆为生理特异脉位，是桡动脉解剖位置的变异，一般不属病脉。

二、按诊

按诊是检查者用手直接触摸、按压受检者体表某些部位，以了解局部的异常变化，从而推断疾病的部位、性质和病情的轻重的一种诊病方法。按诊的应用范围较广，临床上以按胸胁、按脘腹、按肌肤、按手足、按腧穴等为常用。

（一）按胸胁

1. 概述　根据病情的需要，有目的地对胸前区、胁肋部和腹部进行触摸、按压，必要时进行叩击，以了解其局部的病变情况。

2. 操作方法

（1）受检者取仰卧位，全身放松，两腿自然伸直，两手臂放在身旁。检查者站在受检者右侧，以右手或双手对受检者胸胁进行检查。

（2）受检者充分暴露前胸部位，检查者示指、中指、环指并拢，从上到下、从左到右按压（包括触、摸、按，下同）受检者前胸；然后右手三指自然弯曲，以指端按同样顺序轻叩受检者前胸。

（3）检查者右手掌自然伸开，五指并拢，平抚受检者虚里部位，诊察虚里的搏动情况。

（4）受检者充分暴露胁部，检查者示指、中指、环指并拢，从胸侧腋下至肋弓部位进行切按、轻叩，先左后右；然后右手三指并拢，以指腹从中上腹部向肋弓方向循按，至肋弓下，用力适度。

3. 操作要点

（1）**按诊体位**　受检者须取仰卧位，全身放松，两腿自然伸直，两手臂放在身旁。检查者站在受检者右侧。

（2）按诊手法　大致可分触、摸、推、按四类。触是以手指或手掌轻轻接触受检者局部，以了解凉热、润燥等情况。摸是以手抚摸局部，以探明局部的感觉情况及肿物的形态、大小等。推是以手稍用力在受检者局部前后或左右移动，以探测肿物的移动度及局部同周围组织的关系等情况。按是以手按压局部，如胸腹或肿物部位，以了解深部有无压痛，肿块的形态、质地，肿胀的程度、性质等。临床中各种手法是综合运用的，常常是先触摸，后推按，由轻到重，由浅入深，逐层了解病变的情况。

4. 注意事项　检查者按诊前要洗手，避免交叉感染；向受检者自我介绍，说明按诊的原因、目的和要求；结束后感谢受检者的合作。

（二）按脘腹

1. 概述　按脘腹主要了解凉热、软硬度、胀满、肿块、压痛等情况，以协助疾病的诊断与辨证。

2. 操作方法

（1）受检者取仰卧位，全身放松，屈起双膝，两手臂放在身旁。检查者站在受检者右侧，以右手或双手对受检者脘腹进行检查。

（2）受检者充分暴露脘腹部位，检查者示指、中指、环指并拢，按从心下至胃脘、大腹、小腹、少腹的顺序按压（包括触、摸、按，下同）受检者脘腹；然后右手三指自然弯曲，以指端按同样顺序轻叩受检者脘腹。

（3）检查者两手分别置于受检者少腹两侧相对位置，手指并拢，以一手轻轻叩拍腹壁，另一手感受有无波动感，并同时判断叩拍的声响，以辨断病情情况。

3. 操作要点

（1）按诊体位　受检者须取仰卧位，全身放松，屈起双膝，两手臂放在身旁。检查者站在受检者右侧。

（2）按诊手法　参照按胸胁。

4. 注意事项　按诊下腹部时应嘱受检者排尿；按诊时，检查者手法要轻巧，避免突然用力，一般先触摸，后按压，指力由轻到重，由浅入深。同时嘱受检者主动配合，随时诉说自己的感觉。

（三）按肌肤

1. 概述　按肌肤主要是为了探明全身肌表的寒热、润燥及肿胀等情况。

2. 操作方法

（1）受检者取仰卧位，全身放松，两腿自然伸直，两手臂放在身旁。检查者站在受检者右侧，以右手或双手对受检者肌肤进行检查。

（2）受检者充分暴露头面、胸腹、四肢及存在疼痛、肿胀、疮疡等病变部位的肌肤，检查者示指、中指、环指并拢，从上到下按压受检者待检部位的肌肤，判断其寒热、润燥、滑涩、疼痛及肿胀等情况。

3. 操作要点　参照按胸胁。

4. 注意事项　参照按胸胁。

（四）按手足

1. 概述　按手足主要是探明寒热，以判断病证性质属虚属实、在内在外及疾病的预后。

2. 操作方法

（1）受检者正坐或正卧，充分暴露手足部位，全身放松。

（2）检查者手指并拢，以手指面或手掌面触摸受检者手足部位，感受其冷热；然后做比较诊法，分别触摸受检者的手足心和手足背、手心和前额，比较其热度。

（3）受检者若为小儿，检查者还需触摸受检者指尖及中指部位，比较其热度。

3. 操作要点

（1）**按诊体位**　受检者正坐或正卧，充分暴露手足部位，全身放松。

（2）**按诊手法**　参照按胸胁。

4. 注意事项　边按诊边观察受检者的表情变化，了解其对按诊的反应。

（五）按腧穴

1. 概述　按腧穴是按压身体上某些特定穴位，通过这些穴位的变化与反应，来推断内脏的某些疾病。

2. 操作方法

（1）受检者取仰卧位，全身放松，两腿自然伸直，两手臂放在身旁。检查者站在受检者右侧，以右手对受检者腧穴进行检查。

（2）受检者充分暴露相关腧穴部位，检查者根据对望、闻、问诊所得资料的初步分析，有针对性地选择相关腧穴，以示指、中指、环指并拢，在腧穴位置进行触（以手指或手掌轻轻接触受检者局部）、摸（以手抚摸局部）、推（以手稍用力在受检者局部前后或左右移动）、按（以手按压局部），判断其寒热、有无结节或条索状物、有无压痛或其他敏感反应等情况。

3. 操作要点　参照按胸胁。

4. 注意事项　按诊时检查者的手应保持温暖，手法应轻柔；应根据按诊部位和按诊内容的要求嘱受检者采取适当体位。

第五节　中医病历书写基本规范

【学习目标】

1. 掌握门（急）诊病历及住院病历的书写内容及要求。

2. 熟悉病历评价标准。

3. 了解病历书写要点、注意事项及病历常见问题。

一、病历、病案概念

（一）病历的概念

医务人员在医疗活动过程中形成的文字、符号、图表、影像、切片等称为病历，包括门（急）诊病历和住院病历。

（二）病历书写的概念

医务人员通过问诊、查体、辅助检查、诊断、治疗、护理等医疗活动获得有关资料，并归纳、分析、整理形成医疗活动记录的行为称为病历书写。

（三）病案的概念

病历转交到病案室并经病案管理人员整理后归档则为病案。

二、病历书写的重要性

1.病历是正确诊断疾病和决定治疗方案所不可缺乏的重要依据，书写病历也是临床医师必须掌握的基本功。

2.病历是医院医疗信息管理和医护工作质量的客观凭证，是衡量医疗水平的重要资料。

3.病历是进行临床科研和临床医学教育的重要资料。

4.病历是患者的健康档案，也是预防保健事业的原始资料。

5.病历是处理医疗纠纷、鉴定伤残等问题的重要法律依据。

三、病历书写基本要求

（一）病历书写必须具备三性

1.真实性 如实反映病情，询问病史时，不能有暗示性及主观臆测的看法。

2.系统性 主要症状必须按正规要求收集并注意描述有意义的阴性病史及体征。

3.完整性 各项资料均应按序收集。

（二）病历书写原则

1.客观 客观存在，不以人的意志为转移。

2.真实 真实反映患者疾病的发生、发展、转归。

3.准确 准确提炼、表达充分。

4.及时 及时书写相关文书，符合要求。

5.完整 完整周全记录。

6.规范 规范书写，符合法律、法规、规章、标准。

四、病历书写要点及注意事项

（一）注重四诊合参

《中医病历书写基本规范》（以下简称《规范》）第一章第二条指出"中医病历书写是指医务人员通过望、问、闻、切等医疗活动获得有关资料，进行归纳、分析、整理形成医疗活动记录的行为"。"望、闻、问、切"的临床运用，涉及的中医基础内容非常广泛。新《规范》中多个条款强调中医病历书写突出"四诊"情况是夯实中医技能切实可行的办法。

（二）关注辨证论治

辨证论治是中医学诊疗疾病的基本原则和方法，是中医学的精髓。辨证论治是每个中医学生必须掌握的基本技能，而病历书写辨证过程的记录训练是中医教育的一个重要环节。临床上患者整体的、综合的、直观的症状是辨证的依据，无辨证过程记录，何来"据证用药"？《规范》第十条要求"中医治疗应当遵循辨证论治的原则"；第二十三条中关于病程记录书写进一步明确指出"日常病程记录应反映四诊情况及治法、方药变化及其变化依据等"。

（三）注意中医诊断名称

病历书写中，中医诊断书写常存在以下问题：①中医诊断名称错误。②中医病名、证名诊断混淆。③证名诊断与病名相互矛盾。中医病案书写中所规定的"中医诊断"内容，包括"病名诊断"及"证名诊断"，"病名诊断"又称"疾病诊断"。病案书写中所用"病名"和"证名"应以中华人民共和国国家标准《中医临床诊疗术语》所列为准。

（四）注重理法方药

中医临证治病，要从寻求其本质开始，运用中医学理论体系，根据三因四诊的诊查，八纲、八法的归纳和处理，体现中医临床上理、法、方、药治疗规律。这是中医学生成为合格临床医生必须掌握的本领。

（五）关注三级医师负责制

三级医师负责制是执行较多的一项医疗核心制度，应充分注意书写各级医师查房记录，《规范》特别强调上级医师亲临诊察的记录。完善三级医师负责制可避免医疗不良事件发生，使医疗质量不断提高、医疗安全得到保证。

（六）注意医疗告知义务

一般需要告知的内容包括以下几方面。
1.需要患者承受痛苦的检查项目。

2. 需要患者承担较大经济负担的检查和治疗项目。

3. 入侵性伤害诊疗项目。

4. 具有一定危险性的诊断治疗（治疗性诊断）。

5. 患者病情危重或体质特殊具有个体反应差异性。

6. 临床试验性检查项目和治疗措施。

7. 使用药物的毒副作用。

8. 需要患者暴露隐私的。

9. 除法律规定的情况外，需要对患者实施限制行为的。

10. 实施医学科研和教学等非医疗性活动。

11. 本医疗机构暂时无法解决，需请上级医院会诊诊治的。

12. 转诊过程中存在极大风险的。

以上条款应尽到告知义务并且在病历书写中充分体现，可以最大限度减轻或免除医疗活动中不利后果的责任。《执业医师法》《医疗事故处理条例》《医疗机构管理条例》等法律法规对医疗活动告知义务均进行了详细的阐述。

（七）注意病历完成时限

《规范》对病历书写完成时限提出具体要求，是保障病历书写客观、真实、准确、完整的前提。第一，书写具体到分钟：急诊抢救记录、各类急诊会诊邀请和被邀请人记录、麻醉记录、病重病危的病程记录、各种抢救记录、医嘱下达与执行的时间、死亡时间、急诊手术和手术通知单等。第二，即刻完成的记录：手术护理记录、术后首次病程记录、各种有创治疗操作记录、麻醉记录、会诊记录及各种护理记录、危重患者的各种记录等。第三，6小时及8小时内完成的记录：前者仅限于"因抢救危重患者，未能及时书写病历的，有关医务人员应当在抢救结束后6小时内据实补记并加以说明"。8小时内完成仅限于首次病程记录，但危重患者的记录应及时完成。第四，24小时内完成的记录：入院和再次多次入院记录、出院记录、死亡记录、病案首页填写、接班记录、转入记录、手术记录等。第五，48小时内完成主治医师首次查房记录，常规会诊意见记录等。另外，对病危患者应当根据病情变化随时书写病程记录，每天至少1次。病重患者至少两天记录1次病程记录；对病情稳定的患者，至少3天记录1次病程记录。交班记录、转出记录应在交班前或转出前完成。

（八）注意病历标准

一般情况下，病历评价分为甲、乙、丙级三等，甲级为合格，乙级、丙级均不合格。

1. 单项否决——乙级病历

（1）首页医疗信息未填写（空白首页）。

（2）传染病漏报。

（3）缺首次病程记录或未在8小时内完成，或记录中缺拟诊讨论（诊断依据或鉴别诊断）与诊疗计划。

（4）缺首次上级医师查房或未在 48 小时内完成。

（5）危重患者住院期间缺科主任或副主任医师以上人员查房记录。

（6）住院 2 周以上缺主任医师查房记录。

（7）无交接班记录、转科记录、阶段小结，或未在规定时间内完成。

（8）抢救记录未在抢救结束后 6 小时内完成，或存在死亡病例缺死亡前的抢救记录。

（9）缺死亡讨论记录或未在 1 周内完成。

（10）对于新开展的手术与大型手术，科主任或授权的上级医师未参与术前讨论或缺讨论记录及签名。

（11）缺手术记录或未在术后 24 小时内完成。

（12）缺手术安全核查记录或缺麻醉记录单。

（13）缺出院（死亡）记录或未在出院后 24 小时内完成。

（14）缺对诊断、治疗起决定性作用的辅助检查报告单。

（15）手术、麻醉、有创操作、特殊检查和治疗（如输血、化疗等）缺知情同意书或患者（法定代理人）签名。

（16）自动出院或放弃治疗缺患者（法定代理人）意见并签名的医疗文书。

（17）缺输血记录或未在输血完成后 8 小时之内完成。

（18）有明显涂改、伪造病历内容或拷贝导致的严重错误。

（19）在病历中模仿他人或代替他人签名。

（20）缺整页病程记录造成病历不完整。

2. 单项否决——丙级病历

（1）存在三处或以上乙级项目判定。

（2）缺入院记录（不合格人员书写视为缺住院记录），或未在患者入院 24 小时内完成入院记录。

五、病历常见问题

（一）大量复制

现行病历大多医院采用电子病历，在电子病历书写中，复制现象是普遍问题，病历写的内容很多，但大多是重复的，使得整份病历显得冗长、无意义。在病历书写中，多数是复制前面病程，或简单提炼检查化验结果，或流水账式地记录用药情况，但无病情变化记录，无化验结果分析，无疾病诊断、鉴别诊断分析，也缺少用药依据分析。

（二）运用模板而不修改

设置模板是电子病历系统常见现象，包括入院记录、中医辨病辨证分析、中西医鉴别诊断、疑难病历讨论等。设置模板的初衷本是为了方便书写病历，供其参考借鉴，但很多时候成了"偷懒"的工具。在体格检查方面，生命体征不修改，全身查体直接采用模板，专科检查与全身查体相矛盾，在中医辨病辨证分析方面，也经常见到直接调用模板，未根据患者的症状、舌脉进行分析的现象。

（三）记流水账，没有重点

病例书写没有重点，对于出现的重要或特殊情况遗漏或一带而过，没有进行分析，没有提出问题的原因和解决方法。

（四）中医术语使用不规范

在临床中经常出现中医术语使用不规范的问题，尤其是中医望、闻、切诊，如对于神色、形态、瞳仁、瘿瘤、瘰疬、虚里等描述基本是西医体格检查的重复，而没有使用中医术语。

（五）辨证不规范，辨证思路不清晰

辨证论治是病历书写的核心环节，但辨证不规范、辨证思路不清晰的问题多见。辨证思路不清晰主要表现在四诊资料收集不全面、辨病辨证分析不严谨、立法处方用药与辨证不一致等方面。如方药与证型的不一致，有些中医证型为"肝阳上亢"，后面采用的方药却是"血府逐瘀汤"加减，这与中医理法方药一致性的原则不符。

（六）前后不一致

在一份病历中，舌脉与证型不一致，如"舌淡红，苔白"，证型为"湿热蕴结"。脉搏与脉象不一致，如"脉搏60次/分"，后面脉象为"数脉"。此外，还有全身查体与专科查体不一致，中医诊断中的证型与辨证分析的证型不一致等。规培生、实习生在书写同一份病历时，有时存在前后矛盾的地方，如患者入院时已确诊为"高血压病"，但在诊断依据分析、诊疗计划中却写患者尚需完善相关检查以明确诊断，或者在鉴别诊断依据中写患者诊断不明确，现考虑某某病，需与某某病相鉴别等。在治疗用药中，经常会写患者病情缓解，加某药进一步控制病情；或者感染征象不明显，予某抗生素抗感染等。

附:《中医病历书写基本规范》

一、基本要求

第一条　病历是指医务人员在医疗活动过程中形成的文字、符号、图表、影像、切片等资料的总和，包括门（急）诊病历和住院病历。

第二条　中医病历书写是指医务人员通过望、闻、问、切及查体、辅助检查、诊断、治疗、护理等医疗活动获得有关资料，并进行归纳、分析、整理形成医疗活动记录

的行为。

第三条　病历书写应当客观、真实、准确、及时、完整、规范。

第四条　病历书写应当使用蓝黑墨水、碳素墨水，需复写的病历资料可以使用蓝或黑色油水的圆珠笔。计算机打印的病历应当符合病历保存的要求。

第五条　病历书写应当使用中文，通用的外文缩写和无正式中文译名的症状、体征、疾病名称等可以使用外文。

第六条　病历书写应规范使用医学术语，中医术语的使用依照相关标准、规范执行。要求文字工整，字迹清晰，表述准确，语句通顺，标点正确。

第七条　病历书写过程中出现错字时，应当用双线划在错字上，保留原记录清楚、可辨，并注明修改时间，修改人签名。不得采用刮、粘、涂等方法掩盖或去除原来的字迹。上级医务人员有审查修改下级医务人员书写的病历的责任。

第八条　病历应当按照规定的内容书写，并由相应医务人员签名。实习医务人员、试用期医务人员书写的病历，应当经过本医疗机构注册的医务人员审阅、修改并签名。进修医务人员由医疗机构根据其胜任本专业工作实际情况认定后书写病历。

第九条　病历书写一律使用阿拉伯数字书写日期和时间，采用 24 小时制记录。

第十条　病历书写中涉及的诊断，包括中医诊断和西医诊断，其中中医诊断包括疾病诊断与证候诊断。中医治疗应当遵循辨证论治的原则。

第十一条　对需取得患者书面同意方可进行的医疗活动，应当由患者本人签署知情同意书。患者不具备完全民事行为能力时，应当由其法定代理人签字；患者因病无法签字时，应当由其授权的人员签字；为抢救患者，在法定代理人或被授权人无法及时签字的情况下，可由医疗机构负责人或者授权的负责人签字。因实施保护性医疗措施不宜向患者说明情况的，应当将有关情况告知患者近亲属，由患者近亲属签署知情同意书，并及时记录。患者无近亲属的或者患者近亲属无法签署同意书的，由患者的法定代理人或者关系人签署同意书。

二、门（急）诊病历书写内容及要求

第十二条　门（急）诊病历内容包括门（急）诊病历首页、病历记录、化验单（检验报告）、医学影像检查资料等。

第十三条　门（急）诊病历首页内容应当包括患者姓名、性别、出生年月日、民族、婚姻状况、职业、工作单位、住址、药物过敏史等项目。

门诊手册封面内容应当包括患者姓名、性别、年龄、工作单位或住址、药物过敏史等项目。

第十四条　门（急）诊病历记录分为初诊病历记录和复诊病历记录。

初诊病历记录书写内容应当包括就诊时间、科别、主诉、现病史、既往史，中医四诊情况，阳性体征、必要的阴性体征和辅助检查结果，诊断及治疗意见和医师签名等。

复诊病历记录书写内容应当包括就诊时间、科别、中医四诊情况，必要的体格检查和辅助检查结果、诊断、治疗处理意见和医师签名等。急诊病历书写就诊时间应当具体到分钟。

第十五条 门（急）诊病历记录应当由接诊医师在患者就诊时及时完成。

第十六条 急诊留观记录是急诊患者因病情需要留院观察期间的记录，重点记录观察期间病情变化和诊疗措施，记录简明扼要，并注明患者去向。实施中医治疗的，应记录中医四诊、辨证施治情况等。抢救危重患者时，应当书写抢救记录。门（急）诊抢救记录书写内容及要求按照住院病历抢救记录书写内容及要求执行。

三、住院病历书写内容及要求

第十七条 住院病历内容包括住院病案首页、入院记录、病程记录、手术同意书、麻醉同意书、输血治疗知情同意书、特殊检查（特殊治疗）同意书、病危（重）通知书、医嘱单、辅助检查报告单、体温单、医学影像检查资料、病理资料等。

第十八条 入院记录是指患者入院后，由经治医师通过望、闻、问、切及查体、辅助检查获得有关资料，并对这些资料归纳分析书写而成的记录。可分为入院记录、再次或多次入院记录、24 小时内入出院记录、24 小时内入院死亡记录。入院记录、再次或多次入院记录应当于患者入院后 24 小时内完成；24 小时内入出院记录应当于患者出院后 24 小时内完成，24 小时内入院死亡记录应当于患者死亡后 24 小时内完成。

第十九条 入院记录的要求及内容。

（一）患者一般情况包括姓名、性别、年龄、民族、婚姻状况、出生地、职业、入院时间、记录时间、发病节气、病史陈述者。

（二）主诉是指促使患者就诊的主要症状（或体征）及持续时间。

（三）现病史是指患者本次疾病的发生、演变、诊疗等方面的详细情况，应当按时间顺序书写，并结合中医问诊，记录目前情况。内容包括发病情况、主要症状特点及其发展变化情况、伴随症状、发病后诊疗经过及结果、睡眠和饮食等一般情况的变化，以及与鉴别诊断有关的阳性或阴性资料等。

1. 发病情况 记录发病的时间、地点、起病缓急、前驱症状、可能的原因或诱因。

2. 主要症状特点及其发展变化情况 按发生的先后顺序描述主要症状的部位、性质、持续时间、程度、缓解或加剧因素，以及演变发展情况。

3. 伴随症状 记录伴随症状，描述伴随症状与主要症状之间的相互关系。

4. 发病以来诊治经过及结果 记录患者发病后到入院前，在院内、外接受检查与治疗的详细经过及效果。对患者提供的药名、诊断和手术名称需加引号以示区别。

5. 发病以来一般情况 结合十问简要记录患者发病后的寒热、饮食、睡眠、情志、二便、体重等情况。

与本次疾病虽无紧密关系、但仍需治疗的其他疾病情况，可在现病史后另起一段予以记录。

（四）既往史是指患者过去的健康和疾病情况。内容包括既往一般健康状况、疾病史、传染病史、预防接种史、手术外伤史、输血史、食物或药物过敏史等。

（五）个人史，婚育史、月经史，家族史。

1.个人史　记录出生地及长期居留地，生活习惯及有无烟、酒、药物等嗜好，职业与工作条件及有无工业毒物、粉尘、放射性物质接触史，有无冶游史。

2.婚育史、月经史　婚姻状况、结婚年龄、配偶健康状况、有无子女等。女性患者记录经带胎产史，初潮年龄、行经期天数、间隔天数、末次月经时间（或闭经年龄），月经量、痛经及生育等情况。

3.家族史　父母、兄弟、姐妹健康状况，有无与患者类似疾病，有无家族遗传倾向的疾病。

（六）中医望、闻、切诊应当记录神色、形态、语声、气息、舌象、脉象等。

（七）体格检查应当按照系统循序进行书写。内容包括体温、脉搏、呼吸、血压，一般情况，皮肤、黏膜，全身浅表淋巴结，头部及其器官，颈部、胸部（胸廓、肺部、心脏、血管），腹部（肝、脾等），直肠肛门，外生殖器，脊柱，四肢，神经系统等。

（八）专科情况应当根据专科需要记录专科特殊情况。

（九）辅助检查指入院前所做的与本次疾病相关的主要检查及其结果。应分类按检查时间顺序记录检查结果，如系在其他医疗机构所做检查，应当写明该机构名称及检查号。

（十）初步诊断是指经治医师根据患者入院时情况，综合分析所作出的诊断。如初步诊断为多项时，应当主次分明。对待查病例应列出可能性较大的诊断。

（十一）书写入院记录的医师签名。

第二十条　再次或多次入院记录，是指患者因同一种疾病再次或多次住入同一医疗机构时书写的记录。要求及内容基本同入院记录。主诉是记录患者本次入院的主要症状（或体征）及持续时间；现病史中要求首先对本次住院前历次有关住院诊疗经过进行小结，然后再书写本次入院的现病史。

第二十一条　患者入院不足 24 小时出院的，可以书写 24 小时内入出院记录。内容包括患者姓名、性别、年龄、职业、入院时间、出院时间、主诉、入院情况、入院诊断、诊疗经过、出院情况、出院诊断、出院医嘱、医师签名等。

第二十二条　患者入院不足 24 小时死亡的，可以书写 24 小时内入院死亡记录。内容包括患者姓名、性别、年龄、职业、入院时间、死亡时间、主诉、入院情况、入院诊断、诊疗经过（抢救经过）、死亡原因、死亡诊断、医师签名等。

第二十三条　病程记录是指继入院记录之后，对患者病情和诊疗过程所进行的连续性记录。内容包括患者的病情变化情况及证候演变情况、重要的辅助检查结果及临床意义、上级医师查房意见、会诊意见、医师分析讨论意见、所采取的诊疗措施及效果、医嘱更改及理由、向患者及其近亲属告知的重要事项等。

中医方药记录格式参照中药饮片处方相关规定执行。

病程记录的要求及内容：

（一）首次病程记录是指患者入院后由经治医师或值班医师书写的第一次病程记录，应当在患者入院 8 小时内完成。首次病程记录的内容包括病例特点、拟诊讨论（诊断依据及鉴别诊断）、诊疗计划等。

1. 病例特点 应当在对病史、四诊情况、体格检查和辅助检查进行全面分析、归纳和整理后写出本病例特征，包括阳性发现和具有鉴别诊断意义的阴性症状和体征等。

2. 拟诊讨论（诊断依据及鉴别诊断） 根据病例特点，提出初步诊断和诊断依据；对诊断不明的写出鉴别诊断并进行分析；并对下一步诊治措施进行分析。诊断依据包括中医辨病辨证依据与西医诊断依据，鉴别诊断包括中医鉴别诊断与西医鉴别诊断。

3. 诊疗计划 提出具体的检查、中西医治疗措施及中医调护等。

（二）日常病程记录是指对患者住院期间诊疗过程的经常性、连续性记录。由经治医师书写，也可以由实习医务人员或试用期医务人员书写，但应有经治医师签名。书写日常病程记录时，首先标明记录时间，另起一行记录具体内容。对病危患者应当根据病情变化随时书写病程记录，每天至少 1 次，记录时间应当具体到分钟。对病重患者，至少 2 天记录一次病程记录。对病情稳定的患者，至少 3 天记录一次病程记录。

日常病程记录应反映四诊情况及治法、方药变化及其变化依据等。

（三）上级医师查房记录是指上级医师查房时对患者病情、诊断、鉴别诊断、当前治疗措施疗效的分析及下一步诊疗意见等的记录。

主治医师首次查房记录应当于患者入院 48 小时内完成。内容包括查房医师的姓名、专业技术职务、补充的病史和体征、理法方药分析、诊断依据与鉴别诊断的分析及诊疗计划等。

主治医师日常查房记录间隔时间视病情和诊疗情况确定，内容包括查房医师的姓名、专业技术职务、对病情的分析和诊疗意见等。

科主任或具有副主任医师以上专业技术职务任职资格医师查房的记录，内容包括查房医师的姓名、专业技术职务、对病情和理法方药的分析及诊疗意见等。

（四）疑难病例讨论记录是指由科主任或具有副主任医师以上专业技术任职资格的医师主持、召集有关医务人员对确诊困难或疗效不确切病例讨论的记录。内容包括讨论日期、主持人、参加人员姓名及专业技术职务、具体讨论意见及主持人小结意见等。

（五）交（接）班记录是指患者经治医师发生变更之际，交班医师和接班医师分别对患者病情及诊疗情况进行简要总结的记录。交班记录应当在交班前由交班医师书写完成；接班记录应当由接班医师于接班后 24 小时内完成。交（接）班记录的内容包括入院日期、交班或接班日期、患者姓名、性别、年龄、主诉、入院情况、入院诊断、诊疗经过、目前情况、目前诊断、交班注意事项或接班诊疗计划、医师签名等。

（六）转科记录是指患者住院期间需要转科时，经转入科室医师会诊并同意接收后，由转出科室和转入科室医师分别书写的记录。包括转出记录和转入记录。转出记录由转出科室医师在患者转出科室前书写完成（紧急情况除外）；转入记录由转入科室医师于患者转入后 24 小时内完成。转科记录内容包括入院日期、转出或转入日期，转出、转入科室，患者姓名、性别、年龄、主诉、入院情况、入院诊断、诊疗经过、目前情况、目前诊断、转科目的及注意事项或转入诊疗计划、医师签名等。

（七）阶段小结是指患者住院时间较长，由经治医师每月所作病情及诊疗情况总结。阶段小结的内容包括入院日期、小结日期，患者姓名、性别、年龄、主诉、入院情况、入院诊断、诊疗经过、目前情况、目前诊断、诊疗计划、医师签名等。

交（接）班记录、转科记录可代替阶段小结。

（八）抢救记录是指患者病情危重，采取抢救措施时做的记录。因抢救急危患者，未能及时书写病历的，有关医务人员应当在抢救结束后 6 小时内据实补记，并加以注明。内容包括病情变化情况、抢救时间及措施、参加抢救的医务人员姓名及专业技术职称等。记录抢救时间应当具体到分钟。

（九）有创诊疗操作记录是指在临床诊疗活动过程中进行的各种诊断、治疗性操作（如胸腔穿刺、腹腔穿刺等）的记录。应当在操作完成后即刻书写。内容包括操作名称、操作时间、操作步骤、结果及患者一般情况，记录过程是否顺利、有无不良反应，术后注意事项及是否向患者说明，操作医师签名。

（十）会诊记录（含会诊意见）是指患者在住院期间需要其他科室或者其他医疗机构协助诊疗时，分别由申请医师和会诊医师书写的记录。会诊记录应另页书写。内容包括申请会诊记录和会诊意见记录。申请会诊记录应当简要载明患者病情及诊疗情况、申请会诊的理由和目的，申请会诊医师签名等。常规会诊意见记录应当由会诊医师在会诊申请发出后 48 小时内完成，急会诊时会诊医师应当在会诊申请发出后 10 分钟内到场，并在会诊结束后即刻完成会诊记录。会诊记录内容包括会诊意见、会诊医师所在的科别或者医疗机构名称、会诊时间及会诊医师签名等。申请会诊医师应在病程记录中记录会诊意见执行情况。

（十一）术前小结是指在患者手术前，由经治医师对患者病情所作的总结。内容包括简要病情、术前诊断、手术指征、拟施手术名称和方式、拟施麻醉方式、注意事项，并记录手术者术前查看患者相关情况等。

（十二）术前讨论记录是指因患者病情较重或手术难度较大，手术前在上级医师主持下，对拟实施手术方式和术中可能出现的问题及应对措施所作的讨论。讨论内容包括术前准备情况、手术指征、手术方案、可能出现的意外及防范措施、参加讨论者的姓名及专业技术职务、具体讨论意见及主持人小结意见、讨论日期、记录者的签名等。

（十三）麻醉术前访视记录是指在麻醉实施前，由麻醉医师对患者拟施麻醉进行风险评估的记录。麻醉术前访视可另立单页，也可在病程中记录。内容包括姓名、性别、年龄、科别、病案号、患者一般情况、简要病史、与麻醉相关的辅助检查结果、拟行手术方式、拟行麻醉方式、麻醉适应证及麻醉中需注意的问题、术前麻醉医嘱、麻醉医师签字并填写日期。

（十四）麻醉记录是指麻醉医师在麻醉实施中书写的麻醉经过及处理措施的记录。麻醉记录应当另页书写，内容包括患者一般情况、术前特殊情况、麻醉前用药、术前诊断、术中诊断、手术方式及日期、麻醉方式、麻醉诱导及各项操作开始及结束时间、麻醉期间用药名称、方式及剂量、麻醉期间特殊或突发情况及处理、手术起止时间、麻醉医师签名等。

（十五）手术记录是指手术者书写的反映手术一般情况、手术经过、术中发现及处理等情况的特殊记录，应当在术后 24 小时内完成。特殊情况下由第一助手书写时，应有手术者签名。手术记录应当另页书写，内容包括一般项目（患者姓名、性别、科别、病房、床位号、住院病历号或病案号）、手术日期、术前诊断、术中诊断、手术名称、手术者及助手姓名、麻醉方法、手术经过、术中出现的情况及处理等。

（十六）手术安全核查记录是指由手术医师、麻醉医师和巡回护士三方，在麻醉实施前、手术开始前和患者离室前，共同对患者身份、手术部位、手术方式、麻醉及手术风险、手术使用物品清点等内容进行核对的记录，输血的患者还应对血型、用血量进行核对。应有手术医师、麻醉医师和巡回护士三方核对、确认并签字。

（十七）手术清点记录是指巡回护士对手术患者术中所用血液、器械、敷料等的记录，应当在手术结束后即时完成。手术清点记录应当另页书写，内容包括患者姓名、住院病历号（或病案号）、手术日期、手术名称、术中所用各种器械和敷料数量的清点核对、巡回护士和手术器械护士签名等。

（十八）术后首次病程记录是指参加手术的医师在患者术后即时完成的病程记录。内容包括手术时间、术中诊断、麻醉方式、手术方式、手术简要经过、术后处理措施、术后应当特别注意观察的事项等。

（十九）麻醉术后访视记录是指麻醉实施后，由麻醉医师对术后患者麻醉恢复情况进行访视的记录。麻醉术后访视可另立单页，也可在病程中记录。内容包括姓名、性别、年龄、科别、病案号，患者一般情况、麻醉恢复情况、清醒时间、术后医嘱、是否拔除气管插管等，如有特殊情况应详细记录，麻醉医师签字并填写日期。

（二十）出院记录是指经治医师对患者此次住院期间诊疗情况的总结，应当在患者出院后24小时内完成。内容主要包括入院日期、出院日期、入院情况、入院诊断、诊疗经过、出院诊断、出院情况、出院医嘱、中医调护、医师签名等。

（二十一）死亡记录是指经治医师对死亡患者住院期间诊疗和抢救经过的记录，应当在患者死亡后24小时内完成。内容包括入院日期、死亡时间、入院情况、入院诊断、诊疗经过（重点记录病情演变、抢救经过）、死亡原因、死亡诊断等。记录死亡时间应当具体到分钟。

（二十二）死亡病例讨论记录是指在患者死亡一周内，由科主任或具有副主任医师以上专业技术职务任职资格的医师主持，对死亡病例进行讨论、分析的记录。内容包括讨论日期、主持人及参加人员姓名、专业技术职务、具体讨论意见及主持人小结意见、记录者的签名等。

（二十三）病重（病危）患者护理记录是指护士根据医嘱和病情对病重（病危）患者住院期间护理过程的客观记录。病重（病危）患者护理记录应当根据相应专科的护理特点书写。内容包括患者姓名、科别、住院病历号（或病案号）、床位号、页码、记录日期和时间，出入液量、体温、脉搏、呼吸、血压等病情观察，护理措施和效果、护士签名等。记录时间应当具体到分钟。

采取中医护理措施应当体现辨证施护。

第二十四条 手术同意书是指手术前，经治医师向患者告知拟施手术的相关情况，并由患者签署是否同意手术的医学文书。内容包括术前诊断、手术名称、术中或术后可能出现的并发症、手术风险、患者签署意见并签名、经治医师和术者签名等。

第二十五条　麻醉同意书是指麻醉前，麻醉医师向患者告知拟施麻醉的相关情况，并由患者签署是否同意麻醉意见的医学文书。内容包括患者姓名、性别、年龄、病案号、科别、术前诊断、拟行手术方式、拟行麻醉方式，患者基础疾病及可能对麻醉产生影响的特殊情况，麻醉中拟行的有创操作和监测，麻醉风险、可能发生的并发症及意外情况，患者签署意见并签名、麻醉医师签名并填写日期。

第二十六条　输血治疗知情同意书是指输血前，经治医师向患者告知输血的相关情况，并由患者签署是否同意输血的医学文书。输血治疗知情同意书内容包括患者姓名、性别、年龄、科别、病案号、诊断、输血指征、拟输血成分、输血前有关检查结果、输血风险及可能产生的不良后果，患者签署意见并签名、医师签名并填写日期。

第二十七条　特殊检查、特殊治疗同意书是指在实施特殊检查、特殊治疗前，经治医师向患者告知特殊检查、特殊治疗的相关情况，并由患者签署是否同意检查、治疗的医学文书。内容包括特殊检查、特殊治疗项目名称、目的，可能出现的并发症及风险，患者签名、医师签名等。

第二十八条　病危（重）通知书是指因患者病情危、重时，由经治医师或值班医师向患者家属告知病情，并由患方签名的医疗文书。内容包括患者姓名、性别、年龄、科别，目前诊断及病情危重情况，患方签名、医师签名并填写日期。一式两份，一份交患方保存，另一份归病历中保存。

第二十九条　医嘱是指医师在医疗活动中下达的医学指令。医嘱单分为长期医嘱单和临时医嘱单。

长期医嘱单内容包括患者姓名、科别、住院病历号（或病案号）、页码、起始日期和时间、长期医嘱内容、停止日期和时间、医师签名、执行时间、执行护士签名。临时医嘱单内容包括医嘱时间、临时医嘱内容、医师签名、执行时间、执行护士签名等。

医嘱内容及起始、停止时间应当由医师书写。医嘱内容应当准确、清楚，每项医嘱应当只包含一个内容，并注明下达时间，应当具体到分钟。医嘱不得涂改。需要取消时，应当使用红色墨水标注"取消"字样并签名。

一般情况下，医师不得下达口头医嘱。因抢救急危患者需要下达口头医嘱时，护士应当复诵一遍。抢救结束后，医师应当即刻据实补记医嘱。

第三十条　辅助检查报告单是指患者住院期间所做各项检验、检查结果的记录。内容包括患者姓名、性别、年龄、住院病历号（或病案号）、检查项目、检查结果、报告日期、报告人员签名或者印章等。

第三十一条　体温单为表格式，以护士填写为主。内容包括患者姓名、科室、床号、入院日期、住院病历号（或病案号）、日期、手术后天数、体温、脉搏、呼吸、血压、大便次数、出入液量、体重、住院周数等。

四、打印病历内容及要求

第三十二条　打印病历是指应用文字处理软件编辑生成并打印的病历（如 Word 文

档、WPS 文档等）。打印病历应当按照本规定的内容录入并及时打印，由相应医务人员手写签名。

第三十三条　医疗机构打印病历应当统一纸张、字体、字号及排版格式。打印字迹应清楚易认，符合病历保存期限和复印的要求。

第三十四条　打印病历编辑过程中应当按照权限要求进行修改，已完成录入打印并签名的病历不得修改。

五、其他

第三十五条　中医住院病案首页应当按照《国家中医药管理局关于修订印发中医住院病案首页的通知》（国中医药发〔2001〕6 号）的规定书写。

第三十六条　特殊检查、特殊治疗按照《医疗机构管理条例实施细则》（1994 年卫生部令第 35 号）有关规定执行。

第三十七条　中西医结合病历书写参照本规范执行。民族医病历书写基本规范由有关省、自治区、直辖市中医药行政管理部门依据本规范另行制定。

第三十八条　中医电子病历基本规范由国家中医药管理局另行制定。

第三十九条　本规范自 2010 年 7 月 1 日起施行。卫生部、国家中医药管理局于 2002 年颁布的《中医、中西医结合病历书写基本规范（试行）》（国中医药发〔2002〕36 号）同时废止。

第二章 接诊与医患沟通技能实训 ▷▷▷▷

第一节 概 论

【学习目标】

1. 掌握临床接诊和医患沟通的方式。

2. 熟悉中医医患沟通的特点及优势。

3. 了解医患沟通的目的与意义。

21 世纪生物医学模式已转变为生物 – 社会 – 心理医学模式，其主要表现为疾病照顾、健康照顾与人文关怀。这一以疾病为中心的医学到以关系为中心的医学转变向传统医疗模式和医疗行为提出了挑战，引发了世界医学教育的重新思考。传统中医内科课授课方式以授 – 听模式为主，主要通过对某病证的概念、病因病机、中医辨证论治、调护等内容逐一讲述。千篇一律的授课方式难以达到满意的教学效果，且不利于启迪学生临床思维，很难适应现代临床和社会的需要。因此，为适应世界医学教学要求，中医学教育标准出现了知识、技能和态度协调发展的新兴医学教育模式，通过"学生为本，德育为先，能力为重，全面发展"的实训教学理念强化培养医学生中医思维，以提高临床能力。其中，医患沟通就是至关重要的一步。

一、医患沟通的内容

(一) 医患沟通的理论基础

美国特鲁多医生墓碑上有一句话"有时治愈，经常帮助，总是安慰"。他的名言不仅代表了医者救死扶伤的职业操守和医学人文的朴素境界，同时对目前医学领域难以解决的医患沟通难题有一定指导作用。医学上有些疾病治愈率很低，而安慰不仅是医学的一种责任，更是医患关系和谐的桥梁。特鲁多先生曾说过："医学是饱含人文精神的科学，它关注的是在病痛中挣扎，最需要精神关怀和治疗的人，医疗技术自身的功能是有限的，需要沟通中体现的人文关怀去弥补。"

中医学作为世界医学的重要组成部分，其与西方医学思想不谋而合。唐·孙思邈《备急千金要方·大医精诚》言："凡大医治病，必当安神定志，无欲无求，先发大慈恻隐之心，誓愿普救含灵之苦。"《临证指南医案·华序》言："良医处世，不矜名，不计利，此其立德；挽回造化，立起沉疴，此其立功也。"均表达了医德为先的理念，阐述了有关医德要求，医者不仅要有精湛的医术，还要有高尚的品德修养。正是这种心系苍生、爱人以德的价值观明确了医者在接诊与医患沟通中应当遵守的基本道德规范。

（二）中医医患沟通的特点及优势

在先秦时期，中国传统哲学的理想人格论已趋于成熟，它阐述了人与自然相统一的内在路径和形式，堪称中国传统哲学的精髓。这一观点与中医理论相得益彰，中医学是以中国传统文化、传统哲学为背景，经过几千年历史沉淀形成的医学理论体系，有着深厚的文化底蕴及人文内涵，其在发展过程中表现出了以下几点独特优势。

1. 强调整体观念　中医学注重整体观念，强调人体内外环境是整体，人体是一个有机整体，在治疗局部病变时，也必须从整体出发。如《素问·阴阳应象大论》中心开窍于舌的理论，《灵枢·终始》言"病在上者下取之，病在下者高取之"，都是在整体观指导下确定的治疗原则。

2. 注重个体化治疗　中医治疗疾病讲究因人而异，个体间可因性别、年龄、遗传、环境、地域、季节、饮食、嗜好等影响而表现出体质差异，临床上可根据体质探索疾病发展规律，从而进行个体化治疗，以指导临床疾病防护。

3. 重视未病先防　中医经典著作《内经》中提及"治未病"思想，即明确提出中医学重要的养生观念，目的是预防疾病，治未病。古时有寡欲、节劳、息怒、慎味等颐养生命、增强体质、预防疾病的理论。

4. 注重自然科学　人体与自然界息息相关，人类不仅能主动适应自然，而且能主动改造自然，从而和谐共生，这就是人体注重自然，与自然相适应的结果。如《伤寒论》言："此君子春夏养阳，秋冬养阴，顺天地之刚柔也。"达到阴阳平衡，人就可以常保健康。

5. 与患者联系紧密　中医脉诊及针灸、推拿等中医特色诊疗手段均需与患者直接接触，可以拉近医患之间的距离。从而使患者放松，并对医者产生信任，有利于医患间沟通，在一定程度上可增强治疗效果。

6. 易被患者接受　中医是中华民族生命智慧的结晶，是中华民族优秀传统文化的有机组成部分。中医"简便廉验"的基本内涵，根源于人文关爱、中医哲学的身心统一。从人类万般病象中归纳阴阳平衡与身心统一之理，围绕人的身心健康服务，因人因地因时制宜，依据生命个体的承受度采取适度治疗，因临床疗效确切而被民众广泛认同。

二、临床接诊和医患沟通的方式

接诊和医患沟通是每位临床医师都应具备的能力，熟练的接诊技能及良好的医患沟通能力是疾病诊断和治疗的基础。中医师接诊主要是通过望、闻、问、切四诊来获取患者信息，并可通过语言、动作、神态等多种方式与患者进行沟通。

（一）接诊流程

1. 接诊前准备　①接诊前医师做好接诊环境及工具的准备，环境宜干净、清洁，接诊工具应符合相应科室的特点，如脉枕、手电筒、针具、棉签、听诊器、体温计等。②了解患者基本信息，如姓名、性别、年龄、住址、工作单位、联系电话等。③必要时了解患者自然状况、受教育程度等。如神经内科痴呆患者智能评定时，受教育水平是影响病情评估的重要因素。

2. 接诊具体内容　询问病史、体格检查、辅助检查、初步诊断、告知病情、出具治疗方案、完善病历等。

3. 接诊后安排　确认诊后各项事宜，如诊疗方案流程、服药方法、注意事项、信息沟通、预约下次就诊时间等。

（二）医患沟通的主要流程

1. 医方示善　医疗服务中，医护人员应当主动表达得体的人文言行，运用恰当的口头、肢体语言向患方传递信息，使患方感受到关爱和温暖，体现人道与仁爱的医学人文精神。

2. 医方倾听　尊重患者的诉说，做到有效倾听，抓住要点，适时反馈。结合医学思维与人文言行，从倾听中获取并归纳有效的诊疗信息。

3. 医患谈话　对象为医患双方，谈话内容因人而异，可根据患者的不同而有所偏倚，其内容大致包括职业语言的合理运用、予以患者选择权、恰当告知患者病情、鼓励安慰患者及回应诊治难题等，确保将医学思维和人文言行相结合，展现出医学素养，确保医患和谐。

（三）医患沟通技能要素

1. 掌握并理解患者及家属心理　多数患者及家属就医时带有焦虑恐惧、消极悲观等不良情绪，接诊过程中应及时予以安抚。医生在专注于疾病诊疗的同时，不可忽略患者及家属心理状况。

2. 落实人文关怀　①表达关爱，态度温和有礼，减少与患者之间的距离感。②语言表达准确、引导双方交谈方向。③随时关注患者心理状况，恰当地运用语气、眼神、手势等达到满意的接诊效果。

3. 尊重患者及家属知情权　医师需及时告知患者病情演变及诊疗情况。若不利于患者自身病情，可依据患者的自身状况、心理承受能力等，有选择性地告知患者，或仅告知家属。

4. 严格执行操作规范、遵守法律　医者应以看好病为目的，严格遵守行医准则，合理使用检查检验、治疗手段。弘扬职业道德、恪守职业操守、提升职业素养。

5. 语言沟通正确运用　医者语言应通俗易懂、语气自然温和，对患方无法理解的专业问题，可以用比喻的方式表达，或者在特殊情境下，善于运用非语言的形式表达。

（四）医患沟通技能的增强

1. 加强教育培训　加强医护人员的教育培训是医患沟通技能最重要的环节。通过加强教育和培训，使医护人员从思想上认识到沟通的重要性，增强人文精神，同时加强沟通技能训练，从而积极主动地开展医患沟通工作。

2. 增强宣传工作　不仅医方需要加强教育培训，患方也应当接受沟通宣教，如入院宣教补充医患沟通内容、医院宣传栏张贴相关医患沟通技能等。促使患者积极遵守医院内各规章制度，恰当使用语言表达以构建良好的就医环境。

3. 勤于实践　医务人员尤其是青年医务工作者应当多接触患者、多参加诊疗工作，通过大量的临床实践学会应对处理各方面的矛盾，累积经验，增强医患沟通技能。此外，参加各种社会公益活动也是增强沟通能力的途径，广泛接触社会，扩大沟通渠道，增强沟通效力。

三、医患沟通的目的与意义

《内经》成书至今，古今中外流传着十多个不同译本，这是中华民族独特魅力所在，也是中西方文化交流和顺应时代潮流发展的体现。中医医患沟通培训的教育模式是顺应时代发展形成的，加强医患沟通不仅是自身发展的需求，也是中医院建设发展的重要保障，更是中医药走向世界的不可或缺的基石。

医患沟通是提升医师人文服务水平的关键，患者不仅需要治疗和帮助，更需要安慰，学会与患者沟通，理解患者的切身感受，是医师基本职责之一。良好的医患沟通是体现医师职业精神的直接手段，可以极大增强医者工作热情和积极性，构建和谐的就医环境，医患双方建立互信合作关系。从而获得更全面、真实的病史信息，提高诊疗水平，战胜共同的敌人——疾病。

第二节　感　冒

【学习目标】

1. 掌握感冒的知识要点、感冒问诊的步骤与内容。

2. 熟悉感冒望、闻、切诊的步骤与内容，感冒病史采集过程中的中医临床思维。

3. 了解感冒医患沟通与交流的要点及常见问题，感冒病史采集过程中的西医临床思维。

一、概述

（一）定义

感冒是感受触冒风邪或时行疫毒，导致肺卫失和，出现鼻塞、流涕、喷嚏、头痛、恶寒、发热、全身不适等临床表现的一种外感疾病，又有伤风、冒风、伤寒、冒寒之称。

（二）临床特征及病因病机

1. 临床特征 鼻塞、流涕、喷嚏、咳嗽、头痛、恶寒、发热、全身不适、脉浮为其特征。

2. 病因病机 感冒是因六淫、时行之邪，侵袭肺卫，以致卫表不和，肺失宣肃而为病。

（三）古籍记述

早在《内经》已认识到感冒是外感风邪所致，如《素问·骨空论》曰："……风者百病之始也……风从外入，令人振寒，汗出头痛，身重恶寒……"

汉代张仲景《伤寒论·辨太阳病脉证并治》所论桂枝汤证、麻黄汤证，为后世辨治感冒的表虚、表实奠定了基础。

宋代陈无择《三因极一病证方论·叙伤风论》对伤风进行了专题论述，其伤风之名一直沿用至今。

感冒之名出自宋代杨士瀛《仁斋直指方·诸风》。元代朱丹溪《丹溪心法·头痛》首次把感冒作为病证名。《丹溪心法·中寒二》所言"伤风属肺者多，宜辛温或辛凉之剂散之"，对感冒的治疗有较大影响。及至明清，多将感冒与伤风互称。

清代李用粹对虚人感冒提出扶正达邪的治疗原则，《证治汇补·伤风》言："如虚人伤风，屡感屡发，形气病气俱虚者，又当补中，而佐以和解。倘专泥发散，恐脾气益虚，腠理益疏，邪乘虚入，病反增剧也。"

（四）西医学范畴

凡普通感冒（伤风）、流行性感冒（时行感冒）及其他上呼吸道感染而表现感冒症状者，皆可参照本节内容进行辨证论治。

二、望诊

（一）一般项目

感冒望诊主要为望鼻、咽喉等。

1. 望鼻道变化 鼻流清涕，多属外感风寒或阳气虚弱；鼻流浊涕，多属外感风热。

2. 望咽喉 望咽喉色泽变化，正常人咽喉淡红润泽，不痛不肿，呼吸通畅，发音正常。咽喉红赤肿痛明显，多属风热。咽部色红，肿痛不显，多属阴虚。

（二）望痰

痰白，质稀量多——多寒。

痰黄，质稠——多热。

痰白，质黏——多阴虚。

（三）望舌

风寒感冒——舌质淡红，苔薄白。

风热感冒——舌边尖红，苔薄黄。

暑湿感冒——舌质红，舌苔薄黄而腻。

气虚感冒——舌质淡，苔薄白。

阳虚感冒——舌质淡胖，苔薄白。

阴虚感冒——舌质红，少苔。

血虚感冒——舌质淡，苔白。

三、闻诊

（一）一般项目

感冒闻诊主要为听声音。语声的听辨应注意语声的有无，语音的高低、强弱、清浊、钝锐及有无鼻鼾等异常声响。

感冒语声重浊，多为外感风寒，肺气失宣，鼻窍不利所致。

感冒暗哑或失音，多属外感风寒或风热袭肺。

呼吸异常，是形气俱病。呼吸气粗而快者，多属热证；呼吸气微而慢者，多属虚证、寒证。

（二）闻咳嗽

咳声重浊，痰白清晰，鼻塞不通——多外感风寒。

咳声不扬，痰稠色黄——多热证。

咳而急剧，声重，白天多于夜间，或咽痒则咳——多风寒或风热。

咳声低微，咳嗽无力——多虚证。

四、问诊

（一）一般情况

一般情况包括姓名、性别、年龄、民族、婚姻状况、出生地、职业、入院时间、记录时间、发病节气、病史陈述者。

（二）主诉

1. 主症的细化　感冒症状可以细化为发热的时间及规律、有汗无汗、恶寒程度、相关症状加重或缓解因素等；鼻涕症状可以细化为鼻涕的颜色和量等。

2. 主症的时间与流行性　通过主症发生的时间长短，结合年龄、体质特点、气候、季节等有助于初步判断是普通感冒还是体虚感冒；是否有传染性及进展快慢可判断是普通感冒还是时行感冒。

3. 病证鉴别 有些病证初期可出现类似感冒的症状，故需要通过问诊排除其他病证的上述特异性症状后，才能得出感冒的诊断。此为辨病的重要步骤。

（1）温病 是感受温邪所引起的一类外感急性热病的总称。又称温热病，属广义伤寒范畴。本病以发热、热象偏盛（舌象、脉象、便溺等出现热的征象）、易化燥伤阴为主要临床表现。初期部分患者有感冒症状，但病情发展更为急骤，病程长，更易传变，多数具有程度不等的传染性、流行性。

（2）咳嗽 是指因肺失宣降，肺气上逆而引起咳嗽作声、咳吐痰液的病证，也是肺系疾病的主要症状。外感咳嗽多兼有感冒的症状，以咳嗽为主，病位在肺，可作为感冒的一种症状。而感冒以恶寒、发热、鼻塞等表证症状为主，可兼有咳嗽，病位在卫表。

（3）鼻鼽 又称鼽嚏，是以突然和反复发作的鼻痒、喷嚏、流清涕、鼻塞等为特征的一种常见鼻病。呈发作性，过敏、冷空气刺激、异味、环境改变均可诱发。

4. 主诉归纳 感冒的问诊虽然可以非常细致，但仍应遵循主诉精练、准确的要求，常以主症＋时间的模式展现，例如"鼻塞、流清涕3天"或"恶寒、发热伴咽痛5天"等。

（三）现病史

1. 发病情况 包括发病的轻重、缓急，首次出现感冒症状至就诊时的时间等。感冒起病时间一般以日计算，病程一般不超过两周，体虚感冒反复发作，可按月计算。

2. 病因或诱因的问诊 主要包括外感（吹风、受寒、淋雨、劳累等）及自身体质因素等。外邪入侵一般从口鼻、皮毛而入，以风为先导，不同的季节兼夹外邪不同，春、夏风热为多；长夏每易夹湿；秋季风燥为多；冬季风寒为多。

3. 主要症状特点及其发展变化情况

（1）一般项目 包括恶寒、发热、鼻塞、流涕、恶风等表证症状的变化情况，是反复发作还是持续进展，是否有咳嗽咳痰、持续发热等。

（2）证候鉴别 一般包括风寒、风热及其他兼夹证。

风寒、风热鉴别要点：

发热重、恶寒轻、汗出——风热。

恶寒重、发热轻、无汗——风寒。

咽痛、口干、黄涕——风热。

咽痒、口不渴、清涕——风寒。

兼夹证鉴别要点：

夹湿：多见于梅雨季节，以身热不扬、头重如裹、骨节疼痛、胸闷口黏为特征。

夹暑：多见于长夏季节，以身热有汗、心烦口渴、小便短赤、苔黄腻为特征。

夹燥：多见于秋季，以身热头痛、鼻燥咽干、咳嗽无痰或少痰、口渴、舌红为特征。

夹食：多见于饱食后，以身热、脘胀纳呆、恶心腹泻、苔腻为特征。

4. 伴随症状

（1）一般项目　伴随症状着重问是否有胸闷、口渴、恶心呕吐、咳嗽咳痰、头痛身痛等。

（2）主要问诊内容　可分为外感、体虚两种类型。

外感感冒分型问诊：

风寒感冒：恶寒重，发热轻，无汗，头痛，肢节酸疼，鼻塞声重，时流清涕，咽痒，咳嗽，痰质稀薄色白。

风热感冒：发热，微恶风寒，或有汗，鼻塞喷嚏，流稠涕，头痛，咽喉疼痛，咳嗽痰稠。

暑湿感冒：发生于夏季，面垢，身热汗出，但汗出不畅，身热不扬，身重倦怠，头昏重痛，或有鼻塞流涕，咳嗽痰黄，胸闷欲呕，小便短赤。

体虚感冒分型问诊：

气虚感冒：感冒反复不愈。恶寒发热，头身疼痛，咳嗽鼻塞，自汗，倦怠无力，短气懒言，咳嗽，咳痰无力。

阳虚感冒：身热较轻，恶寒较重，头痛，身痛，面色㿠白，四肢不温，语声低微。

阴虚感冒：身热，微恶风寒，无汗或少汗，头晕心烦，口渴咽干，手足心热，干咳少痰。

血虚感冒：有产后或月经淋沥过多、肌衄、便血等出血病史，头痛身热，畏寒无汗，面色不华，唇甲色淡，心悸头晕。

5. 发病以来诊治经过及结果　问既往的诊疗经过，如全血细胞分析、胸部 X 线片检查、诊断结论、治疗的药物及疗效等。

6. 发病以来一般情况　包括精神、饮食、寒热、睡眠、体重、舌脉（若使用标准化患者一般会给出舌脉的描述）等。临床上风寒型与风热型感冒最为多见，一般情况的问诊要注意风寒束表证与风热犯表证的鉴别：风寒束表证常恶寒重、发热轻，伴流清涕、口不渴或渴喜热饮；风热犯表证多发热重、恶寒轻，伴流黄浊涕、口干欲饮。

感冒一般情况的问诊，开始练习也可以从十问歌入手，若熟练后问诊每一步其实都包含临床思维，不需要再生搬硬套十问歌，但精神、饮食、寒热、睡眠、体重都需要问齐全，最后综合判断以进行感冒的辨证论治。

（四）既往史

询问患者既往史要先问患者既往健康情况及既往病史，有无肺结核及慢性呼吸系统疾病，如急性气管 – 支气管炎、支气管哮喘、慢性支气管炎、慢性阻塞性肺病、间质性肺病和支气管扩张等原有疾病的加重大多有外感的病史。再问有无外伤手术史、药物及食物过敏史、传染病及地方病史。

（五）个人史

个人史要询问并记录出生地及长期居住地，生活习惯及有无烟酒药物等嗜好，职业与工作条件及有无工业毒物、粉尘、放射性物质接触史，有无冶游史。还要注意问职业和环境因素暴露史及用药史。如有职业和环境因素暴露史、吸烟史及用药史，停止暴露或用药后感冒症状缓解则可明确诊断。

（六）婚育史、月经史

感冒患者问婚育史有助于了解整体健康状况。女性患者问月经史，尤其是月经周期及经量等，有助于了解气血虚实等状况；问末次月经时间，了解感冒是否在经期发生，有助于判断疾病传变及预后。

（七）家族史

家族史包括父母、兄弟姐妹等人的健康状况，问有无与患者类似疾病，有无家族遗传倾向的疾病。

五、切诊

（一）一般项目

感冒一般的切诊主要为尺肤及四肢的触诊。尺肤及四肢欠温多为风寒或阳虚；尺肤扪之觉热，多为风热；手足心热多属阴虚。

（二）脉诊

风寒感冒——脉浮或浮紧。
风热感冒——脉浮数。
暑湿感冒——脉濡数。
气虚感冒——脉浮而无力。
阳虚感冒——脉沉无力。
阴虚感冒——脉细数。
血虚感冒——脉细或浮而无力。

六、临床思维与延伸

（一）中医临床思维

1. 感冒诊断与辨证论治流程

（1）确定主诉 通过鼻塞、流涕、喷嚏、头痛、恶寒、发热、全身不适等症状及主要的伴随症状初步确定感冒的主诉，需要注意与咳嗽病相鉴别。

（2）初步排除其他诊断 主诉的目的是得出第一诊断，但很多病证都可出现感冒的症状，故需加以鉴别。

（3）初步判断证型 通过主症特点及伴随症状的问诊基本确定感冒的证型。

（4）通过一般情况的问诊及舌脉的资料最终确定感冒的辨证及论治。

2. 感冒辨外感、体虚　两者均有外感表证，体虚感冒兼有体虚的症状，是在体虚的基础上感受外邪而成，可分为气虚、阴虚、阳虚、血虚，因患者体质而定。

3. 辨普通感冒与时行感冒　均具有外感表证，后者具有发病快，病情重而多变，往往互相传染，造成广泛的流行。

（二）西医临床思维

西医学认为急性上呼吸道感染（简称"上感"）是包括鼻腔、咽或喉部急性炎症的总称。狭义的上感又称普通感冒，是最常见的急性呼吸道感染性疾病，多呈自限性，但发生率较高。成人每年发生 2～4 次，儿童发生率更高，每年 6～8 次。全年皆可发病，冬春季较多。急性上呼吸道感染有 70%～80% 由病毒引起，包括鼻病毒、冠状病毒、腺病毒、流感和副流感病毒、呼吸道合胞病毒、埃可病毒、柯萨奇病毒等。另有 20%～30% 的上感由细菌引起。根据病史、流行病学、鼻咽部的症状体征，结合周围血象和阴性胸部影像学检查即可作出临床诊断，一般无需病因诊断。

1. 感冒西医诊断的初步判断

感冒伴胸痛：临床多见于累及胸膜的疾病，如肺炎、胸膜炎、病毒性心肌炎、支气管肺癌、自发性气胸等。

感冒伴哮喘：临床多见于支气管哮喘、喘息型慢性支气管炎、心源性哮喘、气管与支气管异物等。

感冒伴呼吸困难：临床多见于喉头水肿、喉肿瘤、慢性阻塞性肺病、病毒性心肌炎、重症肺炎及重症肺结核、大量胸腔积液、气胸、肺淤血、肺水肿等。

感冒伴咯血：临床多见于急性支气管炎、肺结核、支气管扩张、肺脓肿、支气管肺癌及风湿性二尖瓣狭窄等。

感冒伴心慌、乏力：病毒性心肌炎。

感冒伴恶心、呕吐：急性胃肠炎等。

2. 感冒的转归及预后判断　一般而言，感冒属于自限性疾病，病尚浅而易治，一般 7～10 天即可痊愈，体虚感冒病程可能会延长。但如失治误治，则可渐成咳嗽病。

【知识链接】

感冒的西医治疗

治疗普通感冒一般无需使用抗生素，通常以对症治疗、缓解症状为主，同时注意休息、适当补充水分、保持室内空气流通、避免继发细菌感染。感冒具有自限性，通常病情较轻、病程短、可自愈，且预后良好，但少数年老、体弱、基础疾病较多，尤其合并严重慢性肺部疾病如慢阻肺的患者，可因严重并发症导致预后不良。流感病毒容易引起重症病例，尤其是老年、儿童、体弱、基础疾病较多的患者或孕妇等。需要早期识别，引起重视。

七、医患沟通与交流

（一）沟通要点

1. 病史采集要求

（1）顺序合理。合理使用询问语言方式，如开放式、专题式、选择式、封闭式的对话方式；合理使用澄清技巧以确认所采集的病史。

（2）问诊清晰明确，问题不宜太多、太长，要容易回答；避免使用复杂难懂的医学术语。

2. 医患沟通要求

（1）适当停顿，给患者思考或提问的时间；倾听并回应患者有关问题。

（2）适当采用非语言技巧，包括目光交流、肢体语言、语速和语调等。

（3）尊重患者，着装整洁、礼貌称谓、保护隐私；适当表示同情和安慰。

（二）医患交流常见问题

1. 感冒需要何种检查　首先查看咽、扁桃体是否红肿发炎，测量体温，听诊肺部有无啰音；如有发热或肺部听诊可闻及啰音，可行全血细胞分析、胸片检查，必要时行胸部 CT 检查；如患者合并其他慢性肺系疾病，如慢性阻塞性肺病、支气管哮喘等还需注意监测患者的血氧饱和度，必要时行血气分析、肺功能检查等。

2. 感冒患者的护理及注意事项　应适当休息，禁烟酒，饮食不宜肥甘厚味，风寒感冒注意气候变化，防寒保暖，不宜吃水果等生冷之品；风热感冒适量饮水，避免辛辣刺激饮食。

第三节　咳　嗽

【学习目标】

1. 掌握咳嗽的知识要点、咳嗽问诊的步骤与内容。

2. 熟悉咳嗽望、闻、切诊的步骤与内容，咳嗽病史采集过程中的中医临床思维。

3. 了解咳嗽医患沟通与交流的要点及常见问题、咳嗽病史采集过程中的西医临床思维。

一、概述

（一）定义

咳嗽是指因肺失宣降，肺气上逆而引起咳嗽作声、咳吐痰液的病证，也是肺系疾病的主要症状。

（二）临床特征及病因病机

临床特征：咳为有声无痰，嗽为有痰无声。

外感咳嗽病因：六淫外邪，侵袭肺系。一般均属邪实，以风寒、风热、风燥为主。

内伤咳嗽病因：脏腑功能失调，内邪干肺。有痰湿、痰热、肝火、肺虚等区别，多为虚实夹杂，本虚标实，其中痰湿、痰热、肝火多为邪实正虚；肺阴亏耗咳嗽则属正虚，或虚中夹实。

基本病机：邪犯于肺，肺失宣肃，肺气上逆。

（三）古籍记述

《内经》中记载"皮毛先受邪气，邪气以从其合也""五脏六腑，皆令人咳，非独肺也""此皆聚于胃，关于肺"。

明代张景岳《景岳全书·咳嗽》曰："咳嗽一证，窃见诸家立论太繁，皆不得其要，多致后人临证莫知所从，所以治难得效。以余观之，则咳嗽之要，止惟二证。何为二证？一曰外感，一曰内伤而尽之矣……但于二者之中当辨阴阳，当分虚实耳。"

（四）西医学范畴

咳嗽按性质可分为干咳与湿咳。一般以每天痰量＞10mL作为湿咳的标准。临床干性咳嗽多见于急性咽喉炎、急性支气管炎初期、胸膜炎、轻症肺结核、肺癌等。湿性咳嗽多见于慢性咽喉炎、慢性支气管炎、支气管扩张症、肺炎、肺脓肿、空洞型肺结核等。

二、望诊

（一）一般项目

咳嗽望诊主要为望神色、形态等。咳嗽患者很少出现失神或假神表现。坐而喜伏，站则多咳，一般为肺虚少气；坐而喜仰，卧则多咳，一般为肺实气逆。

（二）望痰

痰白而稀薄——多风、属寒。

痰黄而稠——热。

痰白质黏——阴虚、燥热。

痰白清稀透明呈泡沫样——虚、属寒。

咯吐血痰——多肺热或阴虚。

脓血相兼——多痰热瘀结成痈之候。

咳嗽咳吐粉红色泡沫痰，伴咳而气喘，呼吸困难者——多心肺阳虚，气不摄血。

（三）望舌

风寒袭肺证——舌质淡红，苔薄白。

风热犯肺证——舌质淡红，苔薄黄。

风燥伤肺证——舌质红干而少津，苔薄白或薄黄。

痰湿蕴肺证——舌质淡红，苔白腻。

痰热郁肺证——舌质红，舌苔薄黄腻。

肝火犯肺证——舌红或舌边红，舌苔薄黄少津。

肺阴亏耗证——舌质红，少苔。

三、闻诊

（一）一般项目

咳嗽闻诊主要为闻语声、气息等。咳嗽患者呼吸音粗急，呼出后感舒适，多属实；呼吸音低促，吸气后较舒适，多属虚；呼吸增快、声音较粗、发病急而气促者，多属实证、热证；呼吸微弱、声音较低、起病慢而气短者，多属虚证、寒证。

（二）闻咳声

咳而声低气怯——属虚。

咳而洪亮有力——属实。

咳声粗浊——多风热或痰热伤津。

咳声响亮，病势急，病程短——多外感。

咳声嘶哑，病势缓，病程长——多阴虚或气虚。

咳而急剧，声重，白天多于夜间，或咽痒则咳——多风寒或风热。

夜间咳嗽较剧，持续不已，少气或伴气喘——多虚寒咳喘。

晨咳，阵发加剧，咳嗽连声重浊，痰出咳减——多痰湿或痰热。

午后、黄昏咳嗽加重，或夜间时有单声咳嗽，咳声轻微短促——多阴虚肺燥。

四、问诊

（一）一般情况

一般情况包括姓名、性别、年龄、民族、婚姻状况、出生地、职业、入院时间、记录时间、发病节气、病史陈述者。咳嗽尤应注意职业及发病节气的问诊。

（二）主诉

1.主症的细化 咳嗽主症重点问咳嗽症状与咳痰症状。咳嗽症状可以细化为咳嗽的性质、时间及规律、声音特点、程度、加重或缓解因素等。咳痰着重问痰量的多少、痰的颜色、痰的性质、是否容易咳出等。通过对主症的细致问诊，可初步辨其寒热虚实。

2. 主症的时间　通过主症的时间长短，结合年龄、体质特点等有助于初步判断是外感咳嗽还是内伤咳嗽。

3. 病证鉴别　咳嗽的主诉问诊可能隐藏着感冒、喘证等其他的病证的症状，应注意鉴别。此为辨病的重要步骤。

（1）感冒　是感受触冒风邪，邪犯卫表所致的外感疾病。临床表现以鼻塞、流涕、喷嚏、咳嗽、头痛、恶寒发热、全身不适为特征。

感冒的临床表现除咳嗽外，伴有其他上呼吸道相关症状，尤其是恶寒发热。时行感冒除了咳嗽症状外，全身症状显著，常突然恶寒，甚则寒战、高热、周身酸痛。

（2）喘证　可以兼有咳嗽，但以呼吸困难，甚至张口抬肩，鼻翼扇动，不能平卧为特征。咳久不愈，兼有呼吸困难，可转变为喘证，亦称咳喘。

（3）哮病　是一种发作性的痰鸣气喘疾患。哮病可以兼有咳嗽，但主要特征是发时喉中有哮鸣声，呼吸气促困难，甚则喘息不能平卧。

（4）肺痈　是指肺叶生疮，形成痈疡，以发热，咳嗽，胸痛，咳吐腥臭脓血浊痰为特征的病证。除咳嗽外，咳吐腥臭脓血浊痰是其主要特征。

（5）肺痨　是具有传染性的慢性虚弱性疾患。临床以咳嗽、咯血、潮热、盗汗及全身逐渐消瘦为特征。除咳嗽外，咯血及全身逐渐消瘦是其主要特征。

（6）肺胀　是多种慢性肺系疾患反复发作，迁延不愈，导致肺气胀满，不能敛降的一种病证。临床表现为胸部膨满，憋闷如塞，喘息上气，咳嗽痰多，烦躁，心悸，面色晦暗，或唇甲发绀，脘腹胀满，肢体浮肿等。除咳嗽外，胸部膨满、憋闷如塞是其主要特征。

（7）肺痿　是指肺叶痿弱不用，临床以咳吐浊唾涎沫为主症，为肺脏的慢性虚损性疾患。除咳嗽外，咳吐浊唾涎沫是其主要特征。

4. 主诉归纳　咳嗽主诉的问诊虽然可以非常细致，但仍应遵循主诉精练、准确的要求，在排除以上相关病证后，可以简单地归纳为"干咳"或"咳嗽"；咳痰则可以归纳为"痰量的多少"或"痰的性质、颜色"等。举例：咳嗽少痰半月；咳嗽咳白黏痰5天。

（三）现病史

1. 发病情况　包括发病的轻重、缓急，如咳嗽起病是急还是缓？轻还是重？首次出现咳嗽至就诊时的时间有多久？咳嗽起病时间急性以日计算，慢性以年、月、周计算。慢性咳嗽还要问咳嗽发作的频率，是间断、反复发作还是持续发作等。

2. 病因或诱因的问诊　咳嗽的病因或诱因主要包括外感（吹风、受寒、淋雨等）、饮食、情志、久病等因素。病因或诱因的问诊是咳嗽辨证的第一步，应予重视。

3. 主要症状特点及其发展变化情况

（1）一般项目　包括咳嗽及咳痰的变化情况，发作与缓解的情况，是否演变为咳喘或痰鸣等，也是主诉中病证鉴别问诊的进一步深化。

（2）证候鉴别　问诊不仅有助于病证鉴别，更是证型鉴别的重要一环，其中，主要症状特点和证候鉴别尤为重要，其要点如下。

咳而少痰——多燥热、气火、阴虚。

咳而痰多——多湿痰、痰热、虚寒。

饮食肥甘、生冷而咳嗽加重——多痰湿。

咳痰有热腥味或腥臭气——多痰热。

咳痰味甜——多痰湿。

咳痰味咸——多肾虚。

情志郁怒而加重——多气火。

劳累、受凉后加重——多痰湿、虚寒。

其他参照"望痰"和"闻咳声"。

4.伴随症状

（1）一般项目　伴随症状着重问是否有痰中带血、是否咽痒、是否咳而汗出、是否咳而遗尿、是否鼻塞流涕、是否头痛身痛、是否恶寒发热等。

（2）主要问诊内容

风寒袭肺证：咳嗽声重，气急，咽痒，咳痰稀薄色白，伴鼻塞，流清涕，头痛，肢体酸楚，或见恶寒发热、无汗等表证症状。

风热犯肺证：咳嗽频剧，气粗或咳声嘶哑，咳痰不爽，痰黏稠或黄，咳时汗出，伴咽痛，鼻流黄涕，口渴，头痛，身楚，或见恶风，身热等表证症状。

风燥伤肺证：干咳，喉痒，伴咽喉干痛，唇鼻干燥，无痰或痰少而黏连成丝，不易咳出，或痰中带有血丝，口干。初起伴有鼻塞、头痛、微恶寒、身热等表证症状。

痰湿蕴肺证：咳嗽反复发作，痰多，因痰而嗽，痰出咳平，晨起或食后则咳甚痰多，伴胸闷，呕恶，进甘甜油腻食物加重，体倦。

痰热郁肺证：咳嗽气息粗促，或喉中有痰声，痰多，质黏厚或稠黄，咳吐不爽，或有腥味，或吐血痰，伴面赤，胸胁胀满，咳时引痛，口干欲饮，身热。

肝火犯肺证：上气咳逆阵作、咳时面赤，咽干，常感痰滞咽喉，咳之难出，量少质黏，伴胸胁胀痛，咳时引痛，口干口苦。症状可随情绪波动增减。

肺阴亏耗证：干咳，咳声短促，痰少黏白，或痰中夹血，伴口干咽燥，或午后潮热，手足心热，夜寐盗汗，起病缓慢，日渐消瘦。

5.发病以来诊治经过及结果　问外院或本院的检查情况如胸部 X 线片检查、诊断结论、治疗的药物及疗效等。

6.发病以来一般情况　包括精神、饮食、寒热、睡眠、体重、舌脉（若使用标准化患者一般会给出舌脉的描述）等。咳嗽分外感内伤，对于恶寒发热的问诊非常重要，其中对恶寒与畏寒要分清，恶寒加衣寒不减，畏寒则加衣寒减。

咳嗽一般情况的问诊，开始练习也可以从十问歌入手，若熟练后问诊每一步其实都包含临床思维，不需要再生搬硬套十问歌，但精神、饮食、寒热、睡眠、体重都需要问齐全，最后综合判断以进行咳嗽的辨证论治。

（四）既往史

既往史要先问既往的健康情况、有无肺结核及慢性呼吸系统疾病病史；再问有无药物、食物及粉尘等接触过敏史，以排除喘息性支气管炎或支气管哮喘。此外，还要重视耳鼻咽喉和消化系统疾病病史的问诊，临床所见过敏性鼻炎、鼻窦炎、扁桃体炎、慢性咽炎、胃食管反流等均可出现慢性咳嗽。最后问外伤手术史、其他传染病及地方病史等。

（五）个人史

个人史的询问首先需要问有无疫区尤其是传染性呼吸病疫区或相关人畜接触史；第二要问有无不良嗜好尤其是吸烟史。此外，还要重视职业、环境因素暴露史及用药史的问诊。如有长期生产性粉尘接触史，应考虑尘肺或硅沉着病；如服用卡托普利、依那普利等血管紧张素转换酶抑制剂、胺碘酮等抗心律失常药物等，应考虑是否为药物引起的咳嗽。最后问有无冶游史，并记录出生地及长期居住地、生活习惯等。

（六）婚育史、月经史

咳嗽患者问婚育史有助于了解整体健康状况。女性患者问月经史，尤其是月经周期及经量等，有助于了解气血虚实等状况；问末次月经时间，了解咳嗽是否在经期发生，有助于判断疾病传变及预后。

（七）家族史

家族史包括父母、兄弟姐妹等人的健康状况，问有无与患者类似疾病，有无家族遗传倾向的疾病。如咳嗽有明显家族史者，应注意排除支气管哮喘等相关的咳嗽。

五、切诊

（一）一般项目

咳嗽一般的切诊主要为尺肤及四肢的触诊。尺肤及四肢欠温多为外寒或阳虚；尺肤及四肢厥冷，但扪久而觉热，多为热邪内闭；手足心热多属阴虚。

（二）脉诊

风寒袭肺证——脉多浮或浮紧。

风热犯肺证——脉多浮数或浮滑。

风燥伤肺证——脉多浮数或小数。

痰湿蕴肺证——脉多濡滑。

痰热郁肺证——脉多滑数。

肝火犯肺证——脉多弦数。

肺阴亏耗证——脉多细数。

六、临床思维与延伸

(一) 中医临床思维

1.咳嗽诊断与辨证论治流程

（1）确定主诉　由于主诉的提炼一般不使用诊断用语，故咳嗽的主诉不能单纯使用"咳嗽"，根据咳嗽的定义包含咳痰的情况，故咳嗽的主诉可以确定为"咳嗽、咳痰"两大主症。通过咳嗽、咳痰及主要的伴随症状即可初步确定咳嗽的诊断。

（2）初步排除其他诊断　主诉的目的是得出第一诊断，但很多病证都可出现咳嗽的症状，故需一一加以鉴别。如咳嗽（轻）＋恶寒发热（较重）可诊断为感冒；咳嗽＋气喘、呼吸困难诊断为喘证；咳嗽＋痰鸣气喘诊断为哮病；咳嗽＋咳吐腥臭脓血浊痰诊断为肺痈；咳嗽＋咯血、潮热、盗汗诊断为肺痨；咳嗽＋胸部膨满、憋闷如塞诊断为肺胀；咳嗽＋咳吐浊唾涎沫诊断为肺痿。故需要通过问诊排除其他病证的上述特异性症状后，才能得出咳嗽的诊断。

（3）初步判断证型　通过咳嗽的诱因或病因及发病时间初步判断外感咳嗽或内伤咳嗽。

（4）进一步鉴别诊断　通过主症的进一步问诊排除极易混淆的诊断，如感冒。若同时出现明显的恶寒发热应诊断为感冒。

（5）进一步判断证型　通过主症特点及伴随症状的问诊基本确定咳嗽的证型。

（6）得出结论　通过一般情况的问诊及舌脉的了解最终确定咳嗽的辨证及论治。

2.辨致病因素　外感咳嗽多以风为先导，春夏以风热为多；长夏每易夹湿；秋季风燥为多；冬令风寒为多。外邪入侵途径多为口鼻、皮毛。

内伤咳嗽的致病因素主要是"痰"与"火"，痰有寒热，火有虚实，痰火可互为因果。

3.辨外感内伤

外感咳嗽：多为新病，起病急，病程短，常伴肺卫表证。

内伤咳嗽：多为久病，常反复发作，病程长，可伴他脏病证。

(二) 西医临床思维

1.通过咳嗽时间初步判断病因　根据中华医学会呼吸病学分会哮喘学组发布的《咳嗽的诊断与治疗指南（2015）》，咳嗽通常按时间分为3类：急性咳嗽、亚急性咳嗽和慢性咳嗽。急性咳嗽＜3周，亚急性咳嗽为3～8周，慢性咳嗽＞8周。急性咳嗽主要为普通感冒与急性气管炎、急性支气管炎；亚急性咳嗽最常见的病因为感染后咳嗽；慢性咳嗽病因较多，通常根据胸部X线片检查有无异常可分为两类：一类为X线胸片有明确病变者，如肺炎、肺结核、支气管肺癌等；另一类为X线胸片无明显异常，以咳嗽为主要或唯一症状者，即通常所说的慢性咳嗽。

2. 咳嗽伴随症状与诊断思路　主要伴随症状与诊断思路如下。

咳嗽伴发热：临床多见于呼吸道感染、胸膜炎、肺结核等。

咳嗽伴胸痛：临床多见于累及胸膜的疾病，如肺炎、胸膜炎、支气管肺癌等。

咳嗽伴哮喘：临床多见于支气管哮喘、喘息型慢性支气管炎、心源性哮喘等。

咳嗽伴呼吸困难：临床多见于慢性阻塞性肺病、重症肺炎、大量胸腔积液、气胸、肺水肿等。

咳嗽伴咯血：临床多见于肺结核、支气管扩张、支气管肺癌等。

咳嗽伴泛酸、嗳气或餐后咳嗽加重：应考虑胃食道反流性咳嗽。

咳嗽伴有过敏性疾病史和家族史者：应注意排除过敏性鼻炎和支气管哮喘相关的咳嗽。

3. 相关检查　一般应将胸部 X 线片作为慢性咳嗽的常规检查，胸部 X 线片如有可疑病变时，可进一步做胸部 CT 检查。

4. 临床要点　对于咳嗽的诊断临床要中西医互参，尤其是两周以上的咳嗽，一般需要明确西医诊断，应常规做胸部 X 线片检查以排除肺结核等。

【知识链接】

慢性咳嗽

国内慢性咳嗽患者数量以 30～40 岁年龄段最多，男女比例接近，而欧美地区以 50～60 岁年龄段最多，且女性比例明显高于男性。慢性咳嗽和空气污染密切相关。慢性咳嗽可引起心血管、消化、神经、泌尿、肌肉骨骼等多个系统的并发症，如尿失禁、晕厥、失眠、焦虑。

七、医患沟通与交流

（一）沟通要点

内容参照第二章第二节。

（二）医患交流常见问题

1. 咳嗽需要做的基本检查项目　首先需要测量体温，查看咽喉是否红肿，听诊肺部有无啰音；其次做全血细胞分析及胸部 X 线片检查，必要时行胸部 CT 检查；最后针对不同原因引起的咳嗽，进行不同的检查，必要时行肺功能检查、气道激发试验等。

2. 咳嗽患者的护理及注意事项　外感咳嗽，如发热等全身症状明显者，应适当休息。注意气候变化，防寒保暖，预防感冒，不宜吃水果等生冷之品。

内伤咳嗽应注意起居饮食的调护，饮食清淡，不宜食肥甘、辛辣及过咸等，嗜酒及吸烟等不良习惯尤当戒除。

第四节 哮 病

【学习目标】

1. 掌握哮病的知识要点、哮病问诊的步骤与内容。

2. 熟悉哮病望、闻、切诊的步骤与内容，哮病病史采集过程中的中医临床思维。

3. 了解哮病医患沟通与交流的要点及常见问题、哮病病史采集过程中的西医临床思维。

一、概述

(一) 定义

哮病是一种发作性痰鸣气喘疾患。发时喉中有哮鸣声，胸闷，呼吸气促困难，甚则喘息不能平卧。

(二) 临床特征及病因病机

临床特征：呈反复发作性，发作前多有鼻痒、喷嚏、咳嗽、胸闷等症状。平时可如常人，或稍感疲劳、纳差。

病因病机：哮病的发生乃宿痰内伏于肺，常因气候突变、饮食不当、情志失调、劳累等因素而诱发，导致痰阻气道，气道挛急，肺失肃降，肺气上逆。

(三) 古籍记述

《内经》虽无哮病之名，但其中有关"喘鸣"的记载，与哮病发作特点类似。《素问·阴阳别论》曰："阴争于内，阳扰于外，魄汗未藏，四逆而起，起则熏肺，使人喘鸣。"

汉代张仲景《金匮要略·肺痿肺痈咳嗽上气病脉证并治》曰："咳而上气，喉中水鸡声，射干麻黄汤主之。"明确指出了哮病发作时的特征及治疗；在病理上将其归属于"伏饮"范围，《金匮要略·痰饮咳嗽病脉证并治》说："膈上病痰，满喘咳吐，发则寒热，背痛腰疼，目泣自出，其人振振身瞤剧，必有伏饮。"

元代朱丹溪首创哮喘病名，并阐明病理因素"专主于痰"，提出"未发以扶正气为主，既发以攻邪气为急"的治疗原则。

明代虞抟《医学正传》对哮与喘作了明确的区分，指出"哮以声响言，喘以气息言"。清代叶桂《临证医案指南·哮》进一步指出哮病的病因病机："若夫哮证，亦由初感外邪，失于表散，邪伏于里，留于肺俞。"后世医家鉴于"哮必兼喘"，一般统称"哮喘"。

（四）西医学范畴

西医学中的支气管哮喘、哮喘性支气管炎、嗜酸性粒细胞增多症（或其他急性肺部过敏性疾患）等以痰鸣气喘为主要表现者，均可参照本节辨证论治。

二、望诊

（一）一般项目

哮病望诊主要为望神色、形、态等全身望诊。面红汗出多属热；形寒怕冷，口唇发绀多属寒；坐而喜俯，少气懒言，多属气虚体弱；坐而仰首，一般为肺实气逆；但坐不得卧，卧则咳逆，多属肺气壅滞或水气凌心。

（二）望痰

痰白而稀薄，多泡沫者——多寒。
痰色黄或白，黏浊稠厚者——多热。
痰黏色黄，或黄白相间者——多寒包热。

（三）望舌

寒哮证——舌苔白滑。
热哮证——舌质红，苔黄腻。
寒包热哮证——舌尖边红，舌苔白腻或黄白相间。
风痰哮证——舌苔厚浊或黄腻。
虚哮证——舌质淡或偏红，或紫暗。
喘脱危证——舌质青暗，苔腻或滑。
肺脾气虚证——舌质淡，苔白。
肺肾两虚证——舌质红，少苔。

三、闻诊

（一）一般项目

哮病的特征：呼吸急促似喘，声高断续，喉间痰鸣。哮病闻诊主要为闻声响、气息等。声音如鼾声者虚，如水鸡者实；痰涌声高气粗为实；少气不足以息，动则加剧为虚。

（二）闻声响

哮鸣如水鸡声——寒。
痰鸣如吼——热。

痰涎壅盛，声如拽锯，或鸣声如吹哨笛——风痰。

喉中哮鸣如鼾，声低气短息促，动则喘甚——虚。

喘而气粗息涌——实。

短气息促，吸气不利——肾气虚。

四、问诊

（一）一般情况

一般情况包括姓名、性别、年龄、民族、婚姻状况、出生地、职业、入院时间、记录时间、发病节气、病史陈述者。哮病尤应重视诱发因素的问诊。

（二）主诉

1. 主症的细化 哮鸣或痰鸣的声音特点，如喉中痰涎壅盛，声如拽锯。

2. 主症的时间 通过主症的时间长短，轻重程度，结合年龄、体质特点等有助于初步判断是处于发作期还是缓解期。

3. 病证鉴别 本病主要需与喘证和支饮相鉴别。

喘证：都有呼吸急促、困难的表现。但喘证没有喉中哮鸣音，以呼吸困难，甚至张口抬肩，鼻翼扇动，不能平卧为特征。

支饮：支饮亦可表现出痰鸣气喘的症状，大多由于慢性咳嗽经久不愈，逐渐加重而成咳喘，病势时轻时重，发作与间歇的界限不清，以咳嗽和气喘为主；与哮病之间歇发作，突然起病，迅速缓解，喉中哮鸣有声，轻度咳嗽或不咳有明显的差别。

此外，很多疾病都会出现呼吸困难、气喘，但哮病反复发作，平时如常人，发作时喉间哮鸣有声，这是哮病的特征性表现。气喘＋胸部膨满、憋闷如塞诊断为肺胀；气喘、呼吸困难＋胸痛可诊断为胸痹。故需要通过问诊排除其他病证的上述特异性症状后，才能得出哮病的诊断。

4. 主诉归纳 哮病属于慢性病，易反复发作，急性发作可以精确到小时，归纳为"反复喉中哮鸣、喘息（多少）年，再发（多少）小时（天或月）"；有咳嗽咳痰则可以归纳为"反复喉中痰鸣、咳喘（多少）年，再发（多少）小时（天或月）"等。

（三）现病史

1. 发病情况 包括发病的轻重、缓急及首次发病至就诊时的时间等。哮病起病时间发作期一般以日或小时计算，缓解期以年、月计算。

2. 病因或诱因的问诊 主要包括气候突变、饮食不当、情志失调、劳累等因素。

3. 主要症状特点及其发展变化情况

（1）一般项目 本病是以痰鸣气喘为主症，故问诊应着重了解痰鸣气喘的时间、节律、性质、声音，以及加重的有关因素、是否活动后气喘等，以辨其寒热虚实。

咳嗽、咳痰也是主症之一，故应着重问咳嗽的频次，加重的因素，日夜咳嗽的区别，痰量的多少、痰的颜色、痰的性质、是否容易咳出等。

（2）证候鉴别　问诊不仅有助于病证鉴别，更是证型鉴别的重要一环，其中，主要症状特点和证候鉴别尤为重要，其要点如下。

哮鸣如水鸡声——寒。

痰鸣如吼——热。

痰涎壅盛，声如拽锯，或鸣声如吹哨笛——风痰。

声低气短息促，动则喘甚——虚。

喘而气粗息涌——实。

痰白而稀薄，多泡沫者——寒。

痰色黄或白，黏浊稠厚者——热。

痰黏色黄，或黄白相间者——寒包热。

口不渴或渴喜热饮——寒。

口渴喜冷饮——热。

自汗、怕风、易感冒——肺气虚。

食少便溏，乏力，痰多——脾气虚。

短气息促，吸气不利，脑转耳鸣，腰膝酸软——肾气虚。

4. 伴随症状

（1）一般项目　伴随症状着重问是否有咽痒、鼻塞流涕、头痛身痛、恶寒发热、汗出、口干、气短乏力等。

（2）主要问诊内容

1）哮病发作期分型问诊：

寒哮证：喉中哮鸣如水鸡声，呼吸急促，喘憋气逆，痰色白、多泡沫，伴口不渴或渴喜热饮，形寒怕冷，天冷或受寒易发。肢冷，面色青晦。

热哮证：喉中痰鸣如吼，喘而气粗息涌，咳痰色黄或白，黏浊稠厚，伴胸高胁胀，口苦，口渴喜饮，汗出，面赤，或有身热，烦躁不安，大便秘结，小便短赤。

寒包热哮证：喉中哮鸣有声，胸膈烦闷，呼吸急促，喘咳气逆，咳痰不爽，痰黏色黄，或黄白相间，伴烦躁，发热，恶寒，无汗，身痛，口干欲饮，大便偏干。

风痰哮证：喉中痰涎壅盛，声如拽锯，或鸣声如吹哨笛，喘急胸满，但坐不得卧，咳痰黏腻难出或为白色泡沫样痰，无明显寒热倾向，伴面色青暗，起病多急，发作前自觉鼻、咽、眼、耳发痒，鼻塞流涕，胸部憋塞，随后迅速发作。

虚哮证：喉中哮鸣如鼾，咳痰无力，痰涎清稀或质黏起沫，气短息促，动则喘甚，发作频繁，甚则持续喘哮，伴声低，口唇爪甲青紫，面色苍白或颧红唇紫，口不渴或咽干口渴，形寒肢冷或烦热。

喘脱危证：哮病反复久发，喘息鼻扇，张口抬肩，气短息促，伴烦躁，昏蒙，面青，四肢厥冷，汗出如油。

2）哮病缓解期分型问诊：

肺脾气虚证：气短声低，喉中时有轻度哮鸣，痰多质稀，色白，伴自汗，怕风，常易感冒，倦怠无力，食少便溏。

肺肾两虚证：短气息促，动则为甚，吸气不利，咳痰质黏起沫，伴脑转耳鸣，腰酸腿软，心慌，不耐劳累。或五心烦热，颧红，口干，或畏寒肢冷，面色苍白。

5. 发病以来诊治经过及结果　问外院或本院的检查情况，如胸部 X 线片检查、诊断结论、治疗的药物及疗效等。

6. 发病以来一般情况　包括精神、饮食、寒热、睡眠、体重、舌脉（若使用标准化患者一般会给出舌脉的描述）等。哮病一般情况的问诊，开始练习也可以从十问歌入手，若熟练后问诊每一步其实都包含临床思维，不需要再生搬硬套十问歌，但精神、饮食、寒热、睡眠、体重都需要问齐全，最后综合判断以进行哮病的辨证论治。

（四）既往史

询问患者既往史要先问患者既往健康情况及既往病史，有无肺结核及慢性呼吸系统疾病，再问有无外伤手术史、药物及食物过敏史、传染病及地方病史。哮喘是一种具有多基因遗传倾向的疾病，它的发病是患者自身及外界环境多种因素共同作用的结果，注意问过敏因素等。

（五）个人史

个人史应记录患者出生地及长期居住地，生活习惯及有无烟酒药物等嗜好，职业与工作条件及有无工业毒物、粉尘、放射性物质接触史，有无冶游史。还要注意问职业和环境因素暴露史及用药史。如有职业和环境因素暴露史（如油漆、各种油烟、粉尘）、吸烟史及用药史，停止暴露或用药后哮喘症状缓解则可明确诊断。

（六）婚育史、月经史

哮病患者问婚育史有助于了解整体健康状况。女性患者问月经史，尤其是月经周期及经量等，有助于了解气血虚实等状况。

（七）家族史

家族史包括父母、兄弟姐妹等人的健康状况，问有无与患者类似疾病，有无家族遗传倾向的疾病。

五、切诊

（一）一般项目

哮病一般的切诊主要为尺肤及四肢的触诊。尺肤及四肢欠温多为外寒或阳虚；尺肤及四肢厥冷，但扪久而觉热，多为热邪内闭；手足心热多属阴虚。

（二）脉诊

寒哮证——脉弦紧或浮紧。

热哮证——脉滑数或弦滑。

寒包热哮证——脉弦紧。

风痰哮证——脉滑实。

虚哮证——脉沉细或细数。

肺脾气虚证——脉细弱。

肺肾两虚证——脉沉细。

喘脱危证——脉细数不清，或浮大无根。

六、临床思维与延伸

（一）中医临床思维

1. 哮病诊断与辨证论治流程　第一步：通过痰鸣、气喘的主症及主要的伴随症状、发病规律初步确定哮病的诊断。第二步：通过哮病的诱因或病因及发病时间、症状初步判断属于急性发作期还是缓解期及邪实和正虚的基本情况。第三步：通过主症的进一步问诊排除其他诊断。第四步：通过主症特点及伴随症状的问诊基本确定哮病的证型。第五步：通过一般情况的问诊及舌脉的了解最终确定哮病的辨证及论治。

2. 哮病的转归及预后判断　哮病是一种反复发作，缠绵难愈的慢性肺系疾病。部分年轻患者，随着年龄的增长，正气渐充，肾气日盛，再辅以药物治疗，可以终止发作；而中老年及体弱患者，肾气渐衰，发作频繁，则不易根除。或在平时亦有轻度哮鸣气喘，若大发时持续不已，可出现喘急鼻扇，胸高气促，张口抬肩，汗出肢冷，面色青紫，肢体浮肿，烦躁昏迷等喘脱危候。如长期不愈，反复发作，病由肺脏影响及脾、肾、心，可导致肺气胀满，不能敛降之肺胀重症。

哮病临证需注意寒热的兼夹与转化，在一定条件下虚实也可相互转化。寒哮日久可郁而化热，发时邪盛，久病自然多虚，痰饮的病理因素一直贯穿疾病始终，虚证和实证也可互为因果而错杂为患。因此对于哮病的治疗，急性发作时未必全从标治，当治标顾本，缓解期亦未必只顾扶正，当治本顾标。尤其是大发作有喘脱倾向者，更应重视回阳救脱、急固其本，若拘泥于"发时治标"之说，则错失救治良机。

（二）西医临床思维

1. 对哮病的认识　据中华医学会呼吸病学分会发布的《支气管哮喘基层诊疗指南（2018年）》，哮喘是一种具有多基因遗传倾向的疾病，患者个体的过敏体质与外界环境的相互影响是发病的重要因素。很多变应原和诱因会导致哮喘急性发作，常见的诱因有急性上呼吸道感染病毒、细菌、支原体等，室内变应原（如尘螨），室外变应原（如花粉），职业性变应原（如油漆），食物及药物（鸡蛋、牛奶、海鲜等），非变应原因素

（包括运动、寒冷、劳累、精神紧张、运动等）。哮喘的发病机制尚未完全阐明，目前可概括为气道炎症 – 免疫机制、神经调节机制和遗传机制。目前，全球哮喘患者至少有 3 亿人，中国哮喘患者约 3000 万人。亚洲地区哮喘流行病学调查数据显示，近年来中国的哮喘患病率逐年上升，2010 数据显示我国 14 岁以上人群哮喘患病率为 1.24%。

2. 哮病的西医诊断与鉴别诊断　哮病相当于西医学中的支气管哮喘。根据反复发作的喘息、气急、胸闷或咳嗽的临床表现，并排除其他可能引起哮喘样症状的疾病时需要考虑诊断为支气管哮喘。

胸闷气喘伴咳吐粉红色泡沫痰：临床多见急性左心衰。

胸闷气喘伴长期吸烟史：临床多见慢性阻塞性肺疾病。

胸闷气喘伴吸气性呼吸困难，结合肺部 CT 提示上气道阻塞：临床多见中央型支气管肺癌、气管支气管结核、复发性多软骨炎、咽喉肿瘤、喉头水肿、异物吸入等。

胸闷气喘伴反复发热，有致病原接触史（寄生虫、原虫、花粉、化学药品、职业粉尘、发酵食品、发霉谷物、饲养鸟禽等），结合肺部 CT，临床多见肺嗜酸性粒细胞增多综合征、多源性变态反应性肺泡炎、变应性支气管肺曲霉菌病。

【知识链接】

支气管哮喘的长期管理

支气管哮喘是可以控制的慢性病，需长期管理，在长期随访过程中，按哮喘控制标准评估哮喘控制水平；采用相应分级治疗方案和升降级治疗达到并维持哮喘控制。达到并维持哮喘控制至少 3 个月才可考虑降级治疗，如未达到哮喘控制或急性发作，则升级治疗直至达到哮喘控制。每 1～3 个月随访 1 次，急性发作后每 2～4 周随访 1 次，随访要检查居家峰流值（PEF）、症状记录、吸入技术的掌握、危险因素及哮喘控制，即使哮喘达到控制，也应要求患者定期随访记录哮喘日记，包括每日症状、每日两次 PEF 值和每 4 周 1 次的哮喘控制测试（ACT），监测维持哮喘控制水平，调整治疗方案，减少治疗药物需求量。

七、医患沟通与交流

（一）沟通要点

内容参照第二章第二节。

（二）医患交流常见问题

1. 哮病需要做的基本检查项目　首先听诊肺部有无啰音；其次做肺功能检查、全血细胞分析及胸部 X 线片检查，必要时行胸部 CT 检查；还可行特异性变应原检查、过敏原筛查等。

2. 哮病患者的护理及注意事项　平时应注意保暖，防止感冒，避免因寒冷空气的刺激而诱发；适度锻炼，增强体质；饮食宜清淡，忌肥甘辛辣油腻；尽量避免接触过敏原，避免食海鲜等发物；保持情绪稳定，勿大喜大悲。

第五节 喘 证

【学习目标】

1. 掌握喘证的知识要点、喘证问诊的步骤与内容。
2. 熟悉喘证望、闻、切诊的步骤与内容，喘证病史采集过程中的中医临床思维。
3. 了解喘证医患沟通与交流的要点及常见问题、喘证病史采集过程中的临床思维。

一、概述

（一）定义

喘证是指以呼吸困难，甚至张口抬肩，鼻翼扇动，不能平卧为主要表现的病证，严重时喘息持续不解，甚则发为喘脱。

（二）临床特征及病因病机

1. 临床特征 实喘：呼吸深长有余，呼出为快，气促声高，脉数有力，病势多急；虚喘：呼吸短促难续，深吸为快，气怯声低，脉象微弱或浮大中空，病势徐缓，时轻时重，遇劳则甚。

2. 病因 外邪侵袭、饮食不当、情志所伤、劳欲久病。

3. 基本病机 实喘在肺，为邪气壅盛，气失宣降；虚喘主要在肾，为精气不足，肺肾出纳失常。

（三）古籍记述

喘证首见于《内经》。《素问·至真要大论》："诸痿喘呕，皆属于上。"《灵枢·五邪》："邪在肺，则病皮肤痛，寒热，上气喘，汗出，喘动肩背。"

张景岳《景岳全书·喘促》："实喘者有邪，邪气实也，虚喘者无邪，元气虚也。"

叶天士《临证指南医案·喘》："在肺为实，在肾为虚。"

（四）西医学范畴

突然发生的咳嗽、呼吸困难，多见于吸入刺激性气体所致急性咽喉炎、气管或支气管异物；阵发性咳嗽、喘促多见于支气管异物、支气管哮喘、支气管肺癌、百日咳等。犬吠样咳嗽、喘促多见于喉头炎症水肿或气管受压；带有鸡鸣样吼声、喘促常见于百日咳；声音嘶哑的咳嗽、喘促多见于声带炎、喉炎、喉癌、肺癌、扩张的左心房或主动脉瘤压迫喉返神经等。痰中带血或咳血者应考虑结核、支气管扩张和肺癌的可能。

二、望诊

(一) 一般项目

喘证望诊主要为望神色、形态等。实喘患者呼吸深长有余，呼出为快，气促声高；虚喘患者呼吸短促难续，深吸为快，气怯声低。

(二) 望痰

咳而少痰者多属燥热、气火、阴虚。

痰多者多属湿痰、痰热、虚寒。

痰白而稀薄者属风、属寒。

痰黄而稠者属热。

痰白质黏者属阴虚、燥热。

痰白清稀透明呈泡沫样者属虚、属寒。

咳吐血痰，多为肺热或阴虚。

咳嗽咳吐粉红色泡沫痰，咳而气喘，呼吸困难者，多属心肺阳虚，气不摄血。

咳痰有热腥味或腥臭气者为痰热，味甜者属痰湿，味咸者属肾虚。

(三) 望舌

风寒袭肺证——舌苔薄白而滑。

表寒肺热证——舌质红，苔薄白或黄。

痰热郁肺证——舌苔薄黄腻。

痰浊阻肺证——苔厚白腻。

肺气郁闭证——苔薄白。

肺气虚耗证——舌质淡红或有剥苔。

肾虚不纳证——阳虚则舌淡苔白或黑而润滑；阴虚则舌红少津。

正虚喘脱证——舌淡无华或干瘦枯萎，少苔或无苔。

三、闻诊

(一) 一般项目

喘证闻诊主要为闻语声、气息等。患者呼吸音粗急，呼出后感舒适，多属实；呼吸音低促，吸气后较舒适，多属虚；呼吸增快、声音较粗、发病急而气促者，多属实证、热证；呼吸微弱、声音较低、起病慢而气短者，多属虚证、寒证。

(二) 闻咳喘声

咳喘而声低气怯——虚。

咳喘而洪亮有力——实。

咳喘声响亮，病势急，病程短——多外感。

咳喘声嘶哑，病势缓，病程长——多阴虚或气虚。

夜间咳喘较剧，持续不已，少气或伴气喘——多虚寒咳喘。

晨咳，阵发加剧，咳喘连声重浊，痰出咳减——多痰湿或痰热。

午后、黄昏咳喘加重，或夜间时有单声咳嗽，咳声轻微短促——多阴虚肺燥。

四、问诊

（一）一般情况

一般情况包括姓名、性别、年龄、民族、婚姻状况、出生地、职业、入院时间、记录时间、发病节气、病史陈述者。喘证应注意职业及发病节气的问诊。

（二）主诉

1. 主症的细化　喘证主症重点问喘证症状与咳痰症状。喘证症状可以细化为喘证的性质、时间及规律、声音特点、程度、加重或缓解因素等。咳痰着重问痰量的多少、痰的颜色、痰的性质、是否容易咳出等。通过对主症的细致问诊，可初步辨其寒热虚实。

2. 主症的时间　通过主症的时间长短，结合年龄、体质特点等有助于初步判断是实喘还是虚喘。

3. 病证鉴别　喘证的主诉问诊可能隐藏着感冒、哮病、肺胀等其他的病证的症状，应注意鉴别。此为辨病的重要步骤。

（1）哮病　是一种发作性的痰鸣气喘疾患。哮病可以兼有咳嗽，但主要特征是发时喉中有哮鸣声，呼吸气促困难，甚则喘息不能平卧。

（2）肺痈　是指肺叶生疮，形成痈疡，以发热，咳嗽，胸痛，咳吐腥臭脓血浊痰为特征的病证。除咳嗽外，咳吐腥臭脓血浊痰是其主要特征。

（3）肺痨　是具有传染性的慢性虚弱性疾患。临床以咳嗽、咯血、潮热、盗汗及全身逐渐消瘦为其特征。除咳嗽外，咯血及全身逐渐消瘦是其主要特征。

（4）肺胀　是多种慢性肺系疾患反复发作，迁延不愈，导致肺气胀满，不能敛降的一种病证。临床表现为胸部膨满，憋闷如塞，喘息上气，咳嗽痰多，烦躁，心悸，面色晦暗，或唇甲发绀，脘腹胀满，肢体浮肿等。除咳嗽外，胸部膨满、憋闷如塞是其主要特征。

（5）肺痿　是指肺叶痿弱不用，临床以咳吐浊唾涎沫为主症，为肺脏的慢性虚损性疾患。除咳嗽外，咳吐浊唾涎沫是其主要特征。

4. 主诉归纳　喘证主诉的问诊虽然可以非常细致，但仍应遵循主诉精练、准确的要求，在排除以上相关病证后，可以简单地归纳为"咳嗽、喘息"。例：喘息、咳嗽5年，加重1周。

（三）现病史

1.发病情况 发病情况包括发病的轻重、缓急、时间等，如喘证起病是急还是缓？轻还是重？首次出现喘证至就诊时的时间有多久？喘证起病时间一般急性以日计算，慢性以年、月、周计算。

2.病因或诱因的问诊 喘病的病因或诱因主要包括外感（吹风、受寒、淋雨等）、饮食、情志、久病等因素。病因或诱因的问诊是喘证辨证的第一步，应予重视。

3.主要症状特点及其发展变化情况

（1）一般项目 包括咳嗽及咳痰胸闷、张口抬肩、鼻翼扇动的变化情况，是反复发作还是持续进展。

（2）证候鉴别 问诊不仅有助于病证鉴别，更是证型鉴别的重要一环，其中，主要症状特点和证候鉴别尤为重要，其要点如下。

咳而痰多——多湿痰、痰热、虚寒。

饮食肥甘、生冷而咳喘加重——多痰湿。

咳痰有热腥味或腥臭气——多痰热。

咳痰味咸——多肾虚。

情志郁怒而加重——多气火。

劳累、受凉后加重——多痰湿、虚寒。

其他参照"望痰"和"闻咳喘声"。

4.伴随症状

（1）一般项目 伴随症状着重问是否喘而汗出、胸部胀痛、口渴喜饮、头痛身痛、恶寒发热等。

（2）主要问诊内容

风寒袭肺证：喘息咳逆，呼吸急促，痰多稀薄而带泡沫、色白质稀，还可伴恶寒发热，无汗。

表寒肺热证：喘促气粗，鼻扇，咳而不爽，吐痰黏稠，胸胀或痛，伴形寒，身热，烦闷，口渴，身痛，有汗或无汗。

痰热郁肺证：喘咳气涌，胸部胀痛，痰多质黏色黄，或夹有血色，伴胸中烦闷，身热，有汗，口渴而喜冷饮，面赤，咽干，小便赤涩，大便或秘。

痰浊阻肺证：喘而胸满闷塞，甚则胸盈仰息，咳嗽，痰多黏腻色白，咳吐不利，还兼有呕恶，食少。

肺气郁闭证：每遇情志刺激而诱发，发时突然呼吸短促，息粗气憋，伴胸闷胸痛，咽中如窒，但喉中痰鸣不著，或无痰声。平素常多忧思抑郁，失眠，心悸。

肺气虚耗证：喘促短气，气怯声低，喉有鼾声，咳声低弱，痰吐稀薄，伴自汗畏风，易于感冒。

肾虚不纳证：喘促日久，动则喘甚，呼多吸少，气虚短促，伴形瘦神惫，跗肿，汗出肢冷，面青唇紫；或见咳喘，面红烦躁，口咽干燥，足冷，汗出如油。

正虚喘脱证：喘逆剧甚，张口抬肩，鼻息气促，端坐不能平卧，稍动则咳喘欲绝，或有痰鸣，伴心慌动悸，烦躁不安，面青唇紫，汗出如珠，肢冷。

5. 发病以来诊治经过及结果　问外院或本院的检查情况如胸部 X 线片检查、诊断结论、治疗的药物及疗效等。

6. 发病以来一般情况　包括精神、饮食、寒热、睡眠、体重、舌脉（若使用标准化患者一般会给出舌脉的描述）等。喘证分外感内伤与虚实；对于恶寒发热的问诊非常重要，其中对恶寒与畏寒要分清，恶寒加衣寒不减，畏寒加衣寒减。

喘证一般情况的问诊，开始练习也可以从十问歌入手，若熟练后问诊每一步其实都包含临床思维，不需要再生搬硬套十问歌，但精神、饮食、寒热、睡眠、体重、舌脉都需要问齐全，最终确定喘证的辨证论治。

（四）既往史

既往史要先问既往健康情况，有无肺结核及慢性呼吸系统疾病病史，再问有无肝炎、结核、伤寒等传染病史，有无输血史，有无外伤、手术史，有无药物、食物及粉尘等接触过敏史及预防接种史的具体情况等。

（五）个人史

个人史需记录出生地及长期居住地，有无到过流行病区，有无疫区尤其是传染性呼吸病疫区或相关人畜接触史，有无毒物、粉尘、射线接触史，有无烟酒嗜好，有无饮食特殊嗜好。此外，还要重视职业、环境因素暴露史及用药史的问诊，如有职业和环境因素暴露史、吸烟史及用药史，停止暴露或用药后喘证缓解则可明确诊断。

（六）婚育史、月经史

喘证患者问婚育史有助于了解整体健康状况。女性患者问月经史，尤其是月经周期及经量等，有助于了解气血虚实等状况；问末次月经时间，了解喘证是否在经期发生，有助于判断疾病传变及预后。

（七）家族史

家族史包括父母、兄弟姐妹等人的健康状况，问有无与患者类似疾病，有无家族遗传倾向的疾病。如喘证有明显家族史者，应注意排除支气管哮喘等相关的咳喘。

五、切诊

（一）一般项目

喘证一般的切诊主要为尺肤及四肢的触诊。尺肤及四肢欠温多为外寒或阳虚；尺肤及四肢厥冷，但扪久而觉热，多为热邪内闭；手足心热多属阴虚。

（二）脉诊

风寒袭肺证——脉浮紧。

表寒肺热证——脉浮数或滑。

痰热郁肺证——脉滑数。

痰浊阻肺证——脉滑或濡。

肺气郁闭证——脉弦。

肺气虚耗证——脉软弱。

肾虚不纳证——阳虚则脉微细或沉弱；阴虚则脉细数。

正虚喘脱证——脉浮大无根，或见歇止，或模糊不清。

六、临床思维与延伸

（一）中医临床思维

1. 喘证诊断与辨证论治流程

（1）确定主诉 由于主诉的提炼一般不使用诊断用语，故喘证的主诉不能单纯使用"咳喘"的主症，根据喘证的定义包含胸闷咳痰的情况，故喘证的主诉可以确定为"喘息、咳嗽、咳痰、张口抬肩、鼻翼扇动"等主症。通过咳嗽、喘息咳痰及主要的伴随症状即可初步确定喘证的诊断。

（2）初步排除其他诊断 主诉的目的是得出第一诊断，但很多病证都可出现喘证的症状，故需一一加以鉴别。如咳嗽＋痰鸣气喘诊断为哮病；咳嗽＋咳吐腥臭脓血浊痰诊断为肺痈；咳嗽＋咯血、潮热、盗汗诊断为肺痨；咳嗽＋胸部膨满、憋闷如塞诊断为肺胀；咳嗽＋咳吐浊唾涎沫诊断为肺痿。故需要通过问诊排除其他病证的上述特异性症状后，才能得出喘证的诊断。

（3）初步判断证型 通过喘证的诱因或病因及发病时间初步判断为实喘或虚喘。

（4）进一步鉴别诊断 通过主症的进一步问诊排除极易混淆的诊断，如哮病，若出现明显的喉中哮鸣应诊断为哮病。

（5）进一步判断证型 通过主症特点及伴随症状的问诊基本确定喘证的证型。

（6）得出结论 通过一般情况的问诊及舌脉的了解最终确定喘证的辨证及论治。

2. 辨致病因素 实喘多以风为先导，春夏以风热为多；长夏每易夹湿；秋季风燥为多；冬令风寒为多。外邪入侵途径多为口鼻、皮毛。虚喘的致病因素主要是"精气不足"与"气阴亏虚"，肺肾出纳失常。

3. 辨虚实 实喘：起病急，病程短，多有表证。虚喘：病程久，反复发作，无表证。

（二）西医临床思维

1. 通过喘证的临床特征初步判断病因 据中华中医药学会肺系病专业委员会发布的

《慢性肺源性心脏病中医诊疗指南（2014年）》：慢性肺源性心脏病（简称肺心病）是指由肺组织、肺血管、胸廓等慢性疾病引起组织结构和（或）功能异常，肺血管阻力增加，肺动脉压增高，引起右心扩张、肥厚等损害，伴或不伴右心衰竭的心脏病，并排除先天性心脏病和左心病变引起者。有慢性呼吸系统疾病病史，如慢性支气管炎、阻塞性肺气肿、肺结核、支气管扩张、胸廓疾病等病史；有咳嗽、咳痰、进行性气促的临床症状；有肺气肿和（或）肺动脉高压的体征。从肺部基础疾病发展为慢性肺心病一般需10～20年。本病急性发作以冬、春季多见，以急性呼吸道感染为心肺功能衰竭的主要诱因。慢性肺心病属于中医学"喘证"范畴。

2. 喘证伴随症状与诊断思路　主要伴随症状与诊断思路如下。

咳喘伴胸痛：临床多见于累及胸膜的疾病，如肺炎、胸膜炎、支气管肺癌、自发性气胸等。

咳嗽伴哮喘：临床多见于支气管哮喘、喘息型慢性支气管炎、心源性哮喘、气管与支气管异物等。

咳喘伴呼吸困难：临床多见于喉头水肿、喉肿瘤、慢性阻塞性肺疾病、重症肺炎及重症肺结核、大量胸腔积液、气胸、肺淤血、肺水肿等。

咳喘伴咯血：临床多见于肺结核、支气管扩张、肺脓肿、支气管肺癌及风湿性二尖瓣狭窄等。

咳喘伴有过敏性疾病史和家族史者：应注意排除过敏性鼻炎和支气管哮喘。

喘证伴泛酸、嗳气或餐后咳嗽加重：应考虑胃食道反流性咳嗽。

喘证伴有过敏性疾病史和家族史者：应注意排除过敏性鼻炎和支气管哮喘相关的喘病。

3. 相关检查　一般应将胸部X线片作为慢性咳嗽的常规检查，胸部X线片如有可疑病变时，可进一步做胸部CT检查。

4. 临床要点　对于喘证的诊断临床要中西医互参，尤其突然发生的咳嗽、呼吸困难，多见于吸入刺激性气体所致急性咽喉炎、气管或支气管异物，一般需要明确西医诊断，应常规做胸部CT检查以排除肺结核等。

【知识链接】

喘证的原发疾病

喘证虽是一个独立的疾病，但可见于多种慢性疾病过程中，不仅多见于肺系疾病，且可因其他脏腑病变影响于肺所致，一般要明确原发疾病。如西医学中的肺炎、喘息性支气管炎、肺气肿、肺源性心脏病、心源性哮喘、肺结核、尘肺等都以呼吸困难为主要表现的疾病。既往多有慢性咳嗽、哮病、心悸、冠心病等慢性病史，每遇外感及劳累诱发。

七、医患沟通与交流

(一) 沟通要点

内容参照第二章第二节。

(二) 医患交流常见问题

1. 喘证需要做的基本检查项目 首先需要测量体温，查看咽喉是否红肿，听诊肺部有无啰音；其次做全血细胞分析及胸片检查，必要时行胸部 CT 检查；最后针对不同原因引起的喘证，进行不同的检查，必要时行肺功能检查、气道激发试验等。

2. 喘证患者的护理及注意事项 实喘，如发热等全身症状明显者，应适当休息。注意气候变化，防寒保暖，预防感冒，不宜吃水果等生冷之品。

虚喘应注意起居饮食的调护，饮食清淡，不宜食肥甘、辛辣及过咸等，嗜酒及吸烟等不良习惯尤当戒除。

第六节 肺 痨

【学习目标】
1. 掌握肺痨的知识要点、肺痨问诊的步骤与内容。
2. 熟悉肺痨望、闻、切诊的步骤与内容，肺痨病史采集过程中的中医临床思维。
3. 了解肺痨医患沟通与交流的要点及常见问题、肺痨病史采集过程中的西医临床思维。

一、概述

(一) 定义

肺痨是具有传染性的慢性虚弱疾患，以咳嗽、咯血、潮热、盗汗及身体逐渐消瘦为主要临床特征。少数患者可呈急性发病，出现剧烈咳嗽，喘促倚息，咯吐大量鲜血等严重症状，俗称"百日痨"，预后较差。

(二) 临床特征及病因病机

临床特征：初期仅感疲乏无力，干咳，食欲不振，形体逐渐消瘦。病重者可出现咯血，潮热，颧红，形体明显消瘦等症。
外因：痨虫感染。
内因：正气虚弱。以本虚为主，亦可见标实。本虚为阴虚，病变进程中可发展为气阴两虚，阴阳两虚；标实为火热、痰浊和瘀血。故应辨别虚实的属性，是否相互兼夹及其主次关系。

基本病机：痨虫蚀肺，肺体受损，肺阴耗伤。

（三）古籍记述

宋代陈无择《三因极一病证方论》首次以"痨瘵"定名，并指出与"预事而忧则肺劳"为"各一门类，不可不知"，从发病学上把痨瘵与一般的虚劳进行了界定。病因方面，在唐代关于肺虫说的基础上，创立了"痨虫""瘵虫"之说。

在治疗方面，《仁斋直指方》已提出"治瘵疾，杀瘵虫"的重要观点。元代葛可久《十药神书》为我国现存的第一部治疗肺痨的专著。《医学正传·劳极》确立了杀虫与补虚的两大治疗原则，迄今仍然对肺痨病的治疗具有重要的指导意义。

（四）西医学范畴

本节所论述的肺痨，与西医学中的肺结核病相类同。若以广义的痨瘵而言，还包括某些肺外结核在内。

二、望诊

（一）一般项目

肺痨望诊主要为望神色、形态等。肺痨患者以阴虚为主，一般消瘦、颧红。

（二）望痰

痰白而稀薄——多风、属寒。
痰黄而稠——热。
痰白质黏——阴虚、燥热。
痰白清稀透明呈泡沫样——虚、属寒。
咯吐血痰——多肺热或阴虚。
脓血相兼——多痰热瘀结成痈之候。
咳嗽咳吐粉红色泡沫痰，伴咳而气喘，呼吸困难者——多心肺阳虚，气不摄血。

（三）望舌

肺阴亏损证——舌质红，苔薄少津。
阴虚火旺证——舌质红绛而干，苔薄黄或剥。
气阴耗伤证——舌质嫩红，边有齿印，苔薄。
阴阳两虚证——舌光质红少津，或舌质淡体胖，边有齿痕。

三、闻诊

(一) 一般项目

肺痨闻诊的一般项目主要为闻语声、气息等。肺痨患者呼吸音粗急,呼出后感舒适,多属实;呼吸音低促,吸气后较舒适,多属虚;呼吸增快、声音较粗、发病急而气促者,多属实证、热证;呼吸微弱、声音较低、起病慢而气短者,多属虚证、寒证。

(二) 闻咳声

咳而声低气怯——虚。

咳而洪亮有力——实。

咳声粗浊——多风热或痰热伤津。

咳声响亮,病势急,病程短——多外感。

咳声嘶哑,病势缓,病程长——多阴虚或气虚。

咳而急剧,声重,白天多于夜间,或咽痒则咳——多风寒或风热。

夜间咳嗽较剧,持续不已,少气或伴气喘——多虚寒咳喘。

晨咳,阵发加剧,咳嗽连声重浊,痰出咳减——多痰湿或痰热。

午后、黄昏咳嗽加重,或夜间时有单声咳嗽,咳声轻微短促——多阴虚肺燥。

四、问诊

(一) 一般情况

一般情况包括姓名、性别、年龄、民族、婚姻状况、出生地、职业、入院时间、记录时间、发病节气、病史陈述者。肺痨尤应注意职业的问诊。

(二) 主诉

1. 主症的细化 肺痨主症重点问咳嗽症状与咯血症状。咳嗽症状可以细化为咳嗽的性质、时间及规律、声音特点、程度、加重或缓解因素等。咯血着重问血量的多少、血的颜色、血的性质、是否随痰咳出等。通过对主症的细致问诊,可初步辨其寒热虚实。

2. 主症的时间 通过主症的时间长短,结合年龄、体质特点等有助于初步判断虚实。

3. 病证鉴别 肺痨的主症可能隐藏于咳嗽、肺痈等其他的病证症状中,应注意鉴别。此为辨病的重要步骤。

(1) 咳嗽 因肺失宣降,肺气上逆而引起咳嗽作声、咳吐痰液的病证,也是肺系疾病的主要症状。咳嗽病中出现肺阴虚证,则多表现为干咳少痰,或痰中带血,咽干，潮热颧红等"虚咳"特点，此由肺阴亏虚，肺失濡润，而虚热内生，肺气上逆所致。

（2）肺痈　是指肺叶生疮，形成痈疡，以发热、咳嗽、胸痛、咳吐腥臭脓血浊痰为特征的病证。肺痈发病病因多为感受外邪内犯于肺，或痰热素盛，蒸灼肺脏以致热壅血瘀，蕴酿成痈，血败肉腐化脓，症状表现为咳嗽、胸痛、发热、咳吐腥臭浊痰，甚则脓血相兼；肺痨咯血常量少，伴低热、盗汗，起病于青年。

（3）肺癌　与肺痨均有咳嗽、咯血、潮热、盗汗、身体消瘦等症状，肺痨多发生于青壮年，肺癌好发于40岁以上的中老年男性，部分肺痨患者的已愈合的结核病灶所引起的肺部瘢痕可恶变为肺癌，经抗结核治疗无效，可借助胸部X线片检查、胸部CT、痰涂片等与肺癌鉴别。

（4）虚劳　多种慢性疾病虚损证候的总称，无传染性，证候特征为多脏的阴阳气血亏损，表现多样。

（5）肺痿　肺痨与肺痿两者病位均在肺，但肺痿是多种肺部慢性疾患后期的转归，如肺痈、肺痨、咳嗽日久等，若导致肺叶痿弱不用，俱可成肺痿。肺痨晚期，如出现干咳、咳吐涎沫等症者，即已转属肺痿，故《外台秘要》称肺痨为肺痿疾。

4. 主诉归纳　肺痨的问诊虽然可以非常细致，但仍应遵循主诉精练、准确的要求，体现就诊时最痛苦的症状和体征＋持续时间，用具体的症状和体征描述，一般不超过20个字。如咳嗽、咯血1个月余。

（三）现病史

1. 发病情况及时间的问诊　发病情况包括发病的轻重、缓急，肺痨几大主症如咳嗽、咯血等起病是急还是缓？轻重情况？首次出现咯血至就诊时的时间？简要叙述病程经过，起病时间急性以日计算，慢性以年、月、周计算。

2. 病因或诱因的问诊　肺痨的病因或诱因主要为外因——感染"痨虫"，多有肺痨患者接触史。内因多为禀赋不足、酒色劳倦、病后失调、营养不良等因素。

3. 主要症状特点及其发展变化情况

（1）一般项目　包括咳嗽及咯血的变化情况，发作与缓解的情况，是否伴有潮热、盗汗及身体逐渐消瘦等症状。

（2）证候鉴别　问诊不仅有助于病证鉴别，更是证型鉴别的重要一环，其中，主要症状特点和证候鉴别尤为重要，其要点如下。

干咳，少痰，痰白或痰中带血——多阴虚。

呛咳，痰少质黏，痰黄带血或咳痰黄稠量多——多阴虚火旺。

咳嗽无力，痰中偶有夹血，血色淡红——多气阴两虚。

咳逆喘息少气，痰中或见夹血，血色暗淡——多阴阳两虚。

其他参照"望痰"和"闻咳声"。

4. 伴随症状

（1）一般项目　伴随症状着重问痰中带血的颜色、质地、量，咯血的变化情况，是反复发作还是持续进展？发热汗出情况，发热时间、汗出时间、汗出性质，消瘦程度等。

（2）主要问诊内容

肺阴亏损证：干咳，咳声短促，少痰或痰中有时带血，如丝如点，色鲜红，伴午后手足心热，皮肤干灼，或少量盗汗，口干咽燥，胸部隐痛。

阴虚火旺证：呛咳气急，痰少质黏，或咳痰黄稠量多，或时时咯血，血色鲜红，伴午后潮热，或骨蒸，五心烦热，颧红，盗汗量多，口渴，心烦，失眠，性情急躁易怒，或胸胁掣痛，男子可见遗精，女子可见月经不调，形体日渐消瘦。

气阴耗伤证：咳嗽无力，气短声低，痰中偶夹有血，血色淡红，伴午后潮热，热势不高，面色㿠白，颧红，少量盗汗或自汗，神疲倦怠，食欲不振。

阴阳两虚证：咳逆喘息少气，痰中或见夹血，血色暗淡，伴形体羸弱，劳热骨蒸，面浮肢肿，兼潮热，形寒，自汗，盗汗，声嘶失音，心慌，唇紫，肢冷，五更泻，口舌生糜，男子滑精、阳痿，女子经少、经闭。

5.发病以来诊治经过及结果 问外院或本院的检查情况如胸部X线片检查、诊断结论、治疗的药物及疗效等。

6.发病以来一般情况 包括精神、饮食、寒热、睡眠、体重、舌脉（若使用标准化患者一般会给出舌脉的描述）等。肺痨病理因素主要为阴虚，并可导致气阴两虚，甚则阴损及阳。由于病情有轻重之分，病变发展阶段不同，病理也随之演变转化，故通过一般情况分清各阶段病理性质很重要。

肺痨一般情况的问诊，开始练习也可以从十问歌入手，若熟练后问诊每一步其实都包含临床思维，不需要再生搬硬套十问歌，但精神、饮食、寒热、睡眠、体重、舌脉都需要问齐全，最终确定肺痨的辨证论治。

（四）既往史

既往史应先问既往健康情况，有无肺结核及慢性呼吸系统疾病病史，再问有无高血压、糖尿病、心脏病病史，有无肝炎、伤寒等传染病史，有无输血史，有无外伤、手术史、预防接种史的具体情况，有无药物、食物及粉尘等接触过敏史。

（五）个人史

个人史应记录出生地及长期居住地，有无到过流行病区，有无疫区尤其是传染性呼吸病疫区或相关人畜接触史，患者是否与结核患者有长期接触史，有无毒物、粉尘、射线接触史，有无烟酒嗜好，有无饮食特殊嗜好。

（六）婚育史、月经史

肺痨患者问婚育史有助于了解整体健康状况。女性患者问月经史，尤其是月经周期及经量等，有助于了解气血虚实等状况。

（七）家族史

家族史包括父母、兄弟姐妹等人的健康状况，问有无与患者类似疾病，有无家族遗传倾向的疾病。

五、切诊

（一）一般项目

肺痨一般的切诊主要为尺肤及四肢的触诊。尺肤及四肢欠温多为外寒或阳虚；尺肤及四肢厥冷，但扪久而觉热，多为热邪内闭；手足心热多属阴虚。

（二）脉诊

肺阴亏损证——脉多细或兼数。
阴虚火旺证——脉多细数。
气阴耗伤证——脉多细弱而数。
阴阳两虚证——脉多微细而数，或虚大无力。

六、临床思维与延伸

（一）中医临床思维

1. 肺痨诊断与辨证论治流程
（1）确定主诉　由于主诉的提炼一般不使用诊断用语，根据肺痨的定义包含咳嗽、咯血、潮热、盗汗、消瘦及主要的伴随症状初步确定肺痨的诊断。
（2）初步判断证型　通过肺痨的诱因或病因及发病时间初步判断肺痨的病情轻重。
（3）鉴别诊断　通过主症的进一步问诊排除其他诊断。
（4）判断证型　通过主症特点及伴随症状的问诊基本确定肺痨的证型。
（5）得出结论　通过一般情况的问诊及舌脉的了解最终确定肺痨的辨证及论治。
2. 辨致病因素　肺痨的致病因素主要有两个方面，一为感染痨虫，一为正气虚弱。

正气虚弱型肺痨可发生于各种年龄、体质、经济状况的人。一般说来，往往在正气虚弱时罹患肺痨，凡先天禀赋不强，小儿喂养不当；或病后失养，如麻疹、哮喘等病后或外感咳嗽经久不愈，以及产后失于调养等，皆易致痨虫入侵。

痨虫感染和正气虚弱两种病因，可以互为因果。痨虫是发病的原因，正虚是发病的基础。正气旺盛，即使感染痨虫后，也未必发病，正气不足，则感染后易于发病。同时，病情的轻重与内在正气的强弱也有重要关系。另一方面，痨虫感染是发病的必备条件，痨虫既是耗伤人体气血的直接原因，同时又是决定发病后病变发展规律、区别于他病的特殊因素。

（二）西医临床思维

1. 根据临床表现初步判断病变部位 据国家卫生健康委员会发布的《肺结核诊断标准》（修订版 WS288-2017）：咳嗽、咳痰≥两周，或痰中带血或咯血为肺结核可疑症状。肺结核多数起病缓慢，部分患者可无明显症状，仅在胸部影像学检查时发现。随着病变进展，可出现咳嗽、咳痰、痰中带血或咯血等，部分患者可有反复发作的上呼吸道感染症状。肺结核还可出现全身症状，如盗汗、疲乏、间断或持续午后低热、食欲不振、体重减轻等，女性患者可伴有月经失调或闭经。少数患者起病急骤，有中、高度发热，部分伴有不同程度的呼吸困难。病变发生在胸膜者可有刺激性咳嗽、胸痛和呼吸困难等症状。病变发生在气管、支气管者多有刺激性咳嗽，持续时间较长，支气管淋巴瘘形成并破入支气管内或支气管狭窄者，可出现喘鸣或呼吸困难。少数患者可伴有结核性超敏感症候群，包括结节性红斑、疱疹性结膜炎／角膜炎等。儿童肺结核还可出现发育迟缓，儿童原发性肺结核可因气管或支气管旁淋巴结肿大压迫气管或支气管，或发生淋巴结－支气管瘘，常出现喘息症状。当合并有肺外结核病时，可出现相应累及脏器的症状。

2. 肺结核诊断流程

（1）可疑症状患者的筛选 主要可疑症状为咳嗽、咳痰持续两周以上和咯血，其次是午后低热、乏力、盗汗、月经不调或闭经，有肺结核接触史或肺外结核。

（2）是否为肺结核 凡X线片检查肺部发现有异常阴影者，必须确定病变性质是结核性或其他性质。如一时难以确定，可经两周左右观察后复查，大部分炎症病变会有所变化，肺结核则变化不大。

（3）有无活动性 如果确诊为肺结核后进一步判断有无活动性，活动性结核必须给予治疗。活动性病变在胸片上通常表现为边缘模糊不清的斑片状阴影，可有中心溶解和空洞，或出现播散病灶。胸片表现为钙化、硬结或纤维化，痰检查不排菌，无任何症状，为无活动性肺结核。

（4）是否排菌 确定活动性后还要明确是否排菌，这是确定传染源的唯一方法。

（5）是否耐药 通过药物敏感性试验确定是否耐药。

（6）明确初、复治 病史询问明确初、复治患者，两者治疗方案迥然不同。

【知识链接】

结核病的流行病学调查

我国三次流调结果显示20岁以下结核病患病率随年龄快速增长，以后为平缓增长至70岁达高峰，再后又下降。20岁前患病率女性高于男性，其后男性高于女性，显示年龄、性别对结核病发病、患病都有一定的影响。产后妇女易发结核尤其是血源性结核和结核性脑膜炎，并易与产褥感染症状混淆而延误诊断。职业因素，如粉尘业；环境因素，如居住拥挤、贫穷、自然灾害等造成营养不良、过度劳累而使抵抗力下降；药物因素，如过度使用皮质激素类、免疫抑制剂等都易患结核病。

七、医患沟通与交流

（一）沟通要点

内容参照第二章第二节。

（二）医患交流常见问题

1. 肺痨需要做的基本检查项目 首先查看患者精神状态，是否消瘦，听诊肺部有无啰音、异常呼吸音；其次行胸片检查及痰结核分枝杆菌、结核菌素试验检查，必要时行胸部 CT 检查；最后针对不同原因引起的肺痨，进行不同的检查，必要时行纤维支气管镜病理学检查和结核分枝杆菌培养等。

2. 肺痨患者的护理及注意事项 与别人接触时戴口罩交谈，这样既保护自己也能保护别人，注意个人卫生，勤洗手，勤通风，适当休息，注意气候变化，防寒保暖，预防感冒，不宜吃水果等生冷之品。还应注意起居饮食的调护，不宜食肥甘、辛辣及过咸，嗜酒及吸烟等不良习惯尤当戒除。

第七节 心 悸

【学习目标】
1. 掌握心悸的知识要点、心悸问诊的步骤与内容。
2. 熟悉心悸望、闻、切诊的步骤与内容，心悸病史采集过程中的中医临床思维。
3. 了解心悸医患沟通与交流的要点及常见问题、心悸病史采集过程中的西医临床思维。

一、概述

（一）定义

心悸是因外感或内伤，致气血阴阳亏虚，心失所养；或痰饮瘀血阻滞，心脉不畅，引起以心中急剧跳动，惊慌不安，甚则不能自主为主要临床表现的一种病证。

（二）临床特征及病因病机

临床特征：因惊恐、劳累而发，时作时止，不发时如常人，病情较轻者为惊悸；若终日悸动，稍劳尤甚，全身情况差，病情较重者为怔忡。怔忡多伴惊悸，惊悸日久不愈者亦可转为怔忡。

心悸主要病因：体虚劳倦，七情所伤，感受外邪，药食不当。

基本病机：气血阴阳亏虚，心失所养；邪扰心神，心神不定。

（三）古籍记述

《素问·举痛论》: "惊则心无所依, 神无所归, 虑无所定, 故气乱矣。"

《素问·平人气象论》曰: "脉绝不至曰死, 乍疏乍数曰死。"

《济生方·惊悸怔忡健忘门》: "惊者, 心卒动而不宁也; 悸者, 心跳动而怕惊也; 怔忡者, 心中躁动不安, 惕惕然如人将捕之也。"

（四）西医学范畴

西医学各种原因引起的心律失常, 如心动过速、心动过缓、期前收缩、心房颤动或扑动、房室传导阻滞、病态窦房结综合征、预激综合征及心功能不全、神经症等, 以心悸为主要临床表现时, 均可参考本节辨证论治。

二、望诊

（一）一般项目

心悸望诊主要为望神色、形态等。心主血脉, 其华在面, 面部色泽的变化, 能准确反映人体气血的盛衰, 心气心血的充盈。如面色淡白、苍白, 为心气虚、血虚; 面白颧红如妆, 为风湿困心; 面唇青紫、晦暗为心血瘀阻。

（二）望舌

心虚胆怯证——舌苔薄白。

心脾两虚证——舌淡红。

阴虚火旺证——舌红少津, 苔薄黄或少苔。

心阳不振证——舌淡苔白。

水饮凌心证——舌淡苔滑。

心血瘀阻证——舌质紫暗或有瘀斑。

痰火扰心证——舌红苔黄腻。

三、闻诊

心悸闻诊主要为闻语声、气息等。心悸患者形瘦神疲, 声低息微, 多为体质虚弱或元气虚损; 呼吸气粗, 疾出疾入, 多为实; 呼吸气微, 徐出徐入, 多为虚; 呼吸声粗, 胸部窒闷, 多为气滞。

四、问诊

（一）一般情况

一般情况包括姓名、性别、年龄、民族、婚姻状况、出生地、职业、入院时间、记录时间、发病节气、病史陈述者。

（二）主诉

1. 主症的细化　心悸症状可以细化为心慌的性质、程度、加重或缓解因素等；心跳不能自主症状可以细化为跳动特点、时间及规律等。通过对主症的细致问诊，可初步辨其寒热虚实。

2. 主症的时间　通过主症的时间长短，结合年龄、体质特点等有助于初步判断是虚者为主还是实者为主。

3. 病证鉴别　心悸的主诉问诊可能隐藏着胸痹心痛、眩晕等其他的病证症状，应注意鉴别。此为辨病的重要步骤。

（1）胸痹心痛　是由于正气亏虚，饮食、情志、寒邪等所引起的以痰浊、瘀血、气滞、寒凝痹阻心脉为病机，以膻中或左胸部发作性憋闷、疼痛为主要临床表现的一种病证。轻者偶发短暂轻微的胸部沉闷或隐痛，或为发作性膻中或左胸隐隐的不适感；重者疼痛剧烈，或呈压榨样绞痛。常伴有心悸，气短，呼吸不畅，甚至喘促，惊恐不安，面色苍白，冷汗自出等。多由劳累、饱餐、寒冷及情绪激动而诱发，亦可无明显诱因或安静时发病。

（2）眩晕　是由于情志、饮食内伤、体虚久病、失血劳倦及外伤、手术等病因，引起的以风、火、痰、瘀上扰清空或精亏血少、清窍失养为基本病机，以头晕、眼花为主要临床表现的一类病证。眩即眼花，晕是头晕，两者常同时并见，故统称为"眩晕"，其轻者闭目可止，重者如坐车船，旋转不定，不能站立，或伴有恶心、呕吐、汗出、心悸、面色苍白等症状。

（3）不寐　是由于情志、饮食内伤，病后及年迈，禀赋不足，心虚胆怯等病因，引起心神失养或心神不安，从而导致以经常不能获得正常睡眠为特征的一类病证。也可出现心悸，但主要表现为睡眠时间、深度的不足及不能消除疲劳、恢复体力与精力，轻者入睡困难，或寐而不酣，时寐时醒，或醒后不能再寐，重则彻夜不寐。

4. 主诉归纳　心悸主诉的问诊虽然可以非常细致，但仍应遵循主诉精练、准确的要求，在排除以上相关病证后，可以简单地归纳为心跳（心中悸动）或心慌。如：胸闷心慌1个月余。

（三）现病史

1. 发病情况　包括发病的轻重、缓急，如心慌是突然起病还是长期反复？轻重情况？首次出现心悸至就诊时的时间？是否服用过某些药物？反复心慌心悸还要问简要病程经过。

2. 病因或诱因的问诊　心悸的病因或诱因主要包括外邪（风、寒、湿等）、饮食、情志、久病、药食等因素。病因或诱因的问诊是心悸辨证的第一步，应予重视。

3. 主要症状特点及其发展变化情况

（1）一般项目　包括心悸的变化情况、加重及其因素、减轻及其因素、频次的增多或减少等，这也体现了主诉中病证鉴别问诊的进一步深化。

（2）证候鉴别　问诊不仅有助于病证鉴别，更是证型鉴别的重要一环，其中，主要症状特点和证候鉴别尤为重要，其要点如下。

心悸不宁，善惊易恐，坐卧不安——心虚胆怯。

心悸气短，头晕目眩——心血不足。

心悸易惊，心烦失眠，五心烦热，盗汗——阴虚火旺。

胸闷气短，动则尤甚，形寒肢冷——心阳不振。

胸闷痞满，渴不欲饮——水饮。

心悸不安，胸闷不舒，痛如针刺，唇甲青紫——血瘀。

烦躁，口干苦，大便秘结，小便短赤——痰火。

劳累、受凉后加重——体虚。

心悸突发，喘促不得卧，咳吐泡沫痰或粉红色痰涎，尿少肢肿——水饮凌心射肺（危）。

面色苍白，大汗淋漓，四肢厥冷，喘促欲脱，神志淡漠——心阳欲脱（危）。

脉象散乱，极疾或极迟，面色苍白，口唇发绀，意识丧失，肢体抽搐——晕厥（危）。

4. 伴随症状

（1）一般项目　伴随症状着重问有无心前区痛、发热、晕厥、抽搐、呼吸困难、消瘦及多汗等。

（2）主要问诊内容

心虚胆怯证：心悸不宁，善惊易恐，坐卧不安，伴少寐多梦而易惊醒，食少纳呆，恶闻声响。

心脾两虚证：心悸气短，伴头晕目眩，少寐多梦，健忘，面色无华，神疲乏力，纳呆食少，腹胀便溏。

阴虚火旺证：心悸易惊，伴心烦失眠，五心烦热，口干，盗汗，思虑劳心则症状加重，伴有耳鸣，腰酸，头晕目眩。

心阳不振证：心悸不安，胸闷气短，动则尤甚，伴面色苍白，形寒肢冷。

水饮凌心证：心悸，胸闷痞满，伴渴不欲饮，下肢浮肿，形寒肢冷，伴有眩晕，恶心呕吐，流涎，小便短少。

心血瘀阻证：心悸，胸闷不适，伴心痛时作，痛如针刺，唇甲青紫。

痰火扰心证：心悸时发时止，受惊易作，胸闷烦躁，伴失眠多梦，口干苦，大便秘结，小便短赤。

5. 发病以来诊治经过及结果　问外院或本院的检查情况如心电图等检查、诊断结论、治疗的药物及疗效等。

6. 发病以来一般情况　包括精神、饮食、寒热、睡眠、体重、舌脉（若使用标准化患者一般会给出舌脉的描述）等。心悸分虚实，但特点多为虚实夹杂，虚者指脏腑气血阴阳亏虚，实者多指痰饮、瘀血、火邪之类。辨证时，要注意分清虚实的多寡，以决定治疗原则。

心悸一般情况的问诊，开始练习也可以从十问歌入手，若熟练后问诊每一步其实都包含临床思维，不需要再生搬硬套十问歌，但精神、饮食、寒热、睡眠、体重都需要问齐全，最后综合判断以确定心悸的辨证论治。

（四）既往史

既往史应首先询问患者既往的健康情况及有无心血管系统疾病病史；再问内分泌疾病、贫血性疾病、神经症等病史，临床所见甲状腺功能亢进症、贫血、神经症等均可出现心悸。最后问外伤手术史、药物及食物过敏史、传染病及地方病史等。

（五）个人史

个人史应询问并记录出生地及长期居留地，生活习惯及有无烟、酒、药物等嗜好，职业与工作条件及有无工业毒物、粉尘、放射性物质接触史，有无冶游史等基本情况，需注意问有无精神刺激史、用药史及外伤史。

（六）婚育史、月经史

心悸患者问婚育史有助于了解整体健康状况。女性患者问月经史，尤其是月经周期及经量等，有助于了解气血虚实等状况；问末次月经时间，了解心悸是否在经期发生，有助于判断疾病传变及预后。

（七）家族史

家族史包括父母、兄弟姐妹等人的健康状况，问有无与患者类似疾病，有无家族遗传倾向的疾病。

五、切诊

（一）一般项目

心悸一般的切诊主要为尺肤及四肢的触诊。尺肤及四肢欠温多为外寒或阳虚；手足心热多属阴虚。

（二）脉诊

心虚胆怯证——脉多细略数或细弦。

心脾两虚证——脉多细弱。

阴虚火旺证——脉多细数。

心阳不振证——脉多虚弱，或沉细无力。

水饮凌心证——脉多沉细而滑。

心血瘀阻证——脉多涩或结或代。

痰火扰心证——脉多弦滑。

六、临床思维与延伸

(一) 中医临床思维

1. 心悸诊断与辨证论治流程

（1）确定主诉　由于主诉的提炼一般不使用诊断用语，故心悸的主诉不能单纯使用"心悸"的主症，根据心悸的定义，包含心慌、心跳剧烈不能自主的情况，故心悸的主诉可以确定为"心跳、心慌"二大主症。通过心跳、心慌及主要的伴随症状即可初步确定心悸的诊断。

（2）初步排除其他诊断　主诉的目的是得出第一诊断，但很多病证都可出现心悸的症状，故需一一加以鉴别。如心悸（次）＋胸闷心痛（主）可诊断为胸痹心痛；心悸（次）＋气喘、呼吸困难（主）诊断为喘证；心悸（次）＋头晕眼花（主）诊断为眩晕；心悸（次）＋不能获得正常睡眠（主）诊断为失眠；心悸（次）＋水液潴留、泛溢肌肤（主）诊断为水肿。故需要通过问诊排除其他病证的上述特异性症状后，才能得出心悸的诊断。

（3）初步判断证型　通过主症的时间长短，结合年龄、体质特点等有助于初步判断是虚者为主还是实者为主。

（4）进一步鉴别诊断　通过主症的进一步问诊排除极易混淆的诊断如心痛，若同时出现明显的胸痛应诊断为胸痹心痛。

（5）进一步判断证型　通过主症特点及伴随症状的问诊基本确定心悸的证型。

（6）得出结论　通过一般情况的问诊及舌脉的了解最终确定心悸的辨证及论治。

2. 辨惊悸与怔忡　惊悸发病多与情绪有关，可由骤遇惊恐、忧思恼怒、悲哀过极或过度紧张而诱发，多为阵发性，病来虽速，病情较轻，实证居多，病势轻浅，可自行缓解，不发时如常人。怔忡多由久病体虚、心脏受损所致，无精神因素亦可发生，常持续心悸，心中惕惕，不能自控，活动后加重，病情较重，每属实证，或虚中夹实，病来虽渐，不发时亦可见脏腑虚损症状。惊悸日久不愈，亦可形成怔忡。

内伤心悸的致病因素主要是"痰"与"火"，痰有寒热，火有虚实，痰火可互为因果。

3. 辨证候虚实　辨虚实心悸证候特点多为虚实夹杂，虚者指脏腑气血阴阳亏虚，实者多指痰饮、瘀血、火邪之类。辨证时，要注意分清虚实的多寡，以决定治疗原则。

4. 心悸辨脉象　阳盛则促，数为阳热，若脉虽数、促而沉细、微细，伴有面浮肢肿，动则气短，形寒肢冷，舌淡者，为虚寒之象。阴盛则结，迟而无力为虚，脉象迟、结、代者，一般多属虚寒，其中结脉表示气血凝滞，代脉常为元气虚衰，脏气衰微。凡久病体虚而脉象弦滑搏指者为逆，病情重笃而脉象散乱模糊者为病危之象。

5. 脉率特点的鉴别　迟脉：脉率 40～50 次/分，脉律基本规整，见于窦性心动过缓、完全性房室传导阻滞。结脉：脉率缓慢，而伴有不规则歇止，见于Ⅱ度以上窦房、房室传导阻滞，室内传导阻滞，以及大部分期前收缩。代脉：脉率不快，而伴有规则歇止的脉象，见于Ⅱ度窦房、房室传导阻滞，以及二联律、三联律等。数脉：脉律规整，脉率 100 ～ 150 次 / 分，见于窦性心动过速。疾脉：脉来疾速，脉率 150 次 / 分以上，脉律较整齐，见于阵发性、非阵发性室上性心动过速、心房扑动或心房颤动伴 2∶1 房室传导。促脉：脉率快速而兼有不规则歇止，多见于期前收缩。

（二）西医临床思维

1. 心律失常临床表现　心律失常临床表现各异，大体包括：①冠状动脉供血不足的表现：心绞痛，气短，周围血管衰竭，急性心力衰竭，急性心肌梗死等。②脑动脉供血不足的表现：头晕，乏力，视物模糊，暂时性全盲，甚至失语、瘫痪、抽搐、昏迷等一过性或永久性的脑损害等。③肾动脉供血不足的表现：少尿，蛋白尿，氮质血症等。④肠系膜动脉供血不足的表现：腹胀，腹痛，腹泻，甚至出血，溃疡或麻痹等。⑤心功能不全的表现：主要为咳嗽，呼吸困难，倦怠，乏力、水肿等。

2. 心悸伴随症状与诊断思路　主要伴随症状与诊断思路如下。

心悸伴心前区痛：多见于冠状动脉粥样硬化性心脏病（如心绞痛、心肌梗死）、心肌炎、心包炎、亦可见于心脏神经症等。心悸伴晕厥或抽搐：多见于高度房室传导阻滞、心室颤动或阵发性室性心动过速、病态窦房结综合征等。心悸伴发热：多见于急性传染病、风湿热、心肌炎、心包炎、感染性心内膜炎等。心悸伴贫血：多见于各种原因引起的急性失血，此时常有虚汗、脉搏微弱、血压下降或休克。慢性贫血者，心悸多在劳累后较明显。心悸伴消瘦及出汗：多见于甲状腺功能亢进。

3. 相关检查　一般应将心电图作为慢性心悸的常规检查，心电图如有可疑病变时，可进一步做 24 小时动态心电图、冠脉造影等检查。

4. 临床要点　对于心悸的诊断临床要中西医互参，尤其是兼见浮肿尿少，形寒肢冷，坐卧不安，动则气喘，脉疾数微，此为心悸重症之心肾阳虚、水饮凌心的特点，一般要明确西医诊断。心悸的临床辨证应结合引起心悸原发疾病的诊断，以提高辨证准确性，如功能性心律失常所引起的心悸，常表现为心率快速型心悸，多属心虚胆怯，心神动摇；冠心病心悸，多为气虚血瘀，或由痰瘀交阻而致；风心病引起的心悸，以心脉痹阻为主；病毒性心肌炎引起的心悸，多由邪毒外侵，内舍于心，常呈气阴两虚，瘀阻络脉证。

【知识链接】

心律失常的类型

据中华中医药学会发布的《中医内科常见病诊疗指南——中医病证部分·心悸》，心律失常根据发生原理可分类为冲动起源异常和冲动传导异常两大类：

1. 冲动起源异常　可分为窦性心律失常与异位心律。

（1）窦性心律失常　窦性心动过速、窦性心动过缓、窦性心律不齐、窦性停搏、窦房传导阻滞。

（2）异位心律　可分为被动性异位心律与主动性异位心律。

被动性异位心律：逸搏（房性、房室交界性、室性）；逸搏心律（房性、房室交界性、室性）。

主动性异位心律：期前收缩（房性、房室交界性、室性）；阵发性心动过速（室上性、室性）；心房扑动、心房颤动；心室扑动、心室颤动。

2.冲动传导异常　①生理性：干扰及房室分离。②心脏传导阻滞：窦房传导阻滞；心房内传导阻滞；房室传导阻滞；心室内传导阻滞（左、右束支及左束支分支传导阻滞）。③房室间传导途径异常：预激综合征。

3.激动起源失常伴传导失常　包括异位心律、反复心律、并行心律。

七、医患沟通与交流

（一）沟通要点

内容参照第二章第二节。

（二）医患交流常见问题

1.心悸需要做的基本检查项目　首先询问有无伴随症状（胸痛、呼吸困难、头晕等）、听诊心脏异常听诊音；其次行心电图检查，必要时立即行冠脉造影检查；随后做全血细胞分析、内分泌相关检查及胸部 CT 检查；最后针对不同原因引起的心悸，进行不同的检查。

2.心悸患者的护理及注意事项　保持精神乐观，情绪稳定，坚持治疗，坚定信心。应避免惊恐刺激及忧思恼怒等。生活作息要有规律。饮食有节，宜进食营养丰富而易消化吸收的食物，宜低脂、低盐饮食，忌烟酒、浓茶。轻者可从事适当体力活动，以不觉劳累、不加重症状为度，避免剧烈活动。

第八节　心　痛

【学习目标】

1.掌握心痛的知识要点、心痛问诊的步骤与内容。

2.熟悉心痛望、闻、切诊的步骤与内容，心痛病史采集过程中的中医临床思维。

3.了解心痛医患沟通与交流的要点及常见问题、心痛病史采集过程中的西医临床思维。

一、概述

（一）定义

心痛是以胸部闷痛，甚则胸痛彻背，心悸、气短、喘息不得卧为主症的一种疾病。

本病是由于正气亏虚，饮食不节、情志内伤、寒邪等邪气为病所引起的以痰浊、瘀血、气滞、寒凝痹阻心脉为主要病机，以膻中或左胸部发作性憋闷、疼痛为主要临床表现的一种病证。轻者偶发短暂轻微的胸部沉闷或隐痛，或为发作性膻中或左胸隐隐的不适感；重者疼痛剧烈，或呈压榨样绞痛。常伴有心悸、气短、呼吸不畅，甚至喘促、惊恐不安、面色苍白、冷汗自出等。多由劳累、饱餐、寒冷及情绪激动而诱发，亦可无明显诱因或安静时发病。

（二）临床特征及病因病机

临床特征：胸闷、心痛、短气。

心痛病因：寒邪内侵、饮食不当、情志波动、劳倦过度及年老体虚。

基本病机：心脉痹阻。

（三）古籍记述

胸痛的临床症状最早见于《内经》。

《灵枢·五邪》："邪在心，则病心痛。"

《素问·脏气法时论》："心病者，胸中痛，胁支满，胁下痛，膺背肩胛间痛，两臂内痛。"

《灵枢·厥病》："真心痛，手足青至节，心痛甚，旦发夕死，夕发旦死。"

张仲景《金匮要略·胸痹心痛短气病脉证治》曰："夫脉当取太过不及，阳微阴弦，即胸痹而痛，所以然者，责其极虚也。今阳虚知在上焦，所以胸痹、心痛者，以其阴弦故也。"

（四）西医学范畴

心痛病相当于西医的冠状动脉硬化性心脏病等，心痛重症即真心痛相当于西医学的缺血性心脏病、急性心肌梗死等。西医学其他疾病表现为膻中及左胸部发作性憋闷疼痛等主症时也可参照本节辨证论治。

二、望诊

（一）一般项目

心痛望诊主要为望神色、形态等。心主血脉，其华在面，面部色泽的变化，能准确反映人体气血的盛衰、心气心血的充盈情况。如面色淡白、苍白，为心气虚、阳气虚衰不足以上荣头面，以致气血运行无力；如面色萎黄，则为脾胃气虚，气血生化不足，以致心血亏虚不及充养颜面；如面色青紫晦暗黧黑，多为心阳不振，血行不畅，以致血脉瘀阻之故，若兼见唇色青紫暗黑，形寒肢冷，更能反映其心脉瘀阻之候。

（二）望舌

心血瘀阻证——舌质紫暗，有瘀斑，苔薄。

气滞心胸证——舌苔薄或薄腻。

痰浊闭阻证——舌体胖大且边有齿痕，苔浊腻或白滑。

寒凝心脉证——舌苔薄白。

气阴两虚证——舌质淡红，舌体胖且边有齿痕，苔薄白。

心肾阴虚证——舌红少津，苔薄或剥。

心肾阳虚证——舌质淡胖，边有齿痕，苔白或腻。

三、闻诊

一般项目

心痛闻诊主要为闻语声等。心痛患者发声高亢有力、声音连续而多言，多属热证、实证；发声低微细弱、声音断续而懒言，多属寒证、虚证。

四、问诊

（一）一般情况

一般情况包括姓名、性别、年龄、民族、婚姻状况、出生地、职业、入院时间、记录时间、发病节气、病史陈述者。心痛尤应注意发病节气的问诊。

（二）主诉

1. 主症的细化　心痛主症问诊应着重了解心痛的发作时间、程度、性质、部位及诱发缓解因素。胸闷也是主症之一，应着重问胸闷的程度、缓解因素、是否影响呼吸等。通过对主症的细致问诊，可初步辨其虚实。心痛分实证虚证，对于心痛的疼痛性质问诊非常重要，其中对疼痛持续时间也至关重要，可用以鉴别真心痛。

2. 主症的时间　通过主症的发作时间长短，结合疼痛部位、体质因素等有助于初步判断是实证还是虚证。

3. 病证鉴别　心痛的主诉问诊可能隐藏着胃痛、悬饮等其他的病证症状，应注意鉴别。此为辨病的重要步骤。

（1）胃痛　疼痛部位在上腹胃脘部，局部可有压痛，以胀痛、灼痛为主，持续时间较长，常因饮食不当而诱发，多伴有泛酸嗳气、恶心呕吐、纳呆等症状。胸痹心痛之不典型者亦表现为胃脘部疼痛，但多伴有心悸怔忡、气短乏力等症状，休息或服药后可缓解。

（2）悬饮　多表现为胸胁攻撑胀痛，持续不解，且疼痛随呼吸、咳唾、体位变化而加重，常伴有咳痰、喘息等呼吸系统症状，多有呼吸系统疾病病史。胸痹心痛之胸痛，疼痛呈发作性，持续时间短暂，疼痛可放射于左肩背、左臂内侧、颈、咽喉等部位，常因劳累过度、七情过激、气候变化、狂饮暴食等诱发。部分无明显诱因或安静时发病。休息或服药后可缓解。

（3）真心痛　是指胸痛剧烈，甚则持续不解，休息或服药后不可缓解，常伴有汗出肢冷、面白唇紫、手足青至节、脉微欲绝或结代等的一种危重病证。胸痹心痛之胸痛，疼痛较轻，持续时间短暂，休息或服药后可缓解。

（4）胁痛　疼痛部位以右胁部为主，可有肋缘下压痛，可合并厌油、黄疸、发热等，常因情志不舒而诱发。胆囊造影、胃镜、肝功能、淀粉酶等检查有助于鉴别。

4. 主诉归纳　心痛主诉的问诊虽然可以非常细致，但仍应遵循主诉精练、准确的要求，在排除以上相关病证后，可以简单地归纳为"胸闷胸痛"或"胸痛"。如：左胸闷痛 10 天。

（三）现病史

1. 发病情况　包括发病的轻重、缓急，如发病的持续时间？轻重情况？首次出现心痛至就诊时的时间？

2. 病因或诱因的问诊　心痛的病因或诱因主要包括寒邪、情志、饮食、年老等。病因或诱因的问诊是心痛辨证的第一步，应予重视。

3. 主要症状特点及其发展变化情况

（1）一般项目　包括心痛的诱发因素、疼痛部位、发作持续时间、缓解因素，也是主诉中病证鉴别问诊的进一步深化。

（2）证候鉴别　问诊不仅有助于病证鉴别，更是证型鉴别的重要一环，其中，主要症状特点和证候鉴别尤为重要，其要点如下。

心胸疼痛，如刺如绞，痛有定处——血瘀。

心胸满闷，隐痛阵发，痛有定处，时欲太息——气滞。

胸闷重而心痛微，痰多——痰浊。

猝然心痛如绞，心痛彻背——寒凝心脉。

心胸隐痛，时作时休——气阴两虚。

心痛憋闷，心悸盗汗——心阴虚。

心悸而痛，胸闷气短，动则更甚，自汗——心肾阳虚。

4. 伴随症状

（1）一般项目　伴随症状着重问是否常伴有心悸、气短、自汗、甚则喘息不得卧等。

（2）主要问诊内容

心血瘀阻证：心胸疼痛，如刺如绞，痛有定处，入夜为甚，甚则心痛彻背，背痛彻心，或痛引肩背，伴有胸闷，日久不愈，可因暴怒、劳累而加重。

气滞心胸证：心胸满闷，隐痛阵发，痛有定处，时欲太息，遇情志不遂时容易诱发或加重，或兼有脘腹胀闷，得嗳气或矢气则舒。

痰浊闭阻证：胸闷重而心痛微，遇阴雨天而易发作或加重，痰多气短，肢体沉重，形体肥胖，伴有倦怠乏力，纳呆便溏，咳吐痰涎。

寒凝心脉证：猝然心痛如绞，心痛彻背，多因气候骤冷或骤感风寒而发病或加重，喘不得卧，伴形寒，甚则手足不温，冷汗自出，胸闷气短，心悸，面色苍白。

气阴两虚证：心胸隐痛，时作时休，心悸气短，动则益甚，伴倦怠乏力，声息低微，面色白，易汗出。

心肾阴虚证：心痛憋闷，伴心悸盗汗，虚烦不寐，腰酸膝软，头晕耳鸣，口干便秘。

心肾阳虚证：心悸而痛，胸闷气短，动则更甚，伴自汗，面色㿠白，神倦怯寒，四肢欠温或肿胀。

5. 发病以来诊治经过及结果 问外院或本院的检查情况，如心电图、冠脉造影、主动脉 CTA 检查等，以及诊断结论、治疗的药物及疗效等。

6. 发病以来一般情况 包括精神、饮食、寒热、睡眠、体重、舌脉（若使用标准化患者一般会给出舌脉的描述）等。心痛一般情况的问诊，开始练习也可以从十问歌入手，若熟练后问诊每一步其实都包含临床思维，不需要再生搬硬套十问歌，但精神、饮食、寒热、睡眠、体重、舌脉都需要问齐全，最终确定心痛的辨证论治。

（四）既往史

既往史应首先询问患者既往的健康情况及有无心血管系统疾病病史；再问外伤手术史、药物及食物过敏史、传染病及地方病史。注意目前与所患疾病有密切关系的病史，胃痛患者应询问有无消化系统疾病病史，神经症患者应询问有无胸痛与精神因素相关病史。

（五）个人史

个人史应询问并记录出生地及长期居留地，生活习惯及有无烟、酒、药物等嗜好，职业与工作条件及有无工业毒物、粉尘、放射性物质接触史，有无冶游史等基本情况，需注意问有无精神刺激史、用药史及外伤史。

（六）婚育史、月经史

心痛患者问婚育史有助于了解整体健康状况。女性患者问月经史，尤其是月经周期及经量等，有助于了解气血虚实等状况；问末次月经时间，了解绝经期与心痛的关系有助于判断疾病变化及预后。

（七）家族史

家族史包括父母、兄弟姐妹等人的健康状况，问有无与患者类似疾病，有无家族遗传倾向的疾病。如心痛有明显的家族史，应排除非心因素等相关的胸痛。

五、切诊

（一）一般项目

心痛一般的切诊主要为尺肤及四肢的触诊。尺肤及四肢欠温多为外寒或阳虚；手足心热多属阴虚。

（二）脉诊

心血瘀阻证——脉多弦涩。
气滞心胸证——脉多弦细。
痰浊闭阻证——脉多滑。
寒凝心脉证——脉多沉紧或沉细。
气阴两虚证——脉多虚细缓或结代。
心肾阴虚证——脉多细数或促代。
心肾阳虚证——脉多沉细迟。

六、临床思维与延伸

（一）中医临床思维

1. 心痛诊断与辨证论治流程

（1）确定主诉 由于主诉的提炼一般不使用诊断用语，故心痛的主诉不能单纯使用"心痛"的主症，根据心痛的定义，包含胸闷气喘的情况，故心痛的主诉可以确定为"胸闷、胸痛"两大主症。通过胸闷、胸痛及主要的伴随症状即可初步确定心痛的诊断。

（2）初步排除其他诊断 主诉的目的是得出第一诊断，但很多病证都可出现心痛的症状，故需一一加以鉴别。如心痛（次）＋胃脘部疼痛、嗳气吞酸（主）可诊断为胃脘痛；心痛（次）＋胸胁胀痛、咳痰、咳唾、喘息等（主）可以诊断为悬饮；心痛（主）＋汗出肢冷、面白唇紫、手足青至节可以诊断为真心痛。故需要通过问诊排除其他病证的上述特异性症状后，才能得出心痛的诊断。

（3）初步判断证型 通过主症的发作时间长短，结合疼痛部位、体质因素等有助于初步判断是实证还是虚证。

（4）进一步鉴别诊断 通过主症的进一步问诊排除极易混淆的诊断，如胃痛，若疼痛部位在上腹胃脘部，局部可有压痛，以胀痛、灼痛为主，与饮食有关，持续时间较长应诊断为胃脘痛。

（5）进一步判断证型 通过主症特点及伴随症状的问诊基本确定心痛的证型。

（6）得出结论 通过一般情况的问诊及舌脉的了解最终确定心痛的辨证及论治。

2. 辨疼痛部位 疼痛部位局限于胸膺部位，多为气滞或血瘀；放射至肩背、咽喉、脘腹，甚至肩臂、手指者，为闭阻较著；胸痛彻背、背痛彻心者，多为寒凝心脉或阳气暴脱。

3. 辨寒热虚实 辨疼痛性质是辨别胸痹心痛寒热虚实、在气在血的主要参考依据，临证时再结合其他症状、脉象而作出准确判断。属寒者，疼痛如绞，遇寒则发，或得冷加剧；属热者，胸闷、灼痛，得热痛甚；属虚者，痛势较缓，其痛绵绵或隐隐作痛，喜揉喜按；属实者，痛势较剧，其痛如刺、如绞；属气滞者，闷重而痛轻；属血瘀者，痛如针刺，痛有定处。

4. 辨疼痛程度 疼痛持续时间短暂，瞬间即逝者多轻，持续不止者多重，若持续数小时甚至数日不休者常为重病或危候。一般疼痛发作次数与病情轻重程度呈正比，即偶发者轻，频发者重。但亦有发作次数不多而病情较重的情况，必须结合临床表现，具体分析判断。若疼痛遇劳发作，休息或服药后能缓解者为顺证，若服药后难以缓解者常为危候。

（二）西医临床思维

1. 通过心痛程度及时间初步判断分型 包括隐匿型冠心病、心绞痛型冠心病、心肌梗死型冠心病、心力衰竭和心律失常型冠心病、猝死型冠心病。

（1）隐匿型冠心病 部分冠心病患者出现心慌、胸闷、憋气、胸疼等症状，而部分患者没有症状或症状不明显，但体检或因其他疾病就诊时，经心电图检查发现有心肌缺血的心电图改变。经过全面检查诊断为冠心病，但因平时并没有什么症状，所以称为隐匿型冠心病或无症状型冠心病，这也是一种常见的冠心病分型。

（2）心绞痛型冠心病 以发作性的胸骨后疼痛为特点的冠心病称为心绞痛型冠心病。

（3）心肌梗死型冠心病 如果冠状动脉闭塞，导致心肌急性缺血而坏死，表现为剧烈的胸痛，就称为心肌梗死型冠心病。此病是由心肌一时供血不足引起。

（4）心力衰竭和心律失常型冠心病 如果通过检查发现心脏增大，心力衰竭，心律失常，就称为心力衰竭和心律失常型冠心病。

（5）猝死型冠心病 由于冠心病而导致心肌衰竭或机械性衰竭使心脏失去了有效收缩，患者猝然死亡，就称为猝死型冠心病。

2. 心痛伴随症状与诊断思路 心痛伴心慌心悸：临床多见于心绞痛、气胸等。心痛伴晕厥：临床多见于肺栓塞、主动脉夹层、食管破裂等。心痛伴呼吸困难：临床多见于主动脉夹层、食管破裂等。心痛伴大汗：临床多见于急性心梗、主动脉夹层、食管破裂等。心痛伴咯血：临床多见于肺栓塞等。心痛伴恶心呕吐：临床多见于心绞痛、急性心梗、食管破裂等。

3. 相关检查 一般应将心电图、24小时动态心电图作为心痛的常规检查，如有可疑病变时，需进一步做冠脉造影等检查。

4. 临床要点 对于心痛的诊断临床要中西医互参，尤其是疼痛剧烈，持续时间长达30分钟以上，含化硝酸甘油片后难以缓解者，需要立即明确西医诊断，应尽快行冠脉造影检查以排除急性心肌梗死等疾病。

【知识链接】

心肌梗死的分类

临床中一般将心肌梗死分为 5 大类：缺血诱发的原发性心肌梗死；冠状动脉痉挛等引起的继发性心肌梗死；突发心源性猝死；与冠状动脉介入治疗相关的心肌梗死；与冠状动脉搭桥手术相关的心肌梗死。

七、医患沟通与交流

（一）沟通要点

内容参照第二章第二节。

（二）医患交流常见问题

1. 心痛需要做的基本检查项目　首先询问疼痛持续时间、是否缓解、加重缓解因素；其次做心电图检查，必要时立即行冠脉造影检查；随后进行全血细胞分析检查、内分泌相关检查及胸部 CT 检查；最后针对不同原因引起的心痛，进行不同的检查。

2. 心痛患者的护理及注意事项　保持精神乐观，情绪稳定，坚持治疗，坚定信心。应避免惊恐刺激及忧思恼怒等。生活作息要有规律。饮食有节，宜进食营养丰富而易消化吸收的食物，宜低脂、低盐饮食，忌烟酒、浓茶。

第九节　不　寐

【学习目标】

1. 掌握不寐的知识要点、不寐问诊的步骤与内容。

2. 熟悉不寐望、闻、切诊的步骤与内容，不寐病史采集过程中的中医临床思维。

3. 了解不寐医患沟通与交流的要点及常见问题、不寐病史采集过程中的西医临床思维。

一、概述

（一）定义

不寐指由于情志内伤，饮食不节，年老、病后体虚，禀赋不足，心虚胆怯及外邪侵袭等病因，引起阴阳失调，阳不入阴，阴阳失交，从而导致以经常不能获得正常睡眠为特征的一类病证。

（二）临床特征及病因病机

临床特征：主要表现为睡眠始动与维持障碍，轻者入睡困难，或寐而不酣，时寐时醒，或醒后不能再寐，重则彻夜不寐。

病因：由于情志内伤，饮食不节，年老、病后体虚，禀赋不足等病因使心神不安，阴阳失调，阳不入阴而发为本病。有心脾两虚、阴虚、心胆气虚、痰热、肝火等病机的区别。其中心脾两虚、阴虚火旺、心胆气虚属虚证，痰热内扰、肝郁化火属实证。

基本病机：阴阳失调，阳不入阴。

（三）古籍记述

《灵枢·大惑论》曰："卫气不得入于阴，常留于阳。留于阳则阳气满，阳气满则阳跷盛，不得入于阴则阴气虚，故目不瞑矣。"阳盛于外，阴虚于内，阳不能入阴故不寐。

《诸病源候论·虚劳病诸候》曰："大病之后，脏腑尚虚，荣卫未和，故生于冷热。阴气虚，卫气独行于阳，不入于阴，故不得眠。"

《景岳全书·杂症谟》曰："不寐证虽病有不一，然惟知邪正二字，则尽之矣。盖寐本乎阴，神其主也。神安则寐，神不安则不寐；其所以不安者，一由邪气之扰，一由营气之不足耳。"

（四）西医学范畴

西医学中凡以失眠为主要临床表现的疾病均可参考本节内容诊治，如抑郁症、焦虑症、躯体形式障碍、围绝经期综合征等。

二、望诊

（一）一般项目

不寐望诊主要为望神色、形态等。神疲乏力，面色少华属心脾两虚；两颧潮红一般为阴虚火旺；形体消瘦，面色白属心胆气虚；面红目赤一般为肝郁化火。

（二）望舌

心脾两虚证——舌质淡，苔薄白。
阴虚火旺证——舌质红，少苔或无苔。
心胆气虚证——舌质淡或红，苔薄白。
痰热内扰证——舌质红，苔黄腻。
肝郁化火证——舌质红，苔黄或黄燥。

三、闻诊

不寐闻诊主要为闻语声、气息等。语声低微，少气懒言属虚证；语声高亢，急躁易怒属实证。

四、问诊

（一）一般情况

一般情况包括姓名、性别、年龄、民族、婚姻状况、出生地、职业、入院时间、记录时间、发病节气、病史陈述者。不寐尤应注意职业的问诊。

（二）主诉

1. 主症的细化　不寐主症主要问其临床表现形式，如入睡困难、易醒、早醒、睡眠表浅、多梦及次日精神状况等。

2. 主症的时间　通过主症的时间长短有助于初步判断是短期失眠还是慢性失眠。病程小于 3 个月，为短期失眠，病程时间超过 3 个月，为慢性失眠。

3. 病证鉴别　不寐的主诉问诊可能隐藏郁病、脏躁等其他病证的症状，而睡眠障碍只是作为其他病证症状之一，需参考相应病证进行辨证治疗，应注意鉴别。此为辨病的重要步骤。

（1）郁病　是以抑郁不畅，精神不宁，胸胁胀满，或易怒善哭，或失眠多梦，或咽中如有异物吞之不下、咳之不出等为主症的一种病证。郁病可由不寐日久不愈转化而来，精神情绪障碍较不寐更为严重，受到精神刺激时容易导致病情反复，而不寐突出表现为睡眠障碍问题。

（2）脏躁　是以精神抑郁，心中烦乱，无故悲伤欲哭，哭笑无常，呵欠频作为主要表现的情志疾病。可与不寐同时出现，但本病是以精神情志异常为主的病证，多见于妇女更年期，而不寐以睡眠障碍为主症，男女均可见。

4. 主诉归纳　不寐的问诊虽然可以非常细致，但仍应遵循主诉精练、准确的要求，可以简单地归纳为不寐主要表现形式 + 时间。如：入睡困难 5 天；早醒伴白天精神困乏半月余等。

（三）现病史

1. 发病情况　包括发病的轻重、缓急、病程长短，如失眠起病是急还是缓？轻重情况？首次出现失眠至就诊时的时间？病程小于 3 个月为短期失眠，病程时间超过 3 个月为慢性失眠。慢性失眠还要问其病程经过。

2. 病因或诱因的问诊　失眠的诱因常有近期工作生活的不顺、睡眠环境的改变、躯体疾病的影响、药物不良反应等。

3. 主要症状特点及其发展变化情况

（1）一般项目　包括失眠的变化情况，是急性起病还是慢性持续进展？是否合并焦虑和（或）抑郁障碍等精神情绪障碍。

（2）证候鉴别　问诊不仅有助于病证鉴别，更是证型鉴别的重要一环，其中，主要症状特点和证候鉴别尤为重要，其要点如下。

多梦易醒，心悸健忘，饮食无味，脉细弱——心脾两虚型不寐。

心烦不寐，心悸不安，五心烦热——阴虚火旺型不寐。

不寐多梦，易于惊醒，胆怯易惊——心胆气虚型不寐。

不寐头重，痰多胸闷，心烦——痰热内扰型不寐。

不寐，急躁易怒，胸闷胁痛——肝郁化火型不寐。

4. 伴随症状

（1）一般项目 伴随症状着重问是否有头痛目赤，是否有脘腹不适、不思饮食，是否有头晕耳鸣，是否有口苦口干，是否有记忆力减退，是否有肢倦神疲，是否有大便干结，是否有小便黄赤或者清长等。

（2）主要问诊内容

心脾两虚证：多梦易醒，伴心悸健忘，头晕目眩，肢倦神疲，饮食无味，面色少华，或脘闷纳呆。

阴虚火旺证：心烦不寐，伴心悸不安，头晕耳鸣，健忘，腰酸梦遗，五心烦热，口干少津。

心胆气虚证：不寐多梦，易于惊醒，伴胆怯恐惧，遇事易惊，心悸气短，倦怠，易疲劳。

痰热内扰证：不寐头重，伴痰多胸闷，心烦，呕恶嗳气，口苦，目眩，大便秘结。

肝郁化火证：不寐，严重者彻夜不眠，伴急躁易怒，胸闷胁痛。口渴喜饮，不思饮食，口苦而干，目赤耳鸣，头痛头晕，小便黄赤，大便干结。

5. 发病以来诊治经过及结果 问外院或本院的检查情况、诊断结论、治疗的药物及疗效等。

6. 发病以来一般情况 包括精神、饮食、寒热、体重、二便、舌脉象等。若使用标准化患者一般会给出舌脉的描述。不寐一般情况的问诊，开始练习也可以从十问歌入手，若熟练后问诊每一步其实都包含临床思维，不需要再生搬硬套十问歌，但精神、饮食、寒热、二便、舌脉都需要问齐全，最终确定不寐的辨证论治。

（四）既往史

既往史应首先询问患者平素身体健康状况，失眠常由躯体疾病或者精神心理性疾病引起，故在询问既往史时，应该重点询问既往是否有精神类疾病（焦虑症、抑郁症）、呼吸疾病（咳嗽、哮喘、睡眠呼吸暂停综合征等）、消化系统疾病（胃或十二指肠溃疡、胃或十二指肠痉挛性疼痛等）、心血管疾病（严重高血压、阵发性心动过速等）、神经系统（三叉神经痛、偏头痛等）、内分泌系统（甲状腺功能亢进症、更年期综合征等）。再询问外伤史及手术史，手术史需问清具体的手术治疗。最后询问有无药物及食物过敏史、传染病及地方病史等。

（五）个人史

个人史应询问患者出生地、居住地具体地址。患者个人的睡眠习惯、是否有不良的睡眠习惯、是否有工作生活的不顺、近期是否有睡眠环境的改变、是否有周围环境不利于睡眠的情况、是否正在服用某种药物、是否有药物或物质滥用史等。还应询问是否有不良嗜好，如吸烟史、酗酒史等。应询问具体职业性质及工作环境，是否有工业毒物、粉尘、放射性物质接触史，有无冶游史。

（六）婚育史、月经史

不寐患者问婚育史有助于了解整体健康状况。女性患者问月经史，尤其是月经周期及经量等，有助于了解气血虚实等状况；问末次月经时间，了解不寐是否在经期发生，有助于判断疾病传变及预后。

（七）家族史

家族史包括父母、兄弟姐妹等人的健康状况，问有无与患者类似疾病，有无家族遗传倾向的疾病。

五、切诊

（一）一般项目

不寐的切诊主要为尺肤及四肢的触诊。尺肤及四肢欠温多为气虚或血虚；手足心热多属阴虚；尺肤及四肢灼热多属痰热或肝火。

（二）脉诊

心脾两虚证——脉多细弱或濡滑。
阴虚火旺证——脉多细数。
心胆气虚证——脉多弦细或弦弱。
痰热内扰证——脉多滑数。
肝郁化火证——脉多弦数或弦滑数。

六、临床思维与延伸

（一）中医临床思维

1. 不寐诊断与辨证论治流程
（1）确定主诉　由于主诉的提炼一般不使用诊断用语，故不寐的主诉不能单纯使用"不寐＋时间"，应抓住不寐的主要临床表现形式，如入睡困难、易醒、早醒、睡眠表浅、多梦及次日精神状况等。可以简单地归纳为"不寐主要表现形式＋时间"，即可初步确定不寐的诊断。
（2）初步排除其他诊断　主诉的目的是得出第一诊断，但很多病证都可出现不寐的症状，故需一一加以鉴别。如果患者以失眠为主诉和主症来就诊则应参考本病进行辨证治疗，如果患者不是以睡眠障碍为主诉和主症来就诊，而只是做作为其他病证症状之一，则应参考相应病证进行辨证治疗。应特别注意患者的精神情绪症状，如"抑郁不畅""精神不宁""易怒善哭"等精神情绪症状较失眠更为严重，则可考虑为郁病或脏躁。

（3）初步判断证型　通过不寐的诱因或病因及发病时间初步判断邪实不寐或内伤不寐。

（4）进一步鉴别诊断　通过主症的进一步问诊排除其他诊断。

（5）进一步判断证型　通过主症特点及伴随症状的问诊基本确定不寐的证型。

（6）得出结论　通过一般情况的问诊及舌脉的了解最终确定不寐的辨证及论治。

2. 辨致病因素　不寐的致病因素可以概括为两大类：一为邪气内扰，如火、痰、瘀、宿食等；二为虚劳内伤，脏腑功能失调，主要与心肝脾肾有关。

3. 辨邪实内伤　邪实不寐：多为新病，起病急，病程短。内伤不寐：多为久病，起病慢，一般病程偏长。

（二）西医临床思维

1. 通过不寐的发病情况初步判断病因　失眠是生活中的常见病，引起失眠的原因众多，所以应仔细询问患者病史，比如睡眠习惯、周围环境、用药史、可能存在的物质依赖情况、其他躯体疾病史，以及妊娠、月经、哺乳和围绝经期等躯体状态，并进行体格检查和精神心理状态评估，获取睡眠状况的具体内容，如失眠的表现形式、作息时间、与睡眠相关的症状及失眠对日间功能的影响等。

2. 不寐伴随症状与诊断思路　主要伴随症状与诊断思路如下。

失眠伴频繁的夜间觉醒伴打鼾——睡眠呼吸暂停综合征。

失眠伴入睡后下肢感觉异常——不宁腿综合征。

失眠伴药物或活性物质使用或戒断——药物性或活性物质使用或戒断性失眠。

失眠伴躯体疾病发病期——疾病性失眠。

失眠伴心情烦躁，焦虑不安——焦虑症。

失眠伴情绪低落抑郁——抑郁症。

失眠伴睡眠卫生不良习惯——睡眠卫生不良。

失眠伴睡眠环境改变——调整型失眠。

3. 相关检查　临床主要采用多导睡眠脑电图判断及鉴别不寐，借助脑 CT 及 MRI 可排除由脑器质性病变引起的不寐。

【知识链接】

焦虑抑郁症

失眠常作为焦虑抑郁症患者的主诉症状之一，除此之外，焦虑抑郁还表现为情绪低落、消极悲观、远离人群及社会，甚至有自杀倾向等。故在治疗上，对抑郁或焦虑严重的患者除接受中医辨证治疗外，还应给予抗焦虑抑郁治疗及心理治疗。心理治疗旨在与患者共同分析失眠原因，引导患者认识本病的本质，帮助患者消除存在的紧张焦虑因素，改变不正确的思维方式，消除负面情绪，树立治愈的信心和决心，从而消除障碍，达到安眠的作用。

七、医患沟通与交流

（一）沟通要点

内容参照第二章第二节。

（二）医患交流常见问题

1. 不寐需要做的基本检查项目　首先需要完善体格检查，排外一些常见疾病。其次，完善相关调查问卷，如匹兹堡睡眠质量指数量表、失眠严重程度指数量表、焦虑自评量表、抑郁自评量表，初步掌握患者失眠情况及精神情绪情况。

2. 不寐患者的护理及注意事项　嘱患者按时服药，放松心情，切勿急躁，不要过分关注失眠，多运动，按时睡觉，改正不良睡眠习惯。

第十节　头　痛

【学习目标】

1. 掌握头痛的知识要点、头痛问诊的步骤与内容。

2. 熟悉头痛望、闻、问、切诊的步骤与内容，头痛病史采集过程中的中医临床思维。

3. 了解头痛医患沟通与交流的要点及常见问题、头痛病史采集过程中的西医临床思维。

一、概述

（一）定义

头痛是由于头部脉络拘急或失养，清窍不利引起的以自觉头痛为临床特征的一种常见病证，既可单独出现，亦见于多种急慢性疾病过程中，使原有的疾病加重。本节所讨论头痛，是指因外感六淫、内伤杂病而引起的，以头痛为主要表现的一类病证。

（二）临床特征及病因病机

临床特征：头痛为患者主观感受，以头痛为突出症状。

外感头痛病因：外感六淫，以风邪为首，或夹寒、夹湿、夹热，上扰清空，壅滞经络，致头部络脉不通。

内伤头痛病因：与肝脾肾三脏有关。因肝者，一是肝阴不足，肝阳失敛上亢，上扰清空。二是郁怒伤肝，肝阳偏亢，上扰清空。因脾者，脾胃受损，气血生化不足，营血亏虚，不荣头窍。因肾者，肾虚不能生髓，髓海空虚，脑失濡养。此外，瘀血阻络也可致头部经脉不通而痛。

基本病机：不通则痛，不荣则痛。

（三）古籍记述

《内经》记载"新沐中风，则为首风""首风之状，头面多汗，恶风……头痛不可以出内""是以头痛巅疾，下虚上实，过在足少阴，巨阳，甚则入肾""肝热病者……其逆则头痛员员，脉引冲头也；心热病者……热争则卒心痛，烦闷善呕，头痛面赤无汗……肾热病者……其逆则项痛员员澹澹然"。

张介宾《景岳全书·头痛》曰："凡诊头痛者，当先审久暂，次辨表里。"

王肯堂《证治准绳·头痛》曰："因风木痛者，则抽掣恶风，或有汗而痛。因暑热痛者，或有汗，或无汗，则皆恶热而痛……更有气虚而痛者，遇劳则痛甚，其脉大。有血虚而痛者，善惊惕。"

（四）西医学范畴

西医学中凡以头痛为主要临床表现的各种原发性或继发性头痛均可参考本节进行辨治，如原发性头痛中的偏头痛、紧张性头痛、丛集性头痛等，继发性头痛中感染性疾病、血管性等疾病引起的头痛等，西医头痛分类与诊断标准参考 2013 年国际头痛学会制定的国际头痛疾患分类标准（ICHD-3β）。

二、望诊

（一）一般项目

头痛望诊主要为望神色、形态等。面红目赤多为风热或肝阳上亢；面色㿠白，神疲乏力属气虚或肾虚；面色少华属血虚；痛势剧烈，常喜裹头多为风寒头痛。

（二）望舌

风寒头痛——苔薄白。

风热头痛——舌尖红，苔薄黄。

风湿头痛——苔白腻。

肝阳头痛——舌红苔薄黄。

血虚头痛——舌质淡，苔薄白。

气虚头痛——舌质淡红或淡胖，舌边有齿痕，苔薄白。

痰浊头痛——舌苔白腻。

肾虚头痛——舌红少苔，或薄苔。

瘀血头痛——舌紫暗，或有瘀斑、瘀点，苔薄白。

三、闻诊

一般项目

头痛闻诊主要为闻语声等。语声低微，少气懒言属虚证；语声高亢，急躁易怒属实证。

四、问诊

（一）一般情况

一般情况包括两方面。一是对患者的联系方式及家庭住址、工作单位的询问，便于与患者或家属取得联系和随访，对于一些头痛发作频次较少的患者，如 1 个月发作 1 次的，便于获得患者病情变化，对患者的诊断和治疗负责。二是对患者年龄、性别、职业、籍贯等进行询问，以获得与疾病相关的资料，不同年龄、性别、职业、籍贯的人群，各有不同的多发病。

（二）主诉

1. 主症的细化　头痛主症需着重围绕头痛的部位、性质、持续时间、发作频次、加重及缓解因素，结合伴随症状，初步判断病理因素、寒热虚实。

2. 主症的时间　以头痛为突出症状，弄清头痛是急性起病还是慢性持续性或反复发作性起病，同时结合头痛的病程长短可帮助初步判断是外感头痛还是内伤头痛。

3. 病证鉴别　头痛除了可以作为一种独立疾病，也可以是其他病证的症状之一，如眩晕、中风等。其中眩晕、中风与头痛关系最为密切，且常相兼出现，应予以鉴别。

眩晕：眩是指眼花或眼前发黑，晕是指头晕甚或觉自身或外物旋转，头痛与眩晕常同时出现，也可单独出现，头痛的病因有外感与内伤两方面，眩晕则以内伤为主，脑髓不养、清窍不充而致昏眩。

中风：中风病可以出现头痛症状，但中风是以半身不遂，偏身麻木，语言不利，口舌喝斜，甚至突然昏仆，不省人事为主症，而头痛主要以头痛为主要症状。

此外，真头痛为头痛的一种特殊重症，其特点为起病急骤，多呈突然剧烈头痛，常表现为持续而阵发性加重，手足逆冷至足膝，甚至呕吐如喷，或颈项强直，或偏瘫偏盲，甚至肢厥、抽搐，本病凶险，应当与一般头痛相鉴别。

4. 主诉归纳　头痛的问诊虽然可以非常细致，但仍应遵循主诉精练、准确的要求，主诉可以简单地归纳为头痛的部位及性质＋起病方式＋时间等。如："突发头顶胀痛 5 天"或"右侧头部刺痛反复发作 1 年余，再发 2 天"等。

（三）现病史

1. 发病情况　包括发病的部位、性质、发作形式、持续时间、程度、频率、病程等。头痛部位可在前额、颞部、颠顶、枕项，可在一侧、两侧或全头痛；疼痛性质可为跳痛、锥刺样痛、胀痛、灼痛、刀割样痛、重痛、空痛、昏痛、隐痛等；发作形式可为突然发作，或进展性加重，或缓慢起病，或反复发作、时痛时止；持续时间可长可短，可数分钟、数小时、数天、数周，甚或绵绵不绝、经久不断；头痛程度可分为轻、中、重度：轻度，头痛能忍受，不影响生活、学习、工作；中度，头痛尚能忍受，对生活、学习、工作等有一定影响；重度，头痛严重，难以忍受，对学习、生活、工作等有很大影响，必须休息甚至卧床。头痛频率：间歇性发作，1 年发作数次，1 个月发作数次，1 周发作数次。反复性发作，头痛频繁者，1 日发作数次，或全天无休。病程可分为急性头痛、亚急性头痛、慢性头痛。急性头痛：疼痛程度多较剧烈，发作迅速。亚急性头痛：头痛可持续数周至数个月或呈复发性。慢性头痛：通常有数年的头痛史，病程呈波动性。

2. 病因或诱因的问诊 头痛的病因或诱因主要为起居不慎，受风、寒、热邪，或情志不调，先天不足，房事不节，饮食劳倦，久病体虚，或外伤致瘀血凝滞于脑络。病因或诱因的问诊对头痛辨证至关重要，应做到严谨细致。

3. 主要症状特点及其发展变化情况

（1）一般项目 包括头痛发作、缓解、持续时间的变化情况，如头痛发作频率是否改变，由少及多；头痛持续时间是否延长；头痛程度是否由原来的可忍受转变为不可忍受等。

（2）证候鉴别 在问诊中是不可缺少的一步，是证型鉴别的关键，其要点如下。

头痛常有拘急收紧感，痛引项背，或伴恶风恶寒，遇风尤剧，脉浮紧——风寒。

头痛而胀，甚则头胀如裂，发热或恶风，面红目赤，口渴喜饮，脉浮数——风热。

头痛如裹，肢体困重——风湿。

头痛且遇劳加重，神疲乏力——气虚。

头痛头胀，情绪低落，或遇事急躁易怒——气郁。

头痛而空，眩晕耳鸣，健忘，腰膝酸软——肾虚。

头痛绵绵，时时昏晕——血虚。

头痛昏蒙重坠，胸脘痞闷，纳呆呕恶——痰浊。

头痛头沉，恶潮湿，或大便不爽，口苦，或口渴饮水不多——湿热。

头痛，恶风寒，喜热，或咽喉疼痛，或牙龈肿痛，或牙龈出血——寒包火。

头痛如锥刺，痛处不移——瘀血。

头痛因情绪波动加重——肝火。

头痛因饮酒或暴食而加重——阳亢。

头痛每因失眠而加重——肝肾阴虚。

头痛发病急、病势剧，病程较短——实证。

头痛发病缓慢，病势较缓，病程较长——虚证。

一侧头痛，时作时止，痛时难忍，痛连于目，经久不愈——偏头痛。

4. 伴随症状

（1）一般项目　伴随症状着重问有无畏寒恶风、发热、腰膝酸软、神疲乏力、滑精或带下、恶心呕吐、心烦易怒、眩晕等。

（2）主要问诊内容

风寒头痛：头痛连及项背，常有拘急收紧感，痛势较剧，还可伴恶风畏寒，遇风尤剧，口不渴等表证症状。

风热头痛：头痛而胀，甚则头胀如裂，遇热加剧，还可伴发热或恶风等表证症状，面红目赤，口渴喜饮，大便秘结，或便秘，溲赤。

风湿头痛：头痛如裹，伴肢体困重，身热不扬，胸闷纳呆，大便或溏。

肝阳头痛：头昏胀痛，或抽掣而痛，头痛多为两侧，伴头晕目眩，心烦易怒，夜寐不宁，口苦胁痛，面红目赤，失眠多梦。

血虚头痛：头痛隐隐，时时昏晕，绵绵不休，伴心悸怔忡，失眠多梦，面色少华。

气虚头痛：头痛隐隐，时发时止，遇劳加重，伴神疲乏力，气短懒言，自汗。

痰浊头痛：头痛昏蒙，伴胸脘满闷，纳呆呕恶，眩晕，倦怠乏力。

肾虚头痛：头痛且空，伴眩晕耳鸣，腰膝酸软，神疲乏力，滑精或带下。偏阳虚者则见畏寒肢冷；偏肾阴虚者则见面色潮红，五心烦热，盗汗。

瘀血头痛：头痛经久不愈，痛处固定不移，痛如锥刺，日轻夜重，或有头部外伤史，或有长期头痛史。

5. 发病以来诊治经过及结果　包括头痛检查情况，如头颅 CT、MRI，注意有无器质性改变，关注脑脊液检查情况。治疗药物，如止痛药物，询问服药后头痛减轻程度、维持时长，以及相关诊断结论。

6. 发病以来一般情况　包括精神、情绪、饮食、寒热、睡眠、大小便、舌脉（若使用标准化患者一般会给出舌脉的描述）等。头痛分外感内伤，恶寒发热的问诊尤为重要，也需注意患者发病过程中情绪的变化。

头痛一般情况的问诊首先参照十问歌进行询问。若熟练后问诊每一步其实都包含临床思维，不需要再生搬硬套十问歌，但精神、饮食、寒热、睡眠、二便都需要问齐全，最后综合判断以确定头痛的辨证论治。

（四）既往史

既往史应询问患者平素身体健康状况，既往有无脑梗死、高血压、糖尿病、代谢内分泌性疾病病史。还应注意眼、耳、鼻、鼻旁窦、牙齿等器官病变引起的头痛。注意询问外伤史及手术史，尤其是头部有关的外伤、手术史。询问有无药物及食物过敏史，各种传染病史、地方病史。

（五）个人史

个人史应询问患者的出生地、居住地及经历地，注意有无疫区居住史。注意患者饮食有无偏好，个人习惯及工作习惯如工作是否需长期伏案工作，个人嗜好如酗酒、吸烟、熬夜史，具体的工作性质及环境。注意药物史如某些止痛药物应用过量导致的头痛，可根据撤药后是否有病情变化来判断。注意有无工业毒物、粉尘、放射性物质接触史，有无冶游史。

（六）婚育史、月经史

头痛患者问婚育史有助于了解整体健康状况。某些女性会出现产后偏头痛和更年期偏头痛。经期偏头痛是女性偏头痛中的常见类型，女性偏头痛患者应着重询问月经史，注意头痛发作规律与月经周期有无关系，头痛症状是否在月经初期、月经间期或月经后发作，月经来潮期间有无乳房胀痛、急躁易怒或情绪低落等。经量多少、色质、有无血块及是否痛经等可帮助判断气血虚实状况。

（七）家族史

家族史包括父母、兄弟姐妹等人的健康状况，问有无与患者类似疾病，有无家族遗传倾向的疾病。研究证实，偏头痛有明显遗传倾向，超过半数病例可查到遗传因素，但遗传方式尚未确认。

五、切诊

（一）一般项目

通过切诊所得温凉润燥情况，可初步判断疾病寒热虚实性质。头痛一般切诊主要为尺肤、四肢及头部的触诊。尺肤及四肢欠温多为外寒或阳虚；有无汗出、皮肤润燥反映津液是否耗伤。若皮肤干燥皱缩，是伤津耗液。久病皮肤干燥触之刺手，为阴血不足，瘀血内结。头部疼痛拒按多为实证，疼痛喜按多为虚证。

（二）脉诊

风寒头痛——脉浮紧。
风热头痛——脉浮数。
风湿头痛——脉濡。
肝阳头痛——脉弦数或细数。
血虚头痛——脉细弱。
气虚头痛——脉细弱或脉大无力。
痰浊头痛——脉滑或弦滑。
肾虚头痛——脉细无力或细数。
瘀血头痛——脉细或细涩。

六、临床思维与延伸

（一）中医临床思维

1. 头痛诊断与辨证论治流程

（1）确定主诉　主诉用词需精练，能推导出主要诊断，反映疾病特点，原则上不用诊断名称或辅助检查代替。头痛为患者主观感受，需通过患者阐述提炼出主要症状（体征）及持续时间，头痛的发作特点为持续性还是反复性也应在主诉中得到体现，通过头痛主诉及主要伴随症状初步确定头痛的诊断。

（2）初步排除其他诊断　主诉的目的是得出第一诊断，但很多病证都可出现头痛的症状，故需一一加以鉴别。如果患者以头痛为主诉和主症来就诊则应参考本病进行辨证治疗，如果患者不是以头痛为主诉和主症来就诊，而只是作为其他病证症状之一，则应参考相应病证进行辨证治疗。如头痛（轻）＋恶寒发热（重）＋鼻塞流涕／咽痛／咳嗽等可诊断感冒；头痛（轻）＋眩晕（重）可诊断眩晕；头痛＋半身不遂／语言不利／口舌㖞斜等可诊断为中风。故需要通过问诊排除其他病证的上述特异性症状后，才能得出头痛的诊断。

（3）初步判断证型　通过头痛的部位、性质、诱因及病程可初步判断外感头痛、内伤头痛及病性虚实。

（4）进一步鉴别诊断　通过主症的进一步问诊排除其他诊断，头痛和眩晕常同时出现，需明确患者是以头痛为主还是以眩晕为主。若头痛伴眩晕，肢体麻痹者，当注意可能为中风先兆，以防发生中风。

（5）进一步判断证型　通过主症特点及伴随症状的问诊基本确定头痛的证型。

（6）得出结论　通过一般情况的问诊及舌脉的了解最终确定头痛的辨证及论治。

2. 辨致病因素　可分为外感和内伤头痛。

外感头痛所感外邪多由起居不慎，感受风邪，多夹寒、热、湿邪。

内伤头痛的病理因素涉及痰湿、风火、血瘀。病理性质有虚有实，虚实可相互转化，如痰湿日久，脾胃受损，气血生化不足，可转为气血亏虚之头痛。肝阳上亢日久，阳热伤阴，肾虚阴亏，可转为肾精亏虚之头痛。

3. 辨外感内伤　外感头痛与内伤头痛的辨证要点如下。

外感头痛：外邪致病，多属实证，一般起病较急，病程较短，头痛性质多表现为重痛、掣痛、跳痛、灼痛、胀痛或痛无休止，若伴外邪犯肺卫之征，应区别风、寒、热、湿之不同，外感头痛经祛邪治疗后，头痛多迅速好转、消失。

内伤头痛：多属虚证，亦有虚实夹杂，一般起病缓慢，病势较缓，常反复发作，多表现为隐痛，空痛，昏痛，痛势绵绵，遇劳加剧，时作时止。当分辨气虚、血虚、肾虚、肝火、肝阳、痰浊、瘀血之异。

（二）西医临床思维

1. 排除全身性疾病引起的头痛　在病史采集时，需着重了解头痛起病形式、性质，头痛是首发症状还是在某疾病过程中出现的。重视神经系统检查和一般体格检查。

2. 排除眼、耳鼻、咽喉及口腔等五官引起的疾病　询问病史时，追溯患者五官疾病与头痛的关系，详细检查五官，必要时请五官科专家协助诊疗。

3. 排除颅内器质性病变引起的头痛　采集病史时应注意询问患者头痛前是否有发热、脑外伤史，是否伴有颅内压增高症状，头痛前或后有无伴随症状如局部感染及传染病导致的症状。神经系统检查注意有无阳性体征，必要时行实验室检查、腰穿、头颅MRI等确定头痛病因。

4. 明确诊断　待排除以上原因引起的头痛症状，应考虑各类原发性头痛，主要有紧张性头痛、偏头痛、丛集性头痛等，可通过各自临床特点加以鉴别。

5. 头痛伴随症状与诊断思路　主要伴随症状与诊断思路如下。

高血压头痛：多在血压未得到控制时出现或加重。

眼疲劳引起的头痛：发生在用眼过度，尤其是较长时间近距离用眼时。

女性偏头痛：在月经期间易发作。

大脑半球的病变部位疼痛：多位于病变的同侧，以额部为多，并向颞部放射。

小脑幕以下病变引起的头痛：多位于后枕部。

青光眼引起的头痛：多位于眼的周围或眼上部。

三叉神经痛：表现为颜面部发作性电击样疼痛。

舌咽神经痛：特点是咽后部发作性疼痛并向耳及枕部放射。

血管性头痛：为搏动样疼痛。

鼻窦炎引起的头痛：多为上午重下午轻。

头痛伴发热：体温升高同时伴头痛见于脑炎、脑膜炎等感染，先头痛后出现发热见于脑出血、脑外伤等。

头痛伴呕吐：见于脑膜炎、脑炎、脑肿瘤等引起的颅内压增高等，头痛在呕吐后减轻可见于偏头痛。

头痛伴意识障碍：见于脑炎、脑膜炎、脑出血、蛛网膜下腔出血、脑肿瘤、脑外伤、一氧化碳中毒等。

头痛伴眩晕：见于小脑肿瘤、椎－基底动脉供血不足等。

6. 相关检查　头痛患者需常规进行头颅MRI或头颅CT检查，必要时需进行血管成像检查或脑脊液检查。

7. 临床要点　对于头痛的诊断临床应运用中西医诊疗思维，首先区别原发性头痛和继发性头痛，对于急性起病的患者，尤其是疼痛程度剧烈患者，必须做头颅MRI等相关检查，以排除蛛网膜下腔出血、颅内感染等，以免延误治疗。

【知识链接】

引经药与虫类药在头痛中的应用

中医药在防治头痛上有独特的经验和疗效，而引经药的使用在头痛治疗中又独具特色，在临床上可按头痛部位，根据经络循行路线，酌加引经药，使药物直达病所，太阳经头痛可加川芎等，少阳经头痛可加柴胡等，厥阴经头痛可加吴茱萸、藁本等，阳明经头痛可加葛根、白芷等，全头痛可加羌活、防风等，太阴经头痛可加苍术等，少阴经头痛可加细辛等。

若六淫之邪上犯清空，阻遏清阳，或痰浊瘀血痹阻经络，不通则痛，治疗应以祛风活络、化瘀止痛为法。虫类药具有搜风通络、活血化瘀之功，故治疗长期头痛不愈者有很好的疗效，如全蝎、地龙、僵蚕等。

七、医患沟通与交流

（一）沟通要点

内容参照第二章第二节。

（二）医患交流常见问题

1. 头痛需要做的基本检查项目 首先测量血压及行神经内科常规检查，观察有无结膜充血及颞动脉扩张迂曲等，有无脑膜刺激征及局灶性阳性体征。头部 MRI，初步排除颅内占位等引起的头痛，颅内 MRA 排除颅内血管畸形、动脉瘤等引起的头痛，化验血糖血脂等，待排除器质性头痛后，考虑原发性头痛。

2. 头痛患者的护理及注意事项 外感和内伤头痛的护理及注意事项如下。

外感头痛，注意休息，避免疲劳，勿受寒吹风，避免吃辛辣生冷食物。

内伤头痛应注意生活习惯与日常起居的调护，早睡早起，切勿熬夜，减少剧烈运动，学会自我放松以减轻痛感，勿饮酒，饮食清淡，忌咖啡及浓茶等。

第十一节 眩 晕

【学习目标】

1. 掌握眩晕的知识要点、眩晕问诊的步骤与内容。

2. 熟悉眩晕望、闻、切诊的步骤与内容，眩晕病史采集过程中的中医临床思维。

3. 了解眩晕医患沟通与交流的要点及常见问题、眩晕病史采集过程中的西医临床思维。

一、概述

（一）定义

眩晕是指以头晕眼花为主要临床表现的病证。眩即眼花或眼前发黑，视物模糊；晕是指头晕或感觉自身或外界景物旋转。两者常同时并见，故统称为"眩晕"。其轻者闭目可止，重者如坐车船，旋转不定，不能站立，或伴有恶心、呕吐、汗出、面色苍白等症状。

（二）临床特征及病因病机

临床特征：头晕目眩，视物旋转，轻者闭目即止，重者如坐舟车，甚则仆倒。可慢性起病，反复发作，逐渐加重。也可见急性起病者。

病因：多因情志内伤、饮食劳倦、年高体弱及病后体虚，导致气血肾精亏虚，脑髓失养，或肝阳痰火上逆，扰动清窍所致；头部外伤，气滞血瘀，闭阻清窍，亦可发为眩晕。

基本病机：病理因素以风、火、痰、瘀为主。风火源于肝肾，脾为生痰之源，三者互可联系，故可见风火相煽，风痰蒙蔽或痰热上蒙，甚或风火痰浊阻于清窍，临床时则错杂兼见。

（三）古籍记述

眩晕最早见于《内经》，称之为"眩冒"。如《素问·至真要大论》云"诸风掉眩，皆属于肝"，指出眩晕与肝关系密切。《灵枢·卫气》提出"上虚则眩"，《灵枢·口问》云"上气不足，脑为之不满，耳为之苦鸣，头为之苦倾，目为之眩"，《灵枢·海论》指出"髓海不足，则脑转耳鸣"，认为眩晕以虚为主。《丹溪心法·头眩》记载："头眩，痰夹气虚并火，治痰为主，挟补气药及降火药。无痰则不作眩，痰因火动，又有湿痰者，有火痰者。"《医学正传·眩晕》提出"眩晕者，中风之渐也"，认识到本病与中风之间有一定内在联系。

（四）西医学范畴

西医学中的椎－基底动脉供血不足、高血压、低血压、低血糖、贫血、梅尼埃病、神经衰弱、脑外伤后遗症等临床以眩晕为主要表现者，均可参照本节辨证论治。

二、望诊

（一）一般项目

眩晕望诊主要为望面色、形态等。面色萎黄无华，主要为痰浊、痰湿内阻困脾；面色苍白、爪甲不荣为气血亏虚；面色红、急躁易怒、肢麻震颤多为肝阳上亢；面唇紫暗或色黑者多为瘀血证；毛发不荣、骨枯齿落、腰脊佝偻者则为肾精不足证。

（二）望舌

肝阳上亢证——舌红苔黄。
痰浊上蒙证——苔白腻。
瘀血阻窍证——舌有瘀点或瘀斑。
气血亏虚证——舌淡苔薄白。
肾精不足证——舌红苔薄。

三、闻诊

眩晕闻诊主要为闻语声、气息等。眩晕患者呼吸音粗急，语声高亢者多属肝阳上亢证；恶心、呕吐痰涎者，多属痰浊上蒙证；语声偏低，或言少不语者，起病慢而气不足者，多为气血亏虚证。

四、问诊

（一）一般情况

一般情况包括姓名、性别、年龄、民族、婚姻状况、出生地、职业、入院时间、记录时间、发病节气、病史陈述者。眩晕尤应注意职业及发病节气的问诊。

（二）主诉

1. 主症的细化　眩晕症状可以细化为眩晕的性质、时间及规律、程度、加重或缓解因素等。

2. 主症的时间　通过主症的时间长短，结合年龄、体质特点等有助于初步判断是虚证眩晕还是实证眩晕。

3. 病证鉴别　眩晕的主诉问诊结果可能与其他病证相似，应注意鉴别。此为辨病的重要步骤。

（1）中风　以猝然昏仆，不省人事，伴有口眼㖞斜，半身不遂，言语謇涩或失语；或不经昏仆，仅以口眼㖞斜不遂为特征；中风昏仆与眩晕之仆倒相似，但眩晕之昏仆无半身不遂、昏仆不省人事、口眼㖞斜及舌强语謇等表现。两者虽有不同，但中年以上肝阳上亢之眩晕易演变为中风，应予警惕。

（2）厥证　以突然昏仆，不省人事，或伴有四肢厥冷为特点，发作后一般在短时间内逐渐苏醒，醒后无偏瘫、失语、口眼㖞斜等后遗症。严重者也可一厥不复而死亡。眩晕发作严重者也有欲仆或晕眩仆倒表现，与厥证相似，但患者始终清醒，一般无昏迷不省人事的表现，而与厥证不同。

（3）痫病　其鉴别要点为痫病昏仆必有昏迷不省人事，且伴口吐涎沫，两目上视，抽搐，口中猪羊叫声等症状，重症眩晕虽可仆倒，但无抽搐、两目上视、不省人事、口吐涎沫等症。做脑电图检查有助于鉴别。

4. 主诉归纳 眩晕的问诊虽然可以非常细致，但仍应遵循主诉精练、准确的要求，简单归纳，如"头晕目眩（眼花）1周"或"视物旋转3天"等。

（三）现病史

1. 发病情况 包括发病的轻重、缓急，如眩晕起病是急还是缓？轻重情况？首次出现眩晕至就诊时的时间？眩晕起病时间急性以日计算，慢性以年、月、周计算。慢性眩晕还要问简要病程经过。

2. 病因或诱因的问诊 眩晕的病因或诱因主要包括饮食、情志、久病、年龄、跌仆、外伤等因素。

3. 主要症状特点及其发展变化情况

（1）一般项目 眩晕的变化情况，是反复发作还是持续进展？是否演变为中风等。

（2）证候鉴别 问诊不仅有助于病证鉴别，更是证型鉴别的重要一环，其中，主要症状特点和证候鉴别尤为重要，其要点如下。

眩晕耳鸣，肢麻震颤，面红急躁——多肝火、肝阳上亢。

眩晕，头重，呕吐痰涎——多实证，属痰湿。

眩晕头痛，痛有定处，面唇紫暗——实证，瘀血阻窍。

头晕目眩，面色苍白，乏力——多虚证。

眩晕久发不已，心烦口干，耳鸣，腰膝酸软——虚证，阴精不足。

4. 伴随症状

（1）一般项目 伴随症状着重问是否有头痛、胸闷恶心、急躁易怒、视物旋转、心悸、耳鸣耳聋、神疲乏力等。

（2）主要问诊内容

肝阳上亢证：眩晕耳鸣，伴头痛且胀，遇劳、恼怒加重，肢体震颤，失眠多梦，伴急躁易怒。

痰浊上蒙证：眩晕，伴头重昏蒙，视物旋转，胸闷恶心，呕吐痰涎，食少多寐。

瘀血阻窍证：眩晕头痛，伴健忘，失眠，心悸，精神不振，耳鸣耳聋，面唇紫暗。一般痛有定处。

气血亏虚证：头晕目眩，动则加剧，遇劳则发，伴面色苍白，爪甲不荣，神疲乏力，心悸少寐，纳差食少，便溏。起病缓慢，可反复发作。

肾精不足证：眩晕久发不已，伴视力减退，两目干涩，少寐健忘，心烦口干，耳鸣，神疲乏力，腰酸膝软，遗精。

5. 发病以来诊治经过及结果 问外院或本院的检查情况如头颅CT等检查、诊断结论、治疗的药物及疗效等。

6. 发病以来一般情况 包括精神、饮食、寒热、睡眠、体重、舌脉（若使用标准化患者一般会给出舌脉的描述）等。眩晕分虚实，对于精神、饮食等的问诊非常重要，同时应注意其舌脉变化。

开始练习也可以从十问歌入手，若熟练后问诊每一步其实都包含临床思维，不需要再生搬硬套十问歌，但精神、饮食、寒热、睡眠、二便、舌脉等都需要问齐全，最终确定眩晕的辨证论治。

（四）既往史

既往史应询问患者既往的健康情况及既往病史、外伤手术史、药物及食物过敏史、传染病史及地方病史。尤其要询问患者既往有无高血压、脂血症、糖尿病、脑梗死、脑出血、短暂性脑缺血、动脉粥样硬化等病史。

（五）个人史

个人史应记录出生地及长期居住地，生活习惯及有无烟酒药物等嗜好，职业与工作条件及有无工业毒物、粉尘、放射性物质接触史，有无冶游史。若有烟酒史，应注意询问每日烟酒的种类及数量。还应了解饮食习惯及食盐摄入史；询问用药史。

（六）婚育史、月经史

眩晕患者问婚育史有助于了解整体健康状况。女性患者问月经史，尤其是月经周期及经量等，有助于了解气血阴阳虚实等状况；问末次月经时间，了解眩晕是否在经期发生，有助于判断疾病传变及预后。

（七）家族史

家族史包括父母、兄弟姐妹等人的健康状况，问有无与患者类似疾病，有无家族遗传倾向的疾病。如高血压病有明显家族史者，应注意排除脑出血、脑梗死等相关的眩晕。

五、切诊

（一）一般项目

眩晕一般的切诊主要为尺肤、虚里及局部的触诊。尺肤及四肢温热者多为阴虚或阳亢；头部触按则眩晕头痛加重者多为瘀血阻窍；虚里搏动乏力或微弱者属气血不足；手足心热者多属肾精不足。

（二）脉诊

肝阳上亢证——脉弦。
痰浊上蒙证——脉弦滑。
瘀血阻窍证——脉弦涩。
气血亏虚证——脉细弱。
肾精不足证——脉弦细。

六、临床思维与延伸

(一) 中医临床思维

1. 眩晕诊断与辨证论治流程

（1）确定主诉 主诉的提炼一般不使用诊断用语，故眩晕的主诉不能单纯使用"眩晕"的主症，根据眩晕的定义，通过眩晕及主要的伴随症状即可初步确定眩晕的诊断。

（2）初步排除其他诊断 主诉的目的是得出第一诊断，但很多病证都可出现眩晕的症状，故需一一加以鉴别。如眩晕+半身不遂、偏身麻木、口舌㖞斜等可诊断为中风；眩晕+心中悸动、胸闷、气短诊断为心悸；眩晕+头部胀痛诊断为头痛。故需要通过问诊排除其他病证的上述特异性症状后，才能得出眩晕的诊断。

（3）初步判断证型 通过眩晕的诱因或病因及发病规律初步判断虚实。

（4）进一步鉴别诊断 通过主症的进一步问诊排除其他诊断。

（5）进一步判断证型 通过主症特点及伴随症状的问诊基本确定眩晕的证型。

（6）得出结论 通过一般情况的问诊及舌脉的了解最终确定眩晕的辨证及论治。

2. 辨证候虚实 凡病程短，呈发作性，眩晕重，视物旋转，形体壮实，因肝阳上亢或痰浊所致属于实证；病程长，反复发作或持续不解，遇劳即作或加重，头目昏晕，并见全身虚弱证候者，因血虚或肾精不足所致，属于虚证。

(二) 西医临床思维

1. 眩晕伴随症状与诊断思路 主要伴随症状与诊断思路如下。

眩晕伴肢体麻木、活动不利、言语不利，平静状态下起病：临床多见于脑梗死等。

眩晕伴早期血压突然升高、头痛、呕吐、意识障碍及肢体瘫痪、失语，情绪激动、劳动或活动时急性起病：临床多见于脑出血。

眩晕伴有意识障碍，重者意识完全丧失，伴有抽搐及大小便失禁、面色苍白，进而青紫：临床多见于阿-斯综合征（Adams-Stokes综合征）。

眩晕伴波动性耳聋、耳鸣和耳胀满感：临床多见于梅尼埃病。

眩晕伴上呼吸道感染史、时伴剧烈眼球震颤：临床多见于前庭神经炎。

2. 相关检查 一般将头颅CT作为眩晕的常规检查，另视情况可行颈椎X线片、内听道CT平扫、TCD、颈部血管彩色多普勒、颅脑磁共振平扫、血管成像、眼部检查（瞳孔和眼动检查）、其他密切相关的颅神经检查等检查。

3. 临床要点 对于眩晕的诊断临床要中西医互参，尤其是长期反复发作的眩晕，一般需要明确西医诊断，应常规做头颅CT平扫及颅脑磁共振平扫以排除其他疾病等。

【知识链接】

眩晕的分类

根据中国医师协会急诊医师分会、中国医药教育协会眩晕专业委员会发布的《眩晕急诊诊断与治疗专家共识》，眩晕可以分为 5 类：周围性眩晕、中枢性眩晕、精神疾患相关性眩晕、全身疾患导致的眩晕和原因不明眩晕。根据流行病学研究结果，周围性眩晕常见疾病包括良性阵发性位置性眩晕（耳石症）、梅尼埃病、前庭神经炎，少见疾病包括和中耳病变相关的疾病。中枢性眩晕的病因比较复杂，如血管病（包括脑梗死和脑出血等）、外伤、炎症、脱髓鞘疾病、中毒、神经变性病及肿瘤等。常见精神心理性眩晕以头晕 / 眩晕为主诉的精神疾病包括惊恐障碍、躯体形式障碍、广泛性焦虑障碍、抑郁症、精神分裂症、强迫症等。

七、医患沟通与交流

（一）沟通要点

内容参照第二章第二节。

（二）医患交流常见问题

1. 眩晕需要做的基本检查项目　首先明确疾病的诱因、加重或缓解的因素，既往发病史及治疗、用药史，行头颅 CT 平扫检查；最后针对不同原因引起的眩晕，进行不同的检查，必要时行颅脑磁共振平扫、颈椎核磁共振、TCD、脑血管成像检查等。

2. 眩晕患者的护理及注意事项　眩晕多与饮食不节、劳倦过度、情志失调等因素有关，故保持心情舒畅，饮食有节，注意劳逸结合，避免过度劳累，有助于预防本病。

患者应注意劳逸结合，保证充足睡眠，保持心情愉快。饮食以清淡易消化为宜，忌烟酒、油腻、辛辣之品。眩晕发作时应卧床休息，重症患者要密切关注血压、呼吸、神志、脉搏等生命体征，以便及时处理。

第十二节　中　风

【学习目标】
1. 掌握中风的知识要点、中风问诊的步骤与内容。
2. 熟悉中风望、闻、切诊的步骤与内容，中风病史采集过程中的中医临床思维。
3. 了解中风医患沟通与交流的要点及常见问题、中风病史采集过程中的西医临床思维。

一、概述

（一）定义

中风是以猝然昏仆，不省人事，伴半身不遂、口舌㖞斜、言语謇涩为主症的病证。病轻者可无昏仆而仅见口舌㖞斜及半身不遂等症状。

（二）临床特征及病因病机

1.临床特征　发病迅速、危害较大；临床见症不一，变化多端而速疾，有晕仆、抽搐，与"风性善行而数变"的特征相似，因此古代医家取类比象而名之为"中风"。又因其发病突然，亦称为"卒中"。本病的发病率、病死率和致残率高，严重危害中老年人的健康。

2.病因　内伤积损、情志过极、饮食不节、劳欲过度等。

3.基本病机　风阳上扰，气血逆乱，直冲犯脑，致脑脉痹阻或血溢脑脉之外。

（三）古籍记述

有关中风的记述始见于《内经》。对于中风名称有"仆击""大厥""薄厥"之称谓，对于中风症状有"偏枯""身偏不用""舌即难言"等描述，并认为本病的发生与饮食不节、情志过极有关。张仲景《金匮要略·中风历节病脉证并治》首先提出"中风"病名。明代张介宾提出"中风非风"说，认为中风乃"内伤积损"所致。

（四）西医学范畴

西医学中的急性缺血性脑卒中和出血性脑卒中，均可参照本节辨证论治。

二、望诊

（一）一般项目

中风望诊主要为望神色、形态等。无神志昏蒙者属于中经络；有神志昏蒙者属于中脏腑。半身不遂、面红、舌红少津者多属阴虚阳亢。面赤、苔白腻或黄腻者属有痰热。神志昏蒙、面白唇暗伴舌质紫暗者属于痰蒙神窍证等。

（二）望神志

无神志昏蒙——中经络，病位较浅，病情较轻。

有神志昏蒙——中脏腑，病位较深，病情较重。

神志转清——病情由中脏腑向中经络转化，病势为顺，预后较好。

中经络者渐进加重出现神志障碍——转为中脏腑，病势逆转，预后较差。

突发昏迷，面赤，大便秘结——阳闭，痰热腑实证。

突然昏倒，躁动不安，牙关紧闭，两手握固，肢体强痉，面赤，二便闭结——阳闭，痰热瘀闭证。

神志昏蒙，面白唇暗，二便自遗——阴闭，痰蒙神窍证。

昏愦不知，目合口开，四肢瘫软，二便自遗——元气败脱证。

（三）望形态

突然昏倒，躁动不安，牙关紧闭，口噤不开，两手握固，肢体强痉，面赤，痰涎壅盛者，为阳闭（痰热瘀闭证）。

神志昏蒙，半身不遂，口舌喝斜，面白唇暗，静卧不烦，二便自遗者，为阴闭。

昏愦不知，目合口开，四肢松懈瘫软，二便自遗，舌卷缩者，为元气败脱证。

手足瘫缓不收，腰腿软弱，足废不能行，或患肢僵硬，拘挛变形，肌肉萎缩者，属肝肾亏虚证。

（四）望舌

1. 急性期

（1）中经络

风阳上扰证——舌质红或红绛，舌苔薄黄。

风痰入络证——舌质暗淡，舌苔白腻。

（2）中脏腑

阳闭（痰热腑实证）——舌质红而干，苔黄腻。

阳闭（痰热瘀闭证）——舌质红，舌苔黄腻。

阴闭（痰蒙神窍证）——舌质紫暗，舌苔白腻。

元气败脱证——舌卷缩，舌质紫暗，苔白腻。

2. 恢复期和后遗症期

气虚血瘀证——舌质暗淡，有齿痕，舌苔白腻。

阴虚风动证——舌质红而体瘦，少苔或无苔。

肝肾亏虚证——舌质淡红。

三、闻诊

中风闻诊主要为闻语声、气息等。语声高亢、有力者，多属实，或阴虚阳亢；语声低微、乏力，或不能发声者，多属虚，气血亏虚或元气败脱证。呼吸粗重者，属实，痰热证；气息微弱者，属虚，气血不足或元气败脱证。

四、问诊

（一）一般情况

一般情况包括精神、饮食、寒热、睡眠、体重、舌脉（若使用标准化患者一般会给出舌脉的描述）等。中风分中经络与中脏腑，对于神志障碍的辨别问诊非常重要。

（二）主诉

1. 主症的细化 该病证的症状比较容易识别，有自诉和他人（家属）代诉两类。自诉时会描述症状，比如肢体麻木（全身或偏身）、活动不利，可听其言语是否流利，语声声量大小，观其面色、口舌是否㖞斜及行动情况等；他人（家属）代诉时一般患者处于昏仆、不省人事状态，或言语謇涩、含糊，无法准确表达。

2. 主症的时间　发病之前多有头晕、头痛、肢体一侧麻木等先兆症状，或者平静状态下起病，呈进行性加重。

3. 病证鉴别　主诉问诊，比如口舌㖞斜、昏仆等，可能隐藏着其他的病证，应多注意鉴别。此亦为辨病的重要步骤。

（1）口僻　以口眼㖞斜、口角流涎为主症，常伴外感表证或耳背疼痛，并无半身不遂、口舌㖞斜等症。不同年龄均可罹患。

（2）痫病　也有猝然昏仆的见症，但痫病为发作性疾病，猝发仆地，常口中作声，四肢抽搐而口吐白沫，醒后一如常人，无半身不遂、口舌㖞斜、言语謇涩等表现，发病以青少年居多。中风后遗症期可继发此病证。

（3）厥证　昏仆不省人事时间一般较短，多伴有面色苍白、四肢逆冷，一般移时苏醒，醒后无半身不遂、口舌㖞斜、言语謇涩等症。

（4）痉证　以四肢抽搐，颈项强直，甚至角弓反张为特征，或见昏迷，但无半身不遂、口舌㖞斜、言语謇涩等症状。

（5）痿证　一般起病缓慢，多表现为双下肢痿躄不用，或四肢肌肉萎缩，痿软无力，或眼睑下垂，与中风之半身不遂不同。

4. 主诉归纳　中风的问诊虽然可以非常细致，但仍应遵循主诉精练、准确的要求，综合起来如"昏仆伴半身不遂1天""口舌㖞斜，言语不利半月""肢体麻木、活动不利3天"等。

（三）现病史

1. 发病情况　应注意询问患者的发病年龄、发病时间、起病状态、起病速度、既往病史及发病过程中有无意识障碍。

2. 病因或诱因的问诊　中风病的诱因包括情志失调、饮食不当、劳累（劳欲过度）、剧烈活动等。病因或诱因的问诊是中风辨证的第一步，应予重视，不可轻视。

3. 主要症状特点及其发展变化情况

（1）一般项目　本病是以猝然昏仆，不省人事，半身不遂，口舌㖞斜，言语不利为主症，故问诊应着重了解昏仆发生的时间、环境、状态、进展，以及半身不遂、口舌㖞斜、言语不利等症状，以辨分期及是中脏腑还是中经络。

（2）证候鉴别　问诊不仅有助于病证鉴别，更是证型鉴别的重要一环，其中，主要症状特点和证候鉴别尤为重要，其要点如下。

眩晕头痛，面红耳赤，口苦咽干，心烦易怒，尿赤便干——风阳上扰。

突然偏身麻木，肌肤不仁，口舌㖞斜，头晕目眩——风痰入络。

口舌㖞斜，偏身麻木，面色㿠白，气短乏力，自汗出，心悸便溏——气虚血瘀。

偏身麻木，舌体颤抖，眩晕耳鸣，心烦躁扰，手足心热，咽干口燥——阴虚风动。

手足瘫缓不收，酸麻不仁，腰腿软弱，足废不能行，或患肢僵硬，拘挛变形，肌肉萎缩——肾虚证。

昏愦不知，目合口开，四肢松懈瘫软，肢冷汗多，二便自遗——元气败脱证。

牙关紧闭，口噤不开，两手握固，肢体强痉，大小便闭——中风闭证。

面赤身热，气粗口臭，躁扰不宁——阳闭。

面唇暗，静卧不烦，四肢不温，痰涎壅盛——阴闭。

其他参照"望诊"和"闻诊"。

4. 伴随症状

（1）一般项目　伴随症状着重看是否伴有眩晕头痛、咳痰的量和质、肌肤色泽、形体状态、气息强弱等。

（2）主要问诊内容　包括急性期、恢复期和后遗症期。

1）急性期：包括中经络、中脏腑。

①中经络

风阳上扰证：半身不遂，偏身麻木，舌强语謇或不语，或口舌㖞斜，伴眩晕头痛，面红目赤，口苦咽干，心烦易怒，尿赤便干。

风痰入络证：突然偏身麻木，肌肤不仁，口舌㖞斜，言语不利，甚则半身不遂，舌强言謇或不语，伴头晕目眩。

②中脏腑

痰热腑实证（阳闭）：突发神志昏迷，半身不遂，口舌㖞斜，舌强言謇或不语，偏身麻木，伴身热，气粗，腹部胀满、按之有痛感，大便秘结，面赤，口秽。

痰热瘀闭证（阳闭）：突然昏倒，不省人事，躁动不安，牙关紧闭，口噤不开，两手握固，伴肢体强痉，二便闭结，面赤身热，痰涎壅盛，气粗口臭。

痰蒙神窍证（阴闭）：神志昏蒙，半身不遂，口舌㖞斜，伴痰声辘辘，面白唇暗，静卧不烦，二便自遗，或周身湿冷。

元气败脱证：昏愦不知，目合口开，四肢松懈瘫软，伴肢冷汗多，二便自遗。

2）恢复期和后遗症期

气虚血瘀证：半身不遂，口舌㖞斜，舌强言謇或不语，偏身麻木，伴面色㿠白，气短乏力，自汗出，心悸便溏，手足肿胀。

阴虚风动证：半身不遂，口舌㖞斜，言语謇涩或不语，偏身麻木，伴舌体颤抖，眩晕耳鸣，心烦躁扰，手足心热，咽干口燥。

肝肾亏虚证：手足瘫缓不收，酸麻不仁，腰腿软弱，足废不能行，伴患肢僵硬，拘挛变形，肌肉萎缩。

5. 发病以来诊治经过及结果　问外院或本院的相关检查的结果（如头颅 CT、核磁共振、血压数值等）、诊断结论、治疗的药物及疗效等。

6. 发病以来一般情况　包括精神、饮食、寒热、睡眠、二便、舌脉（若使用标准化患者一般会给出舌脉的描述）等。中风分中经络与中脏腑，对于神志障碍的辨别问诊非常重要。

中风一般情况的问诊，开始练习也可以从十问歌入手，若熟练后问诊每一步其实都包含临床思维，不需要再生搬硬套十问歌，但精神、饮食、寒热、睡眠、二便、舌脉等都需要问齐全，最终确定中风的辨证论治。

（四）既往史

既往史包括患者既往的健康情况及既往疾病史、外伤手术史、药物及食物过敏史、传染病及地方病史。要询问患者既往有无高血压、脂血症、糖尿病、短暂性脑缺血发作、心房颤动、动脉粥样硬化等病史，了解其病程及用药情况。尤其注意心房颤动合并动脉粥样硬化斑块病史的询问。

（五）个人史

个人史应记录出生地及长期居住地，生活习惯及有无烟酒药物等嗜好，职业与工作条件及有无工业毒物、粉尘、放射性物质接触史，有无冶游史。若有烟酒史，应注意询问每日烟酒的种类及数量。还应了解饮食习惯及食盐摄入史；询问用药史。

（六）婚育史、月经史

中风患者问婚育史有助于了解整体健康状况。女性患者问月经史，尤其是月经周期及经量等，有助于了解气血虚实、血瘀、痛经等状况；问末次月经时间，了解中风是否在经期发生，有助于判断疾病传变及预后。

（七）家族史

家族史包括父母、兄弟姐妹等人的健康状况，问有无与患者类似疾病，有无家族遗传倾向的疾病。如高血压病有明显家族史者，应格外注意。

五、切诊

（一）一般项目

中风的切诊主要为尺肤及四肢的触诊。尺肤及四肢发热者为阳亢或痰热；尺肤及四肢欠温或湿冷者多为痰蒙神窍或元气败脱；手足心热多属阴虚。

（二）脉诊

风阳上扰证——脉弦有力。

风痰入络证——脉弦滑。

阳闭（痰热腑实证或痰热瘀闭证）——脉弦滑数。

阴闭（痰蒙神窍证）——脉沉滑缓。

元气败脱证——脉微欲绝。

气虚血瘀证——脉沉细。

阴虚风动证——脉弦细数。

肝肾亏虚证——脉细。

六、临床思维与延伸

（一）中医临床思维

1. 中风诊断与辨证论治流程

（1）确定主诉　该病证的症状比较容易识别，有自诉和他人（家属）代诉两类。自诉时会描述症状，比如肢体麻木（全身或偏身）、活动不利，可听其言语是否流利，语声声量大小，观其面色、口舌是否㖞斜及行动情况等；他人（家属）代诉时一般患者处于昏仆、不省人事状态，或言语謇涩、含糊，无法准确表达。

（2）初步排除其他诊断　主诉的目的是得出第一诊断，临床上其他病证也可出现相似症状，故需一一鉴别。如口僻以口眼㖞斜、口角流涎为主症，常伴外感表证或耳背疼痛，并无半身不遂、口舌㖞斜等症，不同年龄均可罹患；痫病也有猝然昏仆的见症，但痫病为发作性疾病，猝发仆地，常口中作声，四肢抽搐而口吐白沫，醒后一如常人，无半身不遂、口舌㖞斜、言语謇涩等表现，发病以青少年居多，中风后遗症期可继发此病证；厥证的昏仆不省人事时间一般较短，多伴有面色苍白、四肢逆冷，一般移时苏醒，醒后无半身不遂、口舌㖞斜、言语謇涩等症；痉证以四肢抽搐，颈项强直，甚至角弓反张为特征，或见昏迷，但无半身不遂、口舌㖞斜、言语謇涩等症；痿证一般起病缓慢，多表现为双下肢痿躄不用，或四肢肌肉萎缩，痿软无力，或眼睑下垂，与中风之半身不遂不同。

（3）初步判断证型　根据患者的发病年龄、发病时间、起病状态、起病速度、既往病史及发病过程中有无意识障碍，初步判断为中经络或中脏腑；根据患者的神志状况、形态特征、牙关和肢体的状态、二便通调与否、肢体凉热、气息粗弱、汗出多少等判定闭证和脱证及阳闭、阴闭的类型。

（4）进一步鉴别诊断　通过主症的进一步问诊排除极易混淆的诊断，如眩晕、口僻、厥证、痉证、痿证等。

（5）进一步判断证型　通过主症特点及伴随症状的问诊基本确定中风的证型。

（6）得出结论　通过一般情况的问诊、神态、肢体、形态的观察及舌脉的了解最终确定中风的辨证及论治。

2. 辨致病因素　急性期以风、火、痰、瘀等标实为主，如病情剧变，在病邪的猛烈攻击下，正气急速溃败，可以正虚为主，甚则出现正气虚脱。恢复期及后遗症期表现为本虚或虚实夹杂，以气虚血瘀、肝肾阴虚为多，亦可见气血不足、阳气虚衰。而痰瘀互阻常贯穿于中风各个阶段。

3. 辨中经络、中脏腑　无神志昏蒙者属于中经络，病位较浅，病情较轻；有神志昏蒙者属于中脏腑，病位较深，病情较重。

（二）西医临床思维

1. 中风西医诊断的初步判断　头颅 CT、MRI、脑脊液、眼底检查等有助于本病的诊断。

对于脑出血来说，头颅 CT 检查显示急性期血肿呈边界清楚的肾形、类圆形或不规则形均匀高密度影，并可显示出血部位、血肿大小和形状、脑室有无移位受压和积血及出血周围组织水肿等；MRI 检查显示脑内血肿的信号随着血肿期龄而变化，超急性期（0～2 小时）血肿为 T_1 低信号、T_2 高信号；急性期（2～72 小时）血肿 T_1WI 呈等信号，T_2WI 呈稍低信号；亚急性（3 天～3 周）T_1WI 和 T_2WI 均表现为高信号；慢性期（>3 周）T_1WI 呈低信号，T_2WI 呈高信号，周边可见含铁血黄素沉积所致信号环；脑脊液检查颅内压力多为增高，并呈血性，但约 25% 的局限性脑出血脑脊液外观也可正常。腰穿易导致脑疝形成或使病情加重，故只在无条件进行 CT 检查时慎重考虑。

而对于脑梗死患者来说，头颅 CT 检查通常在起病 24 小时后逐渐可见与闭塞血管一致的低密度灶，并能显示周围水肿的程度，有无合并出血等；在超早期阶段（发病 6 小时内），头颅 CT 可发现一些早期征象，如大脑中动脉高密度征、豆状核模糊征、岛带征、逗点征、灰白质界限不清、脑沟变浅、侧裂变窄等；但 CT 有时不能显示脑干、小脑较小的梗死灶。急诊平扫 CT 虽早期有时不能显示病灶，但可准确识别绝大多数颅内出血，鉴别非血管性病变（如脑肿瘤），是疑似脑卒中患者首选的影像学检查方法。头颅 MRI 可清晰显示早期梗死、小脑及脑干梗死等，梗死数小时即可出现 T_1 低信号、T_2 高信号病灶；弥散加权像（DWI）在发病 2 小时（甚至数分钟）内即可显示缺血病变，并可早期确定大小、部位，对早期发现小梗死灶较标准 MRI 更敏感，为早期治疗提供重要信息。腰穿检查仅在无条件行 CT 检查时进行，脑脊液一般无色透明，压力、细胞数和蛋白多为正常。

2. 相关检查　应将头颅 CT 平扫作为中风的常规检查，必要时行颅脑磁共振平扫和血管成像，TCD、颈部血管经颅多普勒、DSA、心脏彩超等对于中风的诊断及寻找病因方面有很大意义。

3. 临床要点　中风的诊断临床要中西医互参，尤其是突发的中风，一般需要明确西医诊断，应常规行头颅 CT 平扫以确定类型，必要时加做颅脑磁共振平扫及血管成像。

4. 鉴别中风之缺血与出血　急性期中风与西医学所称的急性脑卒中相似，包括缺血性和出血性两大类型。临床上根据四诊合参之外，还应借助头颅 MRI 或 CT 等理化检查，明确区分是缺血性还是出血性中风。这对于急性期治疗极为重要。

【知识链接】

急性缺血性脑卒中的病因分型

对急性缺血性脑卒中患者进行病因／发病机制分型有助于判断预后、指导治疗和选择二级预防措施。当前国际广泛使用急性卒中 Org10172 治疗试验（TOAST）病因／发病机制分型，将缺血性脑卒中分为大动脉粥样硬化型、心源性栓塞型、小动脉闭塞型、其他明确病因型和不明原因型等五型。

七、医患沟通与交流

（一）沟通要点

内容参照第二章第二节。

（二）医患交流常见问题

1. 中风需要做的基本检查项目　根据患者症状、体征，一般先行头颅 CT 检查，排除脑出血、蛛网膜下腔出血等情况，其次再行头颅核磁共振及脑血管成像检查。如果患者体内装有金属物质（比如心脏支架植入、骨折手术钢钉植入等）无法行核磁共振检查时，可考虑 CTA、DSA 检查，必要时行 TCD 检查以监测脑动脉血流及栓子等信号。

2. 中风患者的护理及注意事项　针对中风的危险因素采取干预措施，如避免内伤积损，减少情志过极，改变不良饮食习惯，控制体重等，以降低中风的发生风险。积极治疗，预防继发痴呆、抑郁、癫痫、吞咽困难、发热等病证，减少并发症，降低死亡率和病残率。

既病之后，应加强护理。遇中脏腑昏迷时，须密切观察病情变化，注意面色、呼吸、汗出等变化，以防向脱证转化。加强口腔护理，及时清除痰涎，喂服或鼻饲中药时应少量多次频服。恢复期要加强偏瘫肢体的被动活动，进行各种功能锻炼，并配合针灸、推拿、理疗、按摩等。偏瘫严重者，防止患肢受压而发生变形。语言不利者，宜加强语言训练。长期卧床者，保护局部皮肤，防止发生褥疮。

第十三节　胃　痛

【学习目标】

1. 掌握胃痛的知识要点、胃痛问诊的步骤与内容。

2. 熟悉胃痛望、闻、切诊的步骤与内容，胃痛病史采集过程中的中医临床思维。

3. 了解胃痛医患沟通与交流的要点及常见问题、胃痛病史采集过程中的西医临床思维。

一、概述

（一）定义

胃痛，又称胃脘痛，是指以上腹胃脘部近心窝处疼痛为主要症状的病证。多由外感寒邪、饮食所伤、情志不畅和脾胃素虚等病因而引发。

（二）临床特征及病因病机

临床特征：以各种性状的胃脘部疼痛为主症。

胃痛病因：多由外感寒邪、饮食所伤、情志不畅和脾胃素虚等病因而引发。病位在胃，常与肝脾等脏有密切关系。

基本病机：不荣则痛，不通则痛，胃气郁滞，失于和降。

（三）古籍记述

《内经》载"木郁发之……民病胃脘当心而痛……""寒气客于肠胃之间，膜原之下，血不得散，小络急引，故痛"。

《仁斋直指方》曰："有寒，有热，有死血，有食积，有痰饮，有虫。"《证治汇补》曰："大率气食居多，不可骤用补剂，盖补之则气不通而痛愈甚，若曾服攻击之品，愈后复发，屡发屡攻，渐至脉来浮大空虚者，又当培补。"

（四）西医学范畴

西医学的急慢性胃炎、消化性溃疡、胃神经症、胃癌及部分肝胆胰疾病伴有胃部疼痛者均可参照本病辨治。

二、望诊

（一）一般项目

胃痛望诊主要为望神色、形态等。胃痛患者很少出现失神或假神表现。胃脘部喜按喜揉者为虚痛，胃脘部拒按拒触碰者为实痛。

（二）望舌

寒邪客胃证——舌淡红，苔薄白。
饮食伤胃证——舌质淡红，苔厚腻。
肝气犯胃证——舌苔薄白。
湿热中阻证——舌质红，苔黄腻。
瘀血停胃证——舌质紫暗或有瘀斑。
胃阴亏耗证——舌红或舌边红，舌红少津。
脾胃虚寒证——舌淡苔白。

三、闻诊

胃痛闻诊主要为闻气味、语声、气息等。胃痛患者可能伴有口臭、酸腐等气味，胃痛患者语声高亢有力多为实证且病势较缓，语声微弱无力多为虚证且病势严重。

四、问诊

（一）一般情况

一般情况包括姓名、性别、年龄、民族、婚姻状况、出生地、职业、入院时间、记录时间、发病节气、病史陈述者。

（二）主诉

1. 主症的细化　胃痛症状可以细化为胃痛的发病诱因、性质、持续时间及规律性、加重或缓解因素等；同时注意相关伴随症状的出现，以及其加重或缓解因素等。

2. 主症的时间　通过主症的时间长短，结合其发作情况、年龄、体质等特点有助于初步判断是外邪致病还是久病致虚。

3. 病证鉴别　胃痛的主诉问诊可能隐藏着呕吐、嘈杂等其他病证的症状，应注意鉴别。此为辨病的重要步骤。

（1）呕吐　是胃失和降，气逆于上，迫使胃中之物从口中吐出的一种病证。临床以有物有声谓之呕，有物无声谓之吐，无物有声谓之干呕，临床呕与吐常同时发生，故合称呕吐。《素问·举痛论》曰："寒气客于肠胃，厥逆上出，故痛而呕也。"呕吐与胃痛常同时存在。

（2）吐酸　兼有胃痛，吐酸是泛吐酸水，或口中发酸为特征。

（3）嘈杂　可兼见胃痛，是指胃中饥嘈不可名状，《景岳全书·嘈杂》曰："莫可名状或得食而暂止，或食已而复嘈，或兼恶心，而渐见胃脘作痛。"

（4）痞满　以自觉胃脘部痞塞满闷为主，可满及胸胁。

（5）腹痛　胃处腹中，与肠相连，腹痛常伴有胃痛的症状，但腹痛主要以胃脘以下，耻骨毛际以上部位发生疼痛，多伴有便秘、泄泻等肠病症状。

4. 主诉归纳　胃痛的问诊虽然可以非常细致，但仍应遵循主诉精练、准确的要求，如胃脘部隐痛不适 1 周、胃脘部胀痛 2 个月余等。

（三）现病史

1. 发病情况　包括发病的轻重、缓急，如胃痛起病是急还是缓？轻重情况？首次出现胃痛至就诊时的时间？首次出现至现在反复发作情况？胃痛起病时间急性以日计算，慢性以年、月、周计算。胃痛还要问简要病程经过。

2. 病因或诱因的问诊　胃痛的病因或诱因主要包括外邪（受寒、饮食等）、情志、久病等因素。病因或诱因的问诊是胃痛辨证的第一步，应予重视。

3. 主要症状特点及其发展变化情况

（1）一般项目　包括胃痛的变化情况、发作与缓解的情况等，也是主诉中病证鉴别问诊的进一步深化。

（2）证候鉴别　问诊不仅有助于病证鉴别，更是证型鉴别的重要一环。其中主要症状特点和证候鉴别尤为重要，其要点如下。

平素受寒后发作或加重，得温则减——寒邪侵袭。

胀满嗳腐吞酸，或呕吐不消化食物——饮食停滞。

平素烦躁易怒，两胁胀痛——肝郁气滞。

身重疲倦，胸满灼热，小便色黄，大便不畅——中焦湿热。

胃痛拒按，起病急——实证。

胃痛隐隐，喜揉，病史缠绵——虚证。

痛处固定，刺痛为主——瘀血停滞。

五心烦热，口渴思饮，大便干结——阴虚。

4. 伴随症状

（1）一般项目　伴随症状着重问大便颜色，判断是否有黑便、出血，是否恶心呕吐、泛酸烧心、打嗝、胀闷、嘈杂等。

（2）主要问诊内容

寒邪客胃证：胃痛暴作，恶寒喜暖，得温痛减，遇寒加重，伴口淡不渴，或喜热饮。

饮食伤胃证：胃脘疼痛，胀满拒按，伴嗳腐吞酸，或呕吐不消化食物，其味腐臭，吐后痛减，不思饮食，大便不爽，得矢气及便后稍舒。

肝气犯胃证：胃脘胀痛，痛连两胁，遇烦恼则痛作或痛甚，嗳气、矢气则痛舒，胸闷嗳气，喜长叹息，大便不畅。

湿热中阻证：胃脘疼痛，痛势急迫，伴胃脘满闷灼热，口干口苦，口渴而不欲饮，身重疲倦，纳呆恶心，小便色黄，大便不畅。

瘀血停胃证：胃脘疼痛，如针刺、似刀割，痛有定处，按之痛甚，痛时持久，食后加剧，入夜尤甚，或见吐血黑便。

胃阴亏耗证：胃脘隐隐灼痛，伴似饥而不欲食，口燥咽干，五心烦热，消瘦乏力，口渴思饮，大便干结。

脾胃虚寒证：胃痛隐隐，绵绵不休，喜温喜按，空腹痛甚，得食则缓，劳累或受凉后发作或加重，伴泛吐清水，神疲纳呆，四肢倦怠，手足不温，大便溏薄。

5. 发病以来诊治经过及结果　问外院或本院的检查情况如胃肠镜报告、诊断结论、治疗的药物及疗效等。

6. 发病以来一般情况　包括精神、饮食、寒热、睡眠、二便、舌脉（若使用标准化患者一般会给出舌脉的描述）等。胃痛一般情况的问诊，开始练习也可以从十问歌入手，若熟练后问诊每一步其实都包含临床思维，不需要再生搬硬套十问歌，但精神、饮食、寒热、睡眠、二便、舌脉都需要问齐全，最终确定胃痛的辨证论治。

（四）既往史

既往史应先问患者既往健康情况，有无急慢性胃炎、消化性溃疡等消化系统疾病病史，再问有无外伤手术史、药物及食物过敏史、传染病及地方病史。

（五）个人史

个人史除了问疫区疫水接触史外，其中不良嗜好要问有无嗜食烟酒，还要注意问职业和环境因素暴露史及用药史，如有无服用 PPI 等药物。有无工业毒物、粉尘、放射性物质接触史，有无冶游史。如有职业和环境因素暴露史、饮酒史及用药史，停止暴露或用药后胃痛缓解则可明确诊断。

（六）婚育史、月经史

胃痛患者问婚育史有助于了解整体健康状况。女性患者问月经史，尤其是月经周期及经量等，有助于了解气血虚实等状况；问末次月经时间及是否绝经，了解是否有月经及更年期等因素的影响。

（七）家族史

家族史包括父母、兄弟姐妹等人的健康状况，问有无与患者类似疾病，有无家族遗传倾向的疾病。

五、切诊

（一）一般项目

胃痛一般的切诊主要为尺肤及四肢的触诊。尺肤及四肢欠温多为外寒或阳虚；尺肤及四肢厥冷，但扪久而觉热，多为热邪内闭；手足心热多属阴虚。

（二）脉诊

寒邪客胃证——脉弦紧。
饮食伤胃证——脉滑。
肝气犯胃证——脉弦。
湿热中阻证——脉滑数。
瘀血停胃证——脉涩。
胃阴亏耗证——脉细数。
脾胃虚寒证——脉虚弱或迟缓。

六、临床思维与延伸

（一）中医临床思维

1. 胃痛诊断与辨证论治流程
（1）确定主诉　通过胃痛及主要的伴随症状即可初步确定胃痛的诊断。
（2）初步排除其他诊断　主诉的目的是得出第一诊断，但很多病证都可出现胃痛的症状，故需一一加以鉴别。如呕吐与胃痛常同时存在。吐酸兼有胃痛，吐酸以泛吐酸水，或口中发酸为特征。嘈杂可兼见胃痛，是指胃中饥嘈不可名状，胃痞以自觉胃脘部痞塞满闷为主，可满及胸胁。胃处腹中，与肠相连，腹痛常伴有胃痛的症状，多伴有便秘、泄泻等肠病症状。故需要通过问诊排除其他病证的上述特异性症状后，才能得出胃痛的诊断。

（3）初步判断证型　通过胃痛的诱因或病因及发病时间初步判断是否为外邪犯胃或因虚致病。

（4）进一步鉴别诊断　通过主症的进一步问诊排除极易混淆的诊断如呕吐，若同时出现明显的呕吐症状应诊断为呕吐。

（5）进一步判断证型　通过主症特点及伴随症状的问诊基本确定胃痛的证型。

（6）得出结论　通过一般情况的问诊及舌脉的了解最终确定胃痛的辨证及论治。

（二）西医临床思维

1. 初步判断病因　胃痛的诊断临床要中西医互参，尤其是疼痛剧烈的情况下，一般要明确西医诊断。首先，需与消化系统之外的急症相鉴别，例如与部位不典型的冠状动脉粥样硬化性心脏病、心梗等心血管疾病相鉴别，一般结合病史、年龄、发病诱因、伴随症状、缓解或加重因素及相关检查即可鉴别。其次，需排除与部位相关的脏腑病变，如急性胰腺炎，消化性溃疡并发消化性穿孔、出血等。同时应注意细节以发现某些隐匿性的疾病。

2. 胃痛伴随症状与诊断思路　夜间规律性胃痛应考虑十二指肠溃疡；胃痛、呕吐食物伴停止排便应考虑消化道梗阻；胃痛伴呕吐咖啡色或鲜红液体应考虑上消化道出血；溃疡未愈伴突然剧烈胃痛，甚至疼痛可蔓延至全腹应考虑消化道穿孔。

3. 相关检查　一般应将胃镜及 ^{13}C 呼气试验作为胃痛的常规检查。

4. 临床要点　对于胃痛的诊断临床要中西医互参，尤其是反复发作，一般需要明确西医诊断，应常规做胃镜检查以排除胃癌等。

【知识链接】
消化性溃疡

消化道溃疡主要指发生在胃和十二指肠的慢性溃疡，亦可发生于食管下段、胃空肠吻合口周围等处。消化道溃疡的形成与胃酸和胃蛋白酶的消化作用有关，故称消化性溃疡。消化道溃疡常见的临床表现为局限于上腹部的腹痛，其特点可归纳为局限性、缓慢性和节律性。其中胃溃疡的疼痛规律是进食→疼痛→缓解；十二指肠球部溃疡疼痛规律为疼痛→进食→缓解。本病的总发病率占人口的 5%～10%，十二指肠球部溃疡较胃溃疡多见，以青壮年多发，男多于女。

七、医患沟通与交流

（一）沟通要点

内容参照第二章第二节。

（二）医患交流常见问题

1. 胃痛需要做的基本检查项目 可以抽血查胃功能，或者查 ^{13}C 呼气试验，必要时做胃镜检查。

2. 胃痛患者的护理及注意事项 应适当休息，注意气候变化，防寒保暖，预防感冒，不宜吃水果等生冷之品，不宜食肥甘、辛辣及过咸，嗜酒及吸烟等不良习惯尤当戒除。

第十四节　腹　痛

【学习目标】

1. 掌握腹痛的知识要点、腹痛问诊的步骤与内容。

2. 熟悉腹痛望、闻、切诊的步骤与内容，腹痛病史采集过程中的中医临床思维。

3. 了解腹痛医患沟通与交流的要点及常见问题、腹痛病史采集过程中的西医临床思维。

一、概述

（一）定义

腹痛是指因脏腑气机阻滞，气血运行不畅，经脉痹阻，不通则痛，或脏腑经脉失养，不荣则痛，而引起的胃脘以下、耻骨毛际以上部位发生疼痛为主要症状的病证。

（二）临床特征及病因病机

临床特征：内科腹痛：痛势较缓、痛处不定。外科腹痛：疼痛较为剧烈、痛处固定。妇科腹痛：腹痛与经、带、胎、产有关。

病因病机：感受外邪、饮食所伤、情志失调及素体阳虚等，均可导致气机阻滞、脉络痹阻或经脉失养而发生腹痛。

基本病机：脏腑气机阻滞，气血运行不畅，经脉痹阻，不通则痛，不荣则痛。

（三）古籍记述

《素问·举痛论》曰："寒气客于肠胃之间，膜原之下，血不得散，小络急引故痛……热气留于小肠，肠中痛，瘅热焦渴，则坚干不得出，故痛而闭不通矣。"

《金匮要略·腹满寒疝宿食病脉证治》言："病者腹满，按之不痛为虚，痛者为实，可下之。舌黄未下者，下之黄自去。"

（四）西医学范畴

内科腹痛常见有肠易激综合征、消化不良、胃肠痉挛、不完全性肠梗阻、肠系膜和腹膜病变等。根据腹痛的相关病因及脏腑经络相关症状，如涉及肠腑伴有腹泻或便秘；膀胱湿热可见腹痛牵引前阴，小便淋沥，尿道灼痛；蛔虫腹痛多伴有嘈杂吐涎，时作时止。

二、望诊

（一）一般项目

腹痛望诊主要为望神色、形态等。腹痛患者很少出现失神或假神表现。腹部喜按喜揉者为虚痛，腹部拒按拒触碰者为实痛。

（二）望大便

大便清稀如水样——多寒、湿。

大便秘结或溏滞不爽——多湿热。

大便完谷不化——食积。

大便夹有黏液、脓血——痢疾。

大便干燥硬结，排出困难，甚则燥结如羊屎——便秘。

（三）望舌

寒邪内阻证——舌质淡，苔白腻。

湿热壅滞证——舌质红，苔黄燥或黄腻。

饮食积滞证——舌苔厚腻。

肝郁气滞证——舌质红，苔薄白。

瘀血内停证——舌质紫暗。

中虚脏寒证——舌质淡，苔薄白。

三、闻诊

（一）一般项目

腹痛闻诊主要为闻语声等。腹痛患者语声高亢、洪亮有力，多属实证、热证；语声低微、细弱无力，多属寒证、虚证；患者突发惊叫声，表情惊恐，多为剧痛。

（二）呕吐

呕声微弱，呕吐物呈清水痰涎——多虚寒证。

呕声壮厉，呕吐物呈黏痰黄水，或酸或苦——多实热证。

呕吐酸腐食物——多伤食。

四、问诊

（一）一般情况

一般情况包括姓名、性别、年龄、民族、婚姻状况、出生地、职业、入院时间、记录时间、发病节气、病史陈述者。

（二）主诉

1. 主症的细化　腹痛可以细化至腹痛的部位、性质及规律、程度、加重或缓解因素等，通过对主症的细致问诊，可初步辨其寒热虚实。

2. 主症的时间　根据腹痛的时间长短，结合年龄、兼夹症状等有助于判断是慢性腹痛还是急性腹痛。

3. 病证鉴别　腹痛的主诉问诊中可能隐藏着胃痛、泄泻等其他病证的症状，应注意鉴别，此为辨病的重要步骤。

胃痛：可以兼有腹痛症状，但常伴有食欲不振、恶心呕吐、嗳气、泛酸等上消化道症状，发病前多有诱因，如天气变化、劳累、暴饮暴食、恼怒、进食生冷辛辣食物，或服用有损脾胃的药物等。

泄泻：是脾虚湿盛导致肠道功能失司的疾病，临床以大便次数增多、粪质稀溏或完谷不化，甚则如水样，兼有腹痛、腹胀、肠鸣、纳差等症。

痢疾：是以腹痛、里急后重、大便次数增多、泻下赤白脓血便为主症的疾病。

便秘：可以兼有腹痛，但以大便粪质干结、排便艰难或排便周期延长或虽有便意但便而不畅为特征的病证。

积聚：可以兼有腹痛，主要是以腹内结块、或痛或胀为表现的病证，常有情志失调、饮食不节、感受寒邪或黄疸、胁痛、虫毒、久疟、久泻、久痢等病史。

4. 主诉归纳　腹痛的问诊虽然可以非常细致，但仍应遵循主诉精练、准确的要求，如：脐周胀痛 10 天，加重伴恶心 2 天。

（三）现病史

1. 发病情况　包括发病的轻重、缓急，如腹痛起病是急还是缓？轻重情况？首次出现腹痛至就诊时的时间？腹痛起病时间急性以日计算，慢性以年、月、周计算。慢性腹痛还要问简要病程经过。

2. 病因及诱因问诊　腹痛的病因或诱因主要包括外感（风寒、暑热、湿热等）、饮食、情志、体虚等因素。

3. 主要症状特点及其发展变化情况

（1）一般项目　腹痛的部位、剧烈程度，是反复发作还是持续进展？是否兼夹其他症状等。其中腹痛部位若在胁腹、少腹多属肝经痛；脐以上为脾胃经痛；脐以下多数膀胱及小肠经痛；痛在脐周，时痛时止，痛处剧烈多为虫积痛，尤见于小儿。

（2）证候鉴别　问诊不仅有助于病证鉴别，更是证型鉴别的重要一环，其中，主要症状特点和证候鉴别尤为重要，其要点如下。

腹痛拘急，疼痛暴作，痛无间断，遇冷痛剧，得热痛减——寒痛。

痛在脐部，痛处灼热，时轻时重，遇凉痛减——热痛。

腹痛时轻时重，痛处不定，攻窜作痛，伴胸胁不适、腹胀——气滞痛。

少腹刺痛，痛有定处，痛处拒按，夜间加重，伴面色晦暗——血瘀痛。

因饮食不节，腹部胀痛，嗳腐吞酸——伤食痛。

4. 伴随症状

（1）一般项目　伴随症状着重问是否有腹泻或便秘、发热寒战、呕吐泛酸等。

（2）主要问诊内容　包括寒邪内阻证、湿热壅滞证、饮食积滞证、肝郁气滞证、瘀血内停证、中虚脏寒证。

寒邪内阻证：腹痛拘急，遇寒痛甚，伴口淡不渴，形寒肢冷，小便清长，大便清稀或秘结。

湿热壅滞证：腹痛拒按，伴烦渴引饮，大便秘结，或溏滞不爽，潮热汗出，小便短黄。

饮食积滞证：脘腹胀满，疼痛拒按，伴嗳腐吞酸，厌食呕恶，痛而欲泻，泻后痛减，或大便秘结。

肝郁气滞证：腹痛胀满闷，痛无定处，痛引少腹，或兼痛窜两胁，时作时止，得嗳气或矢气则舒，遇忧思恼怒则剧。

瘀血内停证：腹痛较剧，痛如针刺，痛处固定，经久不愈。

中虚脏寒证：腹痛绵绵，时作时止，喜温喜按，伴形寒肢冷，神疲乏力，气短懒言，胃纳不佳，面色无华，大便溏薄。

5. 发病以来诊治经过及结果　问外院或本院的检查情况如腹部 B 超等检查、诊断结论、治疗的药物及疗效等。

6. 发病以来一般情况　包括精神、饮食、寒热、睡眠、二便、舌脉（若使用标准化患者一般会给出舌脉的描述）等。腹痛一般情况的问诊，开始练习也可以从十问歌入手，若熟练后问诊每一步其实都包含临床思维，不需要再生搬硬套十问歌，但精神、饮食、寒热、睡眠、二便都需要问齐全，最后综合判断以确定腹痛的辨证论治。

（四）既往史

既往史应先问患者既往健康情况，有无慢性胃炎、胆囊炎、胆石症等消化系统疾病，急性腹痛的常见病因主要有腹腔器官急性炎症、腹壁炎症及脏器阻塞或破裂等。胸腔疾病如肺梗死、心绞痛、急性心包炎等可导致腹部牵拉痛，全身性疾病如糖尿病酮症酸中毒、尿毒症等亦可导致急性腹痛。以上相关系统疾病病史均需问诊。再问有无外伤手术史、药物及食物过敏史、传染病及地方病史等。

（五）个人史

个人史除问疫区疫水接触史外，其中不良嗜好要问有无嗜烟酒史，还要注意问职业和环境因素暴露及用药史。有无工业毒物、粉尘、放射性物质接触史，有无冶游史。

（六）婚育史、月经史

腹痛患者问婚育史有助于了解整体健康状况。女性患者问月经史，尤其是月经周期及经量等，有助于了解气血虚实等状况；问末次月经时间，了解腹痛是否在经期或停经后发生，有助于排除妇科腹痛。

（七）家族史

家族史包括父母、兄弟姐妹等人的健康状况，问有无与患者类似疾病，有无家族遗传倾向的疾病。

五、切诊

（一）一般项目

腹痛一般的切诊主要为尺肤及四肢的触诊。尺肤及四肢欠温多为外寒或阳虚；尺肤及四肢厥冷，但扪久而觉热，多为热邪内闭；手足心热多属阴虚。

（二）脉诊

寒邪内阻证——脉沉紧。
湿热壅滞证——脉滑数。
饮食积滞证——脉滑。
肝郁气滞证——脉弦。
瘀血内停证——脉细涩。
中虚脏寒证——脉沉细。

六、临床思维与延伸

（一）中医临床思维

1. 腹痛诊断与辨证论治流程

（1）确定主诉　由于主诉的提炼一般不使用诊断用语，故腹痛的主诉不能单纯使用"腹痛"的主症，应明确具体部位及疼痛性质。腹痛的部位有上腹、脐腹、小腹、少腹等，腹痛性质有胀痛、绞痛、灼痛、隐痛等。

（2）初步排除其他诊断　主诉的目的是得出第一诊断，但很多病证都可出现腹痛的症状，故需一一加以鉴别。腹痛＋食欲不振、恶心呕吐可诊断为胃痛；腹痛＋大便次数增多、粪质稀溏可诊断为泄泻；腹痛＋里急后重、泻下黏液脓血便可诊断为痢疾；腹痛＋大便干结、排便不畅可诊断为便秘；腹痛＋腹部结块可诊断为积聚。故需要通过详细的问诊排除其他病证的上述特异性症状后，才能得出腹痛的诊断。

（3）初步判断证型　通过腹痛的诱因或病因及发病时间初步判断是急性腹痛还是慢性腹痛。

（4）进一步鉴别诊断　通过主症的进一步问诊排除极易混淆的诊断。如胃痛，若疼痛部位在胃脘，同时出现明显的食欲不振、恶心呕吐应诊断为胃痛。

（5）进一步判断证型　通过主症特点及伴随症状的问诊基本确定腹痛的证型。

（6）得出结论　通过一般情况的问诊及舌脉的了解最终确定腹痛的辨证及论治。

2. 辨致病因素　参照证候鉴别。

3. 辨腹痛部位　胁腹、少腹两侧痛多属肝经病证；大腹疼痛，多属脾胃病证；脐腹疼痛多为大小肠病证；脐以下小腹疼痛多属肾、膀胱、胞宫病证。

（二）西医临床思维

1. 通过腹痛性质初步判断病因　腹痛的发生机制一般可分为 3 种，即内脏性腹痛、躯体性腹痛、牵涉痛。

（1）内脏性腹痛　是腹内某一器官的痛觉信号由交感神经传入脊髓引起。其疼痛特点：①疼痛部位不确切，接近腹中线。②疼痛感觉模糊，多为痉挛、不适、钝痛、灼痛。③常伴恶心、呕吐、出汗等其他自主神经兴奋症状。

（2）躯体性腹痛　是由来自腹膜壁层及腹壁的痛觉信号，经体神经传至脊神经根，反映到相应脊髓节段所支配的皮肤所引起。其特点：①定位准确，可在腹部一侧。②程度剧烈而持续。③可有局部腹肌强直。④腹痛可因咳嗽、体位变化而加重。

（3）牵涉痛　是内脏性疼痛牵涉身体体表部位，即内脏痛觉信号传至相应脊髓节段，引起该节段支配的体表部位疼痛。特点：①定位明确。②疼痛剧烈。③有压痛、肌紧张及感觉过敏等。

2. 腹痛伴随症状及诊断思路　主要伴随症状及诊断思路如下。

腹痛伴发热、寒战：临床多见于急性胆道感染、胆囊炎、肝囊肿、腹腔囊肿等。

腹痛伴黄疸：临床多见于肝胆胰疾病等。

腹痛伴休克：伴贫血者临床多见于腹腔脏器破裂（肝、脾或异位妊娠破裂）；不伴贫血者见于胃肠穿孔、绞窄性肠梗阻、急性坏死性胰腺炎等。

腹痛伴呕吐、泛酸：临床多见于食道、胃肠疾病，如胃肠道梗阻、胃及十二指肠溃疡等。

腹痛伴腹泻：临床多见于消化吸收功能障碍或肠道炎症、溃疡或肿瘤等。

腹痛伴血尿：应首先考虑泌尿系结石。

3. 相关检查　一般应将腹部 B 超作为腹痛的常规检查，腹部 B 超如有可疑病变时，可进一步做腹部 CT 及胃肠镜检查。

4. 临床要点　对于腹痛的诊断临床要中西医互参，尤其是腹痛原因不明及部位不清的患者，一般需要明确西医诊断，应常规做腹部 B 超、腹部 CT、胃肠镜检查等。

【知识链接】

肠易激综合征

肠易激综合征是一种与胃肠功能改变有关，以慢性或复发性腹痛、腹泻、排便习惯和大便性状异常为主要症状而又缺乏胃肠道结构或生化异常的综合征，常与胃肠道其他功能性疾病如胃食管反流性疾病和功能性消化不良同时存在。其病因尚不明确，目前认为与精神、神经因素及肠道刺激因素有关。

七、医患沟通与交流

（一）沟通要点

内容参照第二章第二节。

（二）医患交流常见问题

1. 腹痛需要做的基本检查项目　首先完善腹部体格检查以确定腹痛部位，其次做全血细胞分析及腹部 B 超，必要时做全腹部 CT 检查；最后针对不同原因引起的腹痛，进行不同的检查。

2. 腹痛患者的护理及注意事项　首先应适当休息，注意气候变化，防寒保暖，预防感冒，不宜吃水果等生冷之品；其次注意起居饮食的调护，饮食清淡，不宜食肥甘、辛辣及过咸等，嗜酒及吸烟等不良习惯尤当戒除。

第十五节　呕　吐

【学习目标】
1. 掌握呕吐的知识要点、呕吐问诊的步骤与内容。
2. 熟悉呕吐望、闻、切诊的步骤与内容，呕吐病史采集过程中的中医临床思维。
3. 了解呕吐医患沟通与交流的要点及常见问题、呕吐病史采集过程中的西医临床思维。

一、概述

（一）定义

呕吐是指胃失和降，气逆于上，胃内容物经食道、口腔吐出的一种病证。

（二）临床特征及病因病机

临床特征：有物有声为呕，有物无声为吐，无物有声为干呕。

呕吐主要病因：外邪犯胃、饮食不节、情志失调、脾胃虚弱。

实证多因外邪、饮食、七情因素使病邪犯胃所致，发病急骤，病程较短，呕吐量多，呕吐物多酸腐臭秽，或伴有表证，脉实有力；虚证多因脾胃虚寒，胃阴不足而成，起病缓慢，病程较长，呕而无力，时作时止，吐物不多，酸臭不甚，常伴有精神萎靡，倦怠乏力，脉弱无力。

基本病机：胃失和降，胃气上逆。

（三）古籍记述

《内经》对呕吐的病因论述颇详，奠定了本病的理论基础，如"寒气客于肠胃，厥逆上出，故痛而呕也""诸呕吐酸，暴注下迫，皆属于热"。《金匮要略》指出呕吐有时是机体排除胃中有害物质的反应，这类呕吐常由痰水、宿食、脓血所致，不可止呕，邪去呕吐自止，如"夫呕家有痈脓，不可治呕，脓尽自愈""酒疸，心中热，欲吐者，吐之愈"。

（四）西医学范畴

贲门痉挛、急性胃炎、胃黏膜脱垂症、幽门梗阻、十二指肠壅积症、肠梗阻、肝炎、胰腺炎、胆囊炎、心因性呕吐、尿毒症、颅脑疾病及一些急性传染病等，当以呕吐为主要表现时，可参考本节辨证论治。

二、望诊

（一）一般项目

呕吐望诊主要为望神色、形态等。呕吐患者很少出现失神或假神表现。实证患者多面色如常或红赤；虚证患者多面色苍白，精神萎靡，倦怠乏力。

（二）望呕吐物

食积内腐——呕吐物多酸腐。

胆热犯胃——呕吐物多为黄水味苦。

肝气犯胃——呕吐物多为酸水绿水。

痰饮中阻——呕吐物多为痰浊涎沫。

胃中虚寒或有虫积——呕吐物多为清水。

胃阴不足——呕吐物多为黏沫量少。

（三）望舌

外邪犯胃——舌苔白腻。

食积内停——苔厚腻。

痰饮中阻——苔白腻。

肝气犯胃——舌边红，苔薄腻。

脾胃气虚——舌苔白滑。

脾胃阳虚——舌质淡，苔薄白。

胃阴不足——舌质红，少津。

三、闻诊

（一）一般项目

呕吐闻诊主要为闻语声等。呕吐患者语声高亢、洪亮有力，多属实证、热证；语声低微，细弱无力，多属寒证、虚证。

（二）闻呕吐物气味

食积内腐——呕吐物多酸腐难闻。

胆热犯胃——呕吐物多为黄水味苦。

肝气犯胃——呕吐物多为酸水绿水。

四、问诊

（一）一般情况

一般情况包括姓名、性别、年龄、民族、婚姻状况、出生地、职业、入院时间、记录时间、发病节气、病史陈述者。

（二）主诉

1. 主症的细化　呕吐症状可以细化为呕吐物的性质、气味及规律、程度、伴随症状的特点、加重或缓解因素等；恶心症状可以细化为规律、程度、伴随症状的特点、加重或缓解因素等。

2. 主症的时间　通过主症的时间长短有助于初步判断是虚证还是实证。

3. 病证鉴别　主诉的目的是得出第一诊断，但很多病证都可出现呕吐的症状，故需一一加以鉴别。如呕吐＋朝食暮吐或暮食朝吐可诊断为反胃；呕吐＋进食梗噎不顺或食不得入，诊断为噎膈；呕吐＋泄泻、腹痛诊断为霍乱；呕吐＋如坐车船，旋转不定，不能站立诊断为眩晕；呕吐＋半身不遂，口舌㖞斜，言语不利，偏身麻木诊断为中风；腹部疼痛为主伴呕吐诊断为腹痛；呕吐＋小便不通或水肿诊断为关格。故需要通过问诊排除其他病证的上述特异性症状后，才能得出呕吐的诊断。

4. 主诉归纳 呕吐的问诊虽然可以非常细致，但仍应遵循主诉精练、准确的要求，可以简单地归纳为"干呕"或"呕吐"，如：干呕半月；呕吐 5 天等。

（三）现病史

1. 发病情况 包括发病的轻重、缓急，如呕吐起病是急还是缓？轻还是重？首次出现呕吐至就诊时的时间有多久？呕吐起病时间急性以日计算，慢性以年、月、周计算。慢性呕吐还要问呕吐发作的频率，是间断、反复发作还是持续发作等。

2. 病因或诱因的问诊 呕吐的病因或诱因主要包括外感（受寒、淋雨等）、饮食、情志、脾胃虚弱等因素。病因或诱因的问诊是呕吐辨证的第一步，应予重视。

3. 主要症状特点及其发展变化情况

（1）一般项目 包括呕吐及呕吐物的变化情况，发作与缓解的情况，也是主诉中病证鉴别问诊的进一步深化。

（2）证候鉴别 问诊不仅有助于病证鉴别，更是证型鉴别的重要一环，其中，主要症状特点和证候鉴别尤为重要，其要点参照望呕吐物。

4. 伴随症状 着重问是否有发热、腹痛，是否伴腹泻、水肿及小便不出，是否有头痛及眩晕，是否有半身不遂、偏身麻木，是否伴黄疸，是否伴腹痛及大便不通等。

（1）主要问诊内容

外邪犯胃：发病急骤，突然呕吐，伴发热恶寒，头身疼痛。常伴胸脘满闷，不思饮食。

食积内停：呕吐酸腐，伴脘腹胀满，嗳气厌食，得食愈甚，吐后反快。大便或溏或结，气味臭秽。

痰饮中阻：呕吐物多为清水痰涎，伴头眩心悸。胸脘痞闷，不思饮食，或呕而肠鸣有声。

肝气犯胃：呕吐吞酸，伴嗳气频作，胸胁胀满，烦闷不舒，每因情志不遂而呕吐吞酸更甚。

脾胃气虚：恶心呕吐。伴食欲不振，食入难化，胃脘痞闷，大便不畅。

脾胃阳虚：饮食稍有不慎，即易呕吐，时作时止，伴大便溏薄。胃纳不佳，食入难化，脘腹痞闷，口淡不渴，面色少华，倦怠乏力。

胃阴不足：呕吐反复发作，时作干呕。呕量不多，或仅吐涎沫，伴口燥咽干，胃中嘈杂，似饥而不欲食。

5. 发病以来诊治经过及结果 问外院或本院的检查情况，如全血细胞分析、肝肾功能、腹部 X 线片、胃镜检查、诊断结论、治疗的药物及疗效等。

6. 发病以来一般情况 包括精神、饮食、寒热、睡眠、二便、舌脉（若使用标准化患者一般会给出舌脉的描述）等。呕吐有虚实之分。实证或伴有表证，脉实有力；虚证常伴有精神萎靡，倦怠乏力，脉弱无力。

呕吐一般情况的问诊，开始练习也可以从十问歌入手，若熟练后问诊每一步其实都包含临床思维，不需要再生搬硬套十问歌，但精神、饮食、寒热、睡眠、二便都需要问齐全，最后综合判断以确定呕吐的辨证论治。

（四）既往史

既往史首先应问消化系统疾病病史，如慢性胃炎、消化性溃疡和胃肿瘤等，还要重视心血管和脑血管统疾病病史的问诊，如急性心肌梗死、左心功能不全、主动脉夹层分离、脑炎、脑梗死、脑出血、蛛网膜下腔出血。再问有无外伤手术史、药物及食物过敏史、传染病及地方病史等。

（五）个人史

个人史首先需要问有无疫区尤其是霍乱等病疫区或相关人畜接触史；其次要问有无不良嗜好，尤其是吸烟史等。此外，还要重视职业、环境因素暴露史及用药史的问诊，如服用抗生素、抗癌药、洋地黄、吗啡、卡马西平等药物也可引起呕吐。

（六）婚育史、月经史

患者呕吐问婚育史有助于了解整体健康状况。女性患者问月经史，尤其是月经周期及经量等，有助于了解气血虚实等状况；问末次月经时间，已婚育龄妇女晨起呕吐者，应注意早孕。

（七）家族史

家族史包括父母、兄弟姐妹等人的健康状况，问有无与患者类似疾病，有无家族遗传倾向的疾病。

五、切诊

（一）一般项目

呕吐一般的切诊主要为尺肤、腹部及四肢的触诊。尺肤及四肢欠温多为外寒或阳虚；尺肤及四肢厥冷，但扪久而觉热，多为热邪内闭；手足心热多属阴虚；腹肌紧张、反跳痛多为肠痈或阳明腑实。

（二）脉诊

外邪犯胃——脉濡缓。
食积内停——脉滑实。
痰饮中阻——脉滑。
肝气犯胃——脉弦。
脾胃气虚——脉虚弦。
脾胃阳虚——脉濡弱。

胃阴不足——脉象细数。

六、临床思维与延伸

(一) 中医临床思维

1. 呕吐诊断与辨证论治流程

（1）确定主诉 由于主诉的提炼一般不使用诊断用语，故呕吐的主诉不能单纯使用"呕吐"的主症，根据呕吐的定义，包含呕吐之物和呕吐之声的情况，故呕吐的主诉可以确定为"恶心、呕吐"两大主症。

（2）初步排除其他诊断 主诉的目的是得出第一诊断，但很多病证都可出现呕吐的症状，故需一一加以鉴别。如呕吐+朝食暮吐或暮食朝吐可考虑诊断为反胃；呕吐+进食梗噎不顺，或食不得入，考虑诊断为噎膈；呕吐+泄泻、腹痛考虑诊断为霍乱；呕吐+如坐车船，旋转不定，不能站立考虑诊断为眩晕；呕吐+半身不遂，口舌㖞斜，言语不利，偏身麻木考虑诊断为中风；腹部疼痛为主伴呕吐考虑诊断为腹痛；呕吐+小便不通或水肿考虑诊断为关格。故需要通过问诊排除其他病证的上述特异性症状后，才能得出呕吐的诊断。

（3）初步判断证型 通过呕吐的诱因或病因及发病时间、呕吐物性质初步判断呕吐之虚实。

（4）进一步鉴别诊断 通过主症的进一步问诊排除极易混淆的诊断，如反胃。

（5）进一步判断证型 通过主症特点及伴随症状的问诊基本确定呕吐的证型。

（6）得出结论 通过一般情况的问诊及舌脉的了解最终确定呕吐的辨证及论治。

2. 虚实鉴别要点 实证：因外邪、饮食、七情因素使病邪犯胃所致，发病急骤，病程较短，呕吐量多，呕吐物多酸腐臭秽，或伴有表证，脉实有力。虚证：因脾胃虚寒，胃阴不足而成，起病缓慢，病程较长，呕而无力，时作时止，吐物不多，酸臭不甚，常伴有精神萎靡，倦怠乏力，脉弱无力。

3. 辨可吐与止呕 胃有痈脓、痰饮、食滞、毒物等有害之物时，不可见呕止呕，邪去则呕吐自止。甚至当呕吐不畅时，尚可用探吐之法，切不可降逆止呕，以免留邪。

4. 辨可下与禁下 呕吐之病不宜用下法，病在胃不宜攻肠，以免引邪内陷。且呕吐尚能排除积食、败脓等，若属虚者更不宜下，兼表者下之亦误。

但若确属胃肠实热，大便秘结，腑气不通，而致浊气上逆，气逆作呕者，可用下法，通其便，折其逆，使浊气下行，呕吐自止。

(二) 西医临床思维

1. 通过呕吐物性状初步判断病因 西医学认为，呕吐物呈咖啡色，见于上消化道出血。呕吐隔餐或隔日食物，并带发酵、腐败气味提示幽门梗阻；带粪臭味提示低位小肠梗阻；不含胆汁说明梗阻部位多在十二指肠乳头以上，含大量胆汁则提示在此平面以下；含大量酸性液体者多有胃泌素瘤或十二指肠溃疡；无酸性味者可能为贲门狭窄或贲门失迟缓症所致。

2. 呕吐伴随症状与诊断思路　主要伴随症状与诊断思路如下。

伴发热：多见于全身或中枢神经系统感染、急性细菌性食物中毒。

伴剧烈头痛：多见于颅内高压、偏头痛、青光眼。

伴腹痛、腹泻者：多见于急性胃肠炎或细菌食物中毒、霍乱、副霍乱及各种原因引起的中毒。

伴腹痛：多见于急性胃肠炎、急性胰腺炎、急性阑尾炎及空腔脏器梗阻。

伴黄疸：多见于急性肝炎、胆道梗阻、急性溶血。

伴眩晕、眼球震颤者：多见于前庭器官疾病。

应用某些药物如抗生素与抗癌药等：多与药物副作用有关。

已婚育龄妇女晨起呕吐者：应注意早孕。

伴贫血、水肿、蛋白尿：多见于肾功能不全。

3. 呕吐的时间与诊断思路　育龄妇女晨起呕吐见于早期妊娠，也见于尿毒症、慢性酒精中毒、功能性消化不良、鼻窦炎；晚上或夜间呕吐见于幽门梗阻。

4. 呕吐与进食的关系与诊断思路　进食过程中或餐后即刻呕吐，可能为幽门管溃疡或精神性呕吐；餐后 1 小时以上呕吐（延迟性呕吐），提示胃张力下降或胃排空延迟；餐后较久或数餐后呕吐，见于幽门梗阻；餐后近期呕吐，特别是集体发病者，多由食物中毒。

5. 呕吐特点与诊断思路　精神性或颅内高压性呕吐，恶心缺如或很轻，后者以喷射性呕吐为其特点。

6. 临床要点　对于呕吐的诊断临床要中西医互参，一般要明确西医诊断。应常规行胃镜等检查。

【知识链接】

呕吐的发病机制

呕吐依据发病机制可分为反射性呕吐、中枢性呕吐。

1. 反射性呕吐　机械或化学性的刺激作用于舌根、咽部、胃、小肠、大肠、胆总管、泌尿生殖器官、视觉、内耳前庭等处的感受器，而引起的呕吐。

（1）咽部受到刺激　剧咳，鼻咽部炎症。

（2）胃、十二指肠疾病　急慢性胃肠炎、十二指肠溃疡、急性胃扩张或幽门梗阻、十二指肠壅积症。

（3）肠道疾病　急性阑尾炎、各型肠梗阻、急性出血坏死性肠炎、腹型过敏性紫癜。

（4）肝胆疾病　急性肝炎、肝硬化、肝瘀血、急慢性胆囊炎或胰腺炎。

（5）腹膜及肠系膜疾病　急性腹膜炎。

（6）其他疾病　肾及输尿管结石、急性肾盂肾炎、急性盆腔炎、异位妊娠破裂、心肌梗死、心力衰竭、青光眼、屈光不正等。

2. 中枢性呕吐 各种因素直接刺激延髓呕吐中枢或延髓呕吐中枢附近的化学感受器进而引起的呕吐。

（1）神经系统疾病 ①颅内感染，各种脑炎、脑膜炎。②脑血管疾病，脑出血、脑栓塞、脑血栓形成、高血压病及偏头痛。③颅脑损伤，脑挫裂伤、颅内血肿。④癫痫，特别是癫痫持续状态。

（2）全身性疾病 尿毒症、肝昏迷、糖尿病酮症酸中毒、甲状腺功能减退、肾上腺皮质功能不全、低钠血症。

（3）药物 抗生素、抗癌药、洋地黄、吗啡等（兴奋呕吐中枢）。

（4）中毒 乙醇、有机磷农药、毒鼠强、一氧化碳、重金属。

（5）精神因素 胃肠神经症、癔症、神经性厌食。

（6）前庭障碍性呕吐 迷路炎、梅尼埃病、运动病。

七、医患沟通与交流

（一）沟通要点

内容参照第二章第二节。

（二）医患交流常见问题

1. 呕吐需要做的基本检查项目 首先需要测量体温，查看腹部是否有压痛、反跳痛及肿块，听诊肠鸣音；其次做血、尿、大便常规，肝肾功能，电解质及腹部 X 线片检查，必要时行胃镜检查；最后针对不同原因引起的呕吐，进行不同的检查。

2. 呕吐患者的护理及注意事项 避免风寒暑湿之邪或秽浊之气的侵袭；避免精神刺激；避免进食腥秽之物，不可暴饮暴食，忌食生冷、辛辣、香燥之品；呕吐剧烈者应卧床休息。

第十六节 泄 泻

【学习目标】
1. 掌握泄泻的知识要点、泄泻问诊的步骤与内容。
2. 熟悉泄泻望、闻、切诊的步骤与内容，泄泻病史采集过程中的中医临床思维。
3. 了解泄泻医患沟通与交流的要点及常见问题、泄泻病史采集过程中的西医临床思维。

一、概述

（一）定义

泄泻是以排便次数增多，粪便稀溏，甚至泻出如水样为主症的病证，多由脾胃运化功能失职，湿邪内盛所致。

（二）临床特征及病因病机

临床特征：泄者，泄漏之意，大便稀溏，是作时止，病势较缓；泻者，倾泻之意，大便如水倾注而直下，病势较急。

外感泄泻病因：以暑、湿、寒、热较为常见，其中又以感受湿邪者最多。

内伤泄泻病因：食伤脾胃肠，化生食滞、寒湿、湿热之邪，致运化失职，升降失调，清浊不分；情志因素，如肝气不疏，横逆犯脾，脾气失健则不能运化。

基本病机：脾虚湿盛。

（三）古籍记述

《内经》记载"春伤于风，夏生飧泄""清气在下，则生飧泄""寒邪客于小肠，小肠不得成聚，故后泄腹痛矣"。

（四）西医学范畴

急性泄泻一般来说病程相对比较短，多数在 2 ～ 3 周以内，有些急性腹泻的病程可以稍超过 3 ～ 4 周，主要是肠道致病菌、真菌、病毒感染、药物、食物中毒、肠道缺血所致。慢性腹泻的病程多数是超过 4 周或者是症状反复发作的患者，慢性腹泻的发病原因通常比急性腹泻更加复杂也更加多样化，它可以由感染性因素引起，比如慢性的细菌感染、真菌感染等。非感染因素包括肠易激综合征、炎症性肠病、缺血性肠病、放射性肠炎、酒精性肠病、肠癌等。

二、望诊

（一）一般项目

泄泻望诊主要为望神色、形态等。慢性泄泻虚证患者多面色苍白，精神萎靡，倦怠乏力。泄泻严重者可出现脱水，甚至失神或假神表现。

（二）望大便形状及颜色

大便清稀，完谷不化——多寒证。
大便黄腻，形如糊状——多热证。
大便黄褐而臭，伴有肛门灼热——多湿热证。

（三）望舌

寒湿证——舌质淡，苔白腻。
湿热证——舌质红，苔黄腻。
暑湿泄泻——舌质红，苔黄厚而腻。

食积证——舌苔垢浊而厚腻。

肝气乘脾证——舌苔薄白或薄腻。

脾胃虚弱证——舌质淡，苔白。

肾阳虚衰证——舌质淡，苔白。

三、闻诊

（一）一般项目

泄泻闻诊主要为闻语声等。泄泻患者语声高亢、洪亮有力，多属实证、热证；语声低微，细弱无力，多属虚证、寒证。

（二）闻大便气味及肠鸣音

大便酸腐——食积证。

大便黄臭——湿热证。

大便气味偏淡——虚寒证。

肠鸣高亢而频急——外感风寒湿证。

肠鸣阵作，伴有腹痛欲泻，泻后痛减——肝郁脾虚证。

肠鸣稀少，伴脘腹胀满拒按——多肠道气滞证。

四、问诊

（一）一般情况

一般情况包括姓名、性别、年龄、民族、婚姻状况、出生地、职业、入院时间、记录时间、发病节气、病史陈述者。泄泻尤应注意饮食因素及发病节气的问诊。

（二）主诉

1.主症的细化　主要在于询问大便的次数、大便的性质、大便的气味、加重和缓解因素。通过对主症的细致问诊，可初步辨其寒热虚实。

2.主症的时间　通过主症的时间长短，结合年龄、体质特点等有助于初步判断是泄泻是急性发作还是慢性发作。

3.病证鉴别　泄泻的主诉问诊可能隐藏着痢疾、霍乱等其他病证的症状，应注意鉴别。此为辨病的重要步骤。

痢疾：可以出现泄泻，但是痢疾是由于气血凝滞肠腑脂膜，传导失司，伴腹痛、里急后重、下痢赤白脓血等症状。

霍乱：可以出现泄泻，但是霍乱是一种以呕吐与泄泻同时发作的病证，其发病特点是起病急，变化快，病情凶险。

4.主诉归纳　泄泻一般以患者大便异常表现的最突出的症状再结合其起病时间确定

主诉，如某患者 1 周前开始大便次数增多，粪便稀溏，则主诉可为大便次数增多，粪质稀溏 7 天。

（三）现病史

1. 发病情况　包括发病的轻重、缓急，如泄泻起病是急还是缓？轻还是重？首次出现泄泻至就诊时的时间有多久？泄泻起病时间急性以日计算，慢性以年、月、周计算。泄泻还要问发作的频率，是间断、反复发作还是持续发作等。

2. 病因或诱因的问诊　询问患者有无受寒或者是否存在饮食不规律、饮食不洁；或者有无情绪波动。

3. 主要症状特点及其发展变化情况

（1）一般项目　除了泄泻之外，大便是否夹有黏液，是否夹有便血，以及发作与缓解的情况，也是主诉中病证鉴别问诊的进一步深化。

（2）证候鉴别　问诊不仅有助于病证鉴别，更是证型鉴别的重要一环，其中，主要症状特点和证候鉴别尤为重要，其要点如下。

泻下腹痛，痛势急迫拒按——实证。

腹痛不甚，喜温喜按，身疲肢冷——虚证。

大便清稀，或完谷不化——寒证。

泻下急迫，肛门灼热者——热证。

泻多溏薄——寒湿泄泻。

泻下物多为酱黄色——湿热。

粪便臭如败卵，泻后痛减——肝气郁滞。

大便时溏时泻，夹有水谷不化，稍进油腻之物，则大便次数增多——脾气亏虚。

晨起之时，腹痛肠鸣，泻后则安——肾阳虚。

4. 伴随症状

（1）一般项目　伴随症状着重关注是否有腹痛肠鸣、泛恶、恶寒发热、面色少华、肢倦乏力等。

（2）主要问诊内容

寒湿泄泻证：泻下清稀，甚至如水样，有时如鹜溏，伴腹痛肠鸣，脘闷食少，或兼有恶寒发热，鼻塞头痛，肢体酸痛。

湿热泄泻证：腹痛即泻，泻下急迫，势如水柱，或泻而不爽，粪色黄褐而臭，伴烦热口渴，小便短赤，肛门灼热。

暑湿泄泻证：夏季盛暑之时，腹痛泄泻，泻下如水，暴急量多，粪色黄褐，伴发热心烦，胸闷脘痞，泛恶纳呆，自汗面垢，口渴尿赤。

湿滞胃肠证：腹痛肠鸣，泻后痛减，泻下粪便如败卵，夹有不消化食物，伴脘腹痞满，嗳腐吞酸，不思饮食。

肝气乘脾证：肠鸣攻痛，腹痛即泻，泻后痛缓，每因抑郁恼怒或情绪紧张而诱发，平素还多伴有胸胁胀闷，嗳气食少，矢气频作。

脾胃虚弱证：大便时溏时泻，反复发作。稍有饮食不慎，大便次数即增多，夹见水谷不化，饮食减少，脘腹胀闷不舒，面色少华，肢倦乏力。

肾阳虚衰证：每于黎明之前，脐腹作痛，继则肠鸣而泻，完谷不化，泻后则安，伴形寒肢冷，腹部喜暖，腰膝酸软。

5. 发病以来诊治经过及结果　问外院或本院的检查情况如肠镜、大便常规、全血细胞分析等检查结果如何，有何诊断结论，以及是否用过抗生素、抗结核药物及止泻药物治疗等，疗效如何。

6. 发病以来一般情况　包括精神、饮食、寒热、睡眠、体重、舌脉（若使用标准化患者一般会给出舌脉的描述）等。泄泻一般情况的问诊，开始练习也可以从十问歌入手，若熟练后问诊每一步其实都包含临床思维，不需要再生搬硬套十问歌，但精神、饮食、寒热、睡眠、体重都需要问齐全，最后综合判断以确定泄泻的辨证论治。

（四）既往史

既往史应询问患者既往的健康情况及既往疾病史、外伤手术史、药物及食物过敏史、传染病及地方病史。注意目前与所患疾病有密切关系的病史，如有无细菌性痢疾、阿米巴痢疾、肠结核病史，有无胃肠道手术史。还要重视职业、环境因素暴露史及用药史的问诊，如长期使用抗生素也可导致腹泻。

（五）个人史

个人史应记录出生地及长期居住地，有无疫区或相关人畜接触史。生活习惯及有无烟酒药物等嗜好，职业与工作条件及有无工业毒物、粉尘、放射性物质接触史，有无冶游史。

（六）婚育史、月经史

泄泻患者问婚育史有助于了解整体健康状况。女性患者问月经史，尤其是月经周期及经量等，有助于了解气血虚实等状况；问末次月经时间，了解泄泻是否与月经有关，有助于辨病与辨证。

（七）家族史

家族史包括父母、兄弟姐妹等人的健康状况，问有无与患者类似疾病，有无家族遗传倾向的疾病。如泄泻有明显家族史者，应注意排除肠癌等相关的泄泻。

五、切诊

（一）一般项目

泄泻一般的切诊主要为腹部、尺肤及四肢的触诊，对于泄泻伴有腹痛的患者，触诊有很重要的参考意义。按压后腹痛减轻者为虚痛；按压后疼痛加剧者为实痛。触及尺肤及四肢欠温者多为外寒或阳虚；尺肤及四肢厥冷，但扪久而觉热，多为热邪内闭；手足心热多属阴虚。

（二）脉诊

寒湿内盛证——脉濡缓。

湿热伤中证——脉滑数或濡数。

湿滞肠胃证——脉滑。

脾胃虚弱证——脉细弱。

肝气乘脾证——脉细弦。

肾阳虚衰证——脉沉细。

六、临床思维与延伸

（一）中医临床思维

1. 泄泻诊断与辨证论治流程

（1）确定主诉　由于主诉的提炼一般不使用诊断用语，故泄泻的主诉不能单纯使用"泄泻"的主症，一般描述为大便次数增多，粪质清稀，甚则如水样；或次数不多，粪质清稀；或泻下完谷不化。

（2）初步排除其他诊断　主诉的目的是得出第一诊断，但很多病证都可出现泄泻的症状，故需一一加以鉴别。如泄泻＋腹痛、里急后重、便下赤白黏液，可诊断为痢疾；泄泻＋呕吐、恶寒、发热，甚至腹中绞痛，发生转筋，面色苍白，目眶凹陷，汗出肢冷等危象，可诊断为霍乱。故需要通过问诊排除其他病证的上述特异性症状后，才能得出泄泻的诊断。

（3）初步判断证型　通过泄泻的诱因或病因及发病时间初步判断外感泄泻或内伤泄泻。

（4）进一步鉴别诊断　通过主症的进一步问诊排除极易混淆的诊断，如痢疾。

（5）进一步判断证型　通过主症特点及伴随症状的问诊基本确定泄泻的证型。

（6）得出结论　通过一般情况的问诊及舌脉的了解最终确定泄泻的辨证及论治。

2. 辨致病因素　包括感受外邪、饮食所伤、情志因素。

感受外邪：以暑、湿、寒、热较为常见，其中又以感受湿邪者最多。

饮食所伤：食伤脾胃肠，化生食滞、寒湿、湿热之邪，致运化失职，升降失调，清浊不分。

情志因素：肝气不疏，横逆犯脾，脾气失健则不能运化。

3. 辨寒热　寒证：大便清稀，或完谷不化者。热证：大便黄褐而臭，泻下急迫，肛门灼热者。

4. 辨外感内伤　外感泄泻：外感之中湿邪最为重要，湿邪困脾，导致脾失健运，升降失调，水谷不化，清浊不分，混杂而下。内伤泄泻：脾虚最为多见，脾胃虚弱，健运失职，清气不升，清浊不分，自可成泻。

5. 辨证候虚实　急性暴泻：泻下腹痛，痛势急迫拒按，泻后痛减，多属实证。慢性久泻：病程较长反复发作，腹痛不甚，喜温喜按，身疲肢冷，多属虚证。

(二) 西医临床思维

1. 通过泄泻时间初步判断病因　腹泻可分为急性腹泻和慢性腹泻，急性腹泻持续时间小于等于 14 日；迁延性腹泻持续时间超过 14 日，但不到 30 日；慢性腹泻持续时间大于等于 4 周。大部分急性腹泻病例是由感染引起，呈自限性。急性感染性腹泻的主要病因包括病毒、细菌和原虫感染。其中，病毒主要有诺如病毒、轮状病毒、腺病毒、星状病毒。细菌主要有沙门菌属、弯曲杆菌属、志贺菌属。慢性腹泻常见原因包括肠易激综合征、炎症性肠病、吸收不良综合征，以及慢性感染。

2. 泄泻伴随症状与诊断思路　主要伴随症状与诊断思路如下。

泄泻伴发热：临床多见于细菌性痢疾、伤寒或副伤寒、结核、结肠癌、小肠恶性淋巴瘤、克罗恩病、溃疡性结肠炎急性发作期、败血症、甲状腺危象等。

泄泻伴里急后重：临床多见于痢疾、直肠炎、直肠癌等。

泄泻伴消瘦：临床多见于胃肠道恶性肿瘤、吸收不良综合征。

泄泻伴皮疹或皮下出血：败血症、伤寒或副伤寒、麻疹、过敏性紫癜、变态反应性肠病、糙皮病。

泄泻伴关节痛或关节肿痛：临床多见于炎症性肠病、结缔组织疾病、肠结核、局限性肠炎。

泄泻伴包块：胃肠道恶性肿瘤、肠结核、克罗恩病、血吸虫性肉芽肿。

泄泻伴重度失水：霍乱或副霍乱、细菌性食物中毒、尿毒症。

3. 相关检查　粪便检查比较重要，应认真观察患者新鲜粪便的量、质及颜色，显微镜下粪检，进行粪便培养等。慢性泄泻可行 X 线钡剂灌肠、全消化道钡餐或肠道内镜检查，必要时可以做腹部 B 超或 CT 检查。

4. 临床要点　对于泄泻的诊断临床要中西医互参，首先要明确是急性泄泻，还是慢性泄泻。慢性腹泻的发病原因通常比急性腹泻更加复杂也更加多样化，它可以由感染性因素引起，比如慢性的细菌感染、真菌感染等，非感染因素包括肠易激综合征、炎症性肠病、缺血性肠病、放射性肠炎、酒精性肠病、肠癌等。

【知识链接】

泄泻的发病机制

泄泻的发病机制非常复杂，有些因素又互为因果，从病理生理角度可把泄泻分为以下几类。

1. 分泌样腹泻　系肠道分泌大量液体超过肠黏膜吸收能力所致。

2. 消化功能障碍性腹泻　由消化液分泌减少所引起，如慢性胰腺炎。

3. 渗透性腹泻　有肠内容物渗透压增高，阻碍肠内水分与电解质的吸收而引起。

4. 动力性腹泻　由肠蠕动亢进致肠内食糜停留时间缩短，未被充分吸收所致的腹泻。

5. 吸收不良性腹泻　由肠黏膜的吸收面积减少或吸收障碍所引起，如吸收不良综合征。

七、医患沟通与交流

（一）沟通要点

内容参照第二章第二节。

（二）医患交流常见问题

1. 泄泻需要做什么检查　粪便常规及隐血，必要时进行粪便培养等。慢性泄泻还可行 X 线钡剂灌肠、全消化道钡餐或肠道内镜检查，必要时可以做腹部 B 超或 CT 检查。

2. 泄泻的注意事项　一般饮食上注意事项较多，首先不能食用生冷食品如水果、冷饮等；另外忌食辛辣刺激油腻的食物；不要吸烟饮酒。保持一个良好的生活习惯，按时用餐，不要熬夜。

第十七节　便　秘

【学习目标】
1. 掌握便秘的知识要点、便秘问诊的步骤与内容。
2. 熟悉便秘望、闻、切诊的步骤与内容，便秘病史采集过程中的中医临床思维。
3. 了解便秘医患沟通与交流的要点及常见问题、便秘病史采集过程中的西医临床思维。

一、概述

（一）定义

便秘是指大肠传导功能失常，导致大便秘结，排便周期延长；或周期不长，但粪质干结，排便艰难；或粪质不硬，虽有便意，但便出不畅的病证。

（二）临床特征及病因病机

临床特征：大便秘结，排便周期延长；或周期不长，但粪质干结，排便艰难；或粪质不硬，虽有便意，但便出不畅。

主要病因：热秘——胃肠积热；实秘——气机郁滞；虚秘——气血阴阳不足；冷秘——阴寒积滞。

基本病机：大肠传导功能失常，与肺、脾、肾三脏关系密切。

（三）古籍记述

《内经》曰："太阴之厥，则腹满䐜胀，后不利……"

《石室秘录》曰："大便秘结者，人以为大肠燥甚，谁知是肺气燥乎？肺燥则清肃之气不能下行于大肠。"

《诸病源候论·大便难》曰："大便难者，由五脏不调，阴阳偏有虚实，谓三焦不和则冷热并结故也。"

（四）西医学范畴

便秘多见于肠易激综合征、肠炎恢复期、直肠及肛门疾病、肠梗阻、肠癌、内分泌及代谢疾病；肌力减退可致排便困难。

二、望诊

（一）一般项目

一般项目主要为望神色、形态等。便秘患者很少出现失神或假神表现。实证患者多面色如常或红赤；虚证患者多面色苍白，精神萎靡，倦怠乏力。

（二）望大便形状及颜色

大便干结灰燥——多热证。

大便色绿，先干后软——多气滞证。

大便干结，色白而散——多阴寒内盛证。

（三）望舌

热秘：舌质红干，苔黄燥，或焦黄起芒刺。

气秘：舌苔薄白，或薄黄，或薄腻。

冷秘：舌质淡，苔白腻。

气虚秘：舌淡胖，或边有齿痕，苔薄白。

血虚秘：舌淡，苔白，或舌质红，苔少。

阴虚秘：舌质红，苔少。

肾阳虚衰证：舌质淡，苔白或薄腻。

三、闻诊

（一）一般项目

便秘闻诊主要为闻语声等。便秘患者语声高亢、洪亮有力，多属实证、热证；语声低微、细弱无力，多属虚证、寒证。

（二）闻大便气味及肠鸣音

大便酸腐——食积证。

大便黄臭——湿热证。

大便气味偏淡——虚寒证。

肠鸣矢气——气滞证。

四、问诊

（一）一般情况

一般情况包括姓名、性别、年龄、民族、婚姻状况、出生地、职业、入院时间、记录时间、发病节气、病史陈述者。便秘尤应注意饮食因素及发病节气的问诊。

（二）主诉

1.主症的细化 便秘症状可以细化为大便的形状、排便时间及规律、排便的伴随症状、排便的颜色、排便是否费力等。

2.主症的时间 通过主症出现时间的长短，结合年龄、体质特点等有助于初步判断是实秘还是虚秘。

3.病证鉴别 便秘的主诉问诊可能隐藏着肠结、痔疮等其他病证的症状，应注意鉴别。此为辨病的重要步骤。

肠结：可以出现便秘，其由饮食不节、劳逸失调、情志不畅等而使肠道气血瘀结、通降失调所致。多伴有腹痛、呕吐、腹胀、无排气等临床表现。

痔疮：是临床上一种常见的肛门疾病，可以分为内痔、外痔、混合痔，其形成与脏腑功能虚弱，脾气亏虚，饮食不节，过食辛辣刺激有关，可以出现便秘。除便秘之外，还会出现间歇性便血、肛门脱垂、肛门疼痛等不适。

肠癌：是由于正虚感邪、内伤饮食及情志失调引起的，以湿热、瘀毒蕴结于肠道，传导失司为基本病机，以排便习惯与粪便性状改变、腹痛、肛门坠痛、里急后重，甚至腹内结块，消瘦为主要临床表现的一种恶性疾病。

4.主诉归纳 根据主症的表现，以及伴随的症状，再加上时间，如大便秘结，伴腹胀 7 天。

（三）现病史

1.发病情况 包括发病的轻重、缓急，如便秘起病是急还是缓？轻重情况？首次出现便秘至就诊时的时间？便秘起病时间急性以日计算，慢性以年、月、周计算。慢性便秘还要问简要病程经过。

2.病因或诱因的问诊 便秘的病因或诱因主要包括饮酒过多，或过食辛辣厚味，或误服用温燥之药而致热毒内盛，或者忧愁过度等。

3. 主要症状特点及其发展变化情况

（1）一般项目 包括大便变化情况，发作与缓解的情况，是否演变为便血等，也是主诉中病证鉴别问诊的进一步深化。

（2）证候鉴别 问诊不仅有助于病证鉴别，更是证型鉴别的重要一环，其中，主要症状特点和证候鉴别尤为重要，其要点如下。

大便干燥坚硬，肛门灼热——肠胃积热。

大便不干结，排便不畅，或欲便不出，乏力——气虚。

粪便干燥，排出艰难，面色苍白——血虚津亏。

大便干结，欲便不出，腹中胀满——气机郁滞。

大便干结，心烦少眠，潮热盗汗——阴虚。

大便艰涩，排出困难，畏寒肢冷——阳虚。

4. 伴随症状

（1）一般项目 伴随症状着重问是否有腹痛腹胀、是否夹有脓血、是否夹有黏液、是否肛门灼热、是否身疲肢冷、是否恶寒发热等。

（2）主要问诊内容

肠胃积热证：大便干结，伴腹中胀满，口干口臭，面红身热，心烦不安，多汗，时欲饮冷，小便短赤。

气机郁滞证：大便干结，欲便不出，伴腹中胀满，胸胁满闷，嗳气呃逆，食欲不振，肠鸣矢气，便后不畅。

气虚便秘证：虽有便意，临厕努挣乏力，难以排出，伴便后乏力，汗出气短，面白神疲，肢倦懒言。

血虚便秘证：大便干结，努挣难下，伴面色苍白，头晕目眩，心悸气短，失眠健忘，或口干心烦，潮热盗汗，耳鸣，腰膝酸软。

阳虚便秘：大便艰涩，排出困难，伴四肢不温，喜热怕冷，小便清长，或腹中冷痛，拘急拒按，或腰膝酸冷。

5. 发病以来诊治经过及结果 问外院或本院的检查情况如肠镜、大便常规、全血细胞分析等检查结果如何，有何诊断结论，以及是否用过抗生素、抗结核药物及止泻药物治疗等，疗效如何。

6. 发病以来一般情况 包括精神、饮食、寒热、睡眠、体重、舌脉（若使用标准化患者一般会给出舌脉的描述）等。便秘一般情况的问诊，开始练习也可以从十问歌入手，若熟练后问诊每一步其实都包含临床思维，不需要再生搬硬套十问歌，但精神、饮食、寒热、睡眠、体重都需要问齐全，最后综合判断以确定便秘的辨证论治。

（四）既往史

既往史应问患者既往的健康情况及既往疾病史、外伤手术史、药物及食物过敏史、传染病及地方病史。尤其注意与便秘有密切关系的病史，如肠易激综合征、结肠息肉、结直肠恶性肿瘤、肠梗阻等病史。

（五）个人史

个人史应记录出生地及长期居住地，生活习惯及有无烟酒药物等嗜好，职业与工作条件及有无工业毒物、粉尘、放射性物质接触史，有无冶游史。

（六）婚育史、月经史

便秘患者询问婚育史有助于了解整体健康状况。女性患者问月经史，尤其是月经周期及经量等，有助于了解气血虚实等状况；问末次月经时间，了解便秘是否在经期或产后发生，有助于辨病与辨证。

（七）家族史

家族史包括父母、兄弟姐妹等人的健康状况，问有无与患者类似疾病，有无家族遗传倾向的疾病。如便秘有明显家族史者，应注意肠癌等相关的便秘家族史。

五、切诊

（一）一般项目

便秘一般的切诊主要为尺肤及四肢、腹部的触诊。尺肤及四肢欠温多为外寒或阳虚；尺肤及四肢厥冷，但扪久而觉热，多为热邪内闭；手足心热多属阴虚。腹满拒按为实证，腹满喜揉为虚证。

（二）脉诊

热秘——脉滑数或弦数。
气秘——脉弦。
冷秘——脉弦紧。
气虚秘——脉细弱。
血虚秘——脉细或细数。
阴虚秘——脉细数。
阳虚秘——脉沉迟。

六、临床思维与延伸

（一）中医临床思维

1. 便秘诊断与辨证论治流程

（1）确定主诉　由于主诉的提炼一般不使用诊断用语，故便秘的主诉不能单纯使用"便秘"的主症，一般概括为大便秘结，排便周期延长；或周期不长，但粪质干结，排便艰难；或粪质不硬，虽有便意，但便出不畅等。

（2）初步排除其他诊断　主诉的目的是得出第一诊断，但很多病证都可出现便秘的症状，故需一一加以鉴别。如便秘+腹痛、呕吐、腹胀无排气可诊断为肠结；便秘+肛门脱垂、间歇性便血、肛门疼痛可诊断为痔疮；便秘+腹痛、肛门坠痛、里急后重、腹内结块可诊断为肠癌。

（3）初步判断证型　通过便秘的诱因或病因及发病时间初步判断是实证便秘还是虚证便秘。

（4）进一步鉴别诊断　通过主症的进一步问诊排除极易混淆的诊断，如肠结。

（5）进一步判断证型　通过主症特点及伴随症状的问诊基本确定便秘的证型。

（6）得出结论　通过一般情况的问诊及舌脉的了解最终确定便秘的辨证及论治。

2. 辨致病因素　可分为实秘和虚秘。

实秘：多见于饮酒过多、过食辛辣厚味、过服温燥药、忧愁思虑过度、饮用寒凉生冷之物所致。

虚秘：多见于病后、产后及年老体弱之人。

3. 辨寒热　可分为胃肠积热和阴寒内结。

胃肠积热：大便干燥坚硬，肛门灼热，舌苔黄厚。

阴寒内结：素体阳虚，排便艰难，舌体胖而苔白滑者。

（二）西医临床思维

1. 通过便秘类型初步判断病因　便秘可根据肠功能分为以下几个亚型。一是正常的结肠传输：主诉排便次数减少且对轻泻药及纤维补充剂无反应的患者结肠传输正常。二是结肠无力：大部分结肠传输慢的重度便秘的患者被认为存在结肠无力，结肠无力的定义为在无排便异常的情况下，不透射线的标记物通过近端结肠时传输延迟。三是出口延迟：是一种特发性的便秘，即标记物可正常通过结肠，但瘀滞于直肠。四是排便协同失调：正常的排便过程及耻骨直肠肌和肛门外括约肌的协调松弛，以及腹内压升高和结肠的节段性运动受抑制。

2. 便秘伴随症状与诊断思路　主要伴随症状与诊断思路如下。

便秘，伴腹痛、呕吐、腹胀、无排气——肠梗阻。

便秘，伴腹痛，肛门坠痛，里急后重，甚至腹内结块，消瘦——肠癌。

便秘，伴间歇性便血，肛门脱垂，肛门疼痛——痔疮。

便秘与腹泻交替，伴腹痛——肠易激综合征、肠结核、溃疡性结肠炎等。

便秘伴生活环境改变、精神紧张——功能性便秘。

3. 相关检查　便秘患者的初步评估包括仔细采集病史及体格检查。应仅对特定患者进行实验室评估、内镜评估及放射学检查。合并便血、体重减轻、存在结肠癌或炎症性肠病家族史、贫血或大便潜血阳性的患者，以及存在短期便秘史的患者，应检测全血细胞计数、血清葡萄糖、肌酐、钙及促甲状腺素水平；内镜检查可识别肠道狭窄或闭塞性病变，还可用其进行活检取样和息肉切除；腹部平片可以发现较明显的结肠内粪便滞留，并提示巨结肠的诊断；结肠传输检测适用于轻泻药和其他保守治疗无效的慢性便秘患者，以区分结肠传输是正常还是缓慢。排粪造影是一种可提供肛门直肠解剖结构及功能改变信息的影像学检查，对肠膨出和肠套叠有良好的诊断作用；肛门直肠测压有助于诊断排便协同失调、直肠感觉功能问题和评估生物反馈治疗的疗效。

4.临床要点　便秘的诊断临床要中西医互参，尤其是中老年的便秘，一般要明确西医诊断。便秘多见于肠易激综合征、肠炎恢复期、直肠及肛门疾病、肠梗阻、肠癌、内分泌及代谢疾病，以及肌力减退所致的排便困难。另外建立规律的排便模式是可取的做法，大多数有正常排便模式的患者通常在每日同一时间排便。睡醒和进餐后结肠运动后更活跃。因此，最佳排便时间通常是在睡醒和早餐后两小时内。另外纤维能增加粪便体积，可使结肠扩张并促进粪便推进。

【知识链接】

便秘分型

根据 2019 年南昌全国便秘专题研讨会制定了《慢性便秘的诊治指南》，指南中根据直肠功能改变特点分为 4 型。

（1）STC 结肠传输延缓　主要症状为排便次数减少、粪便干硬、排便费力。

（2）排便障碍型便秘　即功能性排便障碍，既往称为出口梗阻型便秘，主要表现为排便费力、排便不尽感、排便时肛门直肠堵塞感、排便费时、需要手法辅助排便等。

（3）混合型便秘　患者存在结肠传输延缓和肛门直肠排便障碍的证据。

（4）NTC　IBS-C 多属于这一型，患者的腹痛、腹部不适与便秘相关。

七、医患沟通与交流

（一）沟通要点

内容参照第二章第二节。

（二）医患交流常见问题

1.便秘需要做什么检查　首先查直肠指诊，排除是否有痔疮和肿瘤；其次做全血细胞分析及大便常规检查，确定是否有大便潜血，然后检查肠镜，若还未检查到原因，可以检查排便造影及结肠传输试验。

2.便秘的注意事项　饮食清淡，不要过食辛辣肥腻之品，可以适当增加含有纤维量的食物，比如青菜、豆芽、玉米之类；另外可以适当进行运动，促进肠蠕动；再者养成良好的排便习惯，每天早上固定时间排便，形成排便反射。

第十八节　胁　痛

【学习目标】

1.掌握胁痛的知识要点、胁痛问诊的步骤与内容。

2. 熟悉胁痛望、闻、切诊的步骤与内容，胁痛病史采集过程中的中医临床思维。

3. 了解胁痛医患沟通与交流的要点及常见问题、胁痛病史采集过程中的西医临床思维。

一、概述

(一) 定义

胁痛是指因脉络痹阻或脉络失养而引起一侧或两侧胁肋部疼痛的病证，也是肝胆系疾病的主要症状。

(二) 临床特征及病因病机

临床特征：侧胸部腋以下至第十二肋骨部疼痛，疼痛性质可表现为胀痛、刺痛、灼痛、隐痛或窜痛等。

外感胁痛病因：外感湿热或火毒，客于少阳，属邪实。

内伤胁痛病因：脏腑功能失调，累及于肝胆。有气滞、血瘀、湿热、阴虚等区别，多为实证，或本虚标实，虚实夹杂，其中气滞、血瘀、湿热均属邪实；肝阴不足胁痛则属正虚，或虚中夹实。

基本病机：肝络失和。

(三) 古籍记述

《内经》中记载"肝病者，两胁下痛引少腹，令人善怒""寒气客于厥阴之脉，厥阴之脉者，络阴器，系于肝，寒气客于脉中，则血泣脉急，故胁肋与少腹相引痛矣""胆足少阳之脉……是动则病口苦，善太息，心胁痛，不能转侧"。

巢元方《诸病源候论·胸胁痛候》曰："胸胁痛者，由胆与肝及肾之支脉虚，为寒气所乘故也。"

张景岳《景岳全书·胁痛》曰："胁痛有内伤外感之辨，凡寒邪在少阳经，乃病为胁痛耳聋而呕，然必有寒热表证者，方是外感，如无表证，悉属内伤。但内伤胁痛者十居八九，外感胁痛则间有之耳。"

(四) 西医学范畴

临床上胁痛多见于肝炎、肝硬化、肝癌、胆囊炎、胆结石、胆道蛔虫病、肝寄生虫病、肝脓疡、结核性胸膜炎、带状疱疹、肋间神经痛、肋软骨炎等。

二、望诊

(一) 一般项目

胁痛望诊主要为望神色、皮肤、形态等。胁痛患者很少出现失神或假神表现。患者常以手护胁,扭转不能。身目发黄,一般为肝胆湿热;皮肤出现瘀点、瘀斑或肌肤甲错,一般为瘀血阻络;腰部皮肤焮红,可见成簇水疱性皮疹,簇生成群,呈带状分布,缠腰而生,一般为外感火毒,或肝经湿热,浸淫皮肤。

(二)望舌

肝郁气滞证——舌苔淡薄。
肝胆湿热证——舌质红,苔黄腻。
瘀血阻络证——舌质紫暗。
肝络失养证——舌红少苔。

三、闻诊

胁痛闻诊主要为闻语声、太息等。胁痛患者呻吟声音高亢有力,多属实证;呻吟声音低微无力,多属虚证;不自觉发出长吁或短叹者,多为肝气郁结;胁痛伴恶心呕吐,多为湿热中阻。

四、问诊

(一)一般情况

一般情况包括姓名、性别、年龄、民族、婚姻状况、出生地、职业、入院时间、记录时间、发病节气、病史陈述者。胁痛尤应注意年龄的问诊。

(二)主诉

1. 主症的细化　胁痛症状可以细化为胁痛的具体部位、性质、程度、喜恶、时间及规律、放射部位、加重或缓解因素等。通过对主症的细致问诊,可初步辨其气血虚实。

2. 主症的时间　通过主症的时间长短,结合年龄、体质特点等有助于初步判断是外感胁痛还是内伤胁痛。

3. 病证鉴别　胁痛的主诉问诊可能隐藏着悬饮、肝痈等其他的病证,应注意鉴别。此为辨病的重要步骤。

(1)悬饮　可以兼有胁痛,但以胁下胀满,咳嗽或唾涎时两胁引痛,甚则转身及呼吸均牵引作痛,心下痞硬胀满,或兼干呕,短气,头痛目眩,或胸背掣痛不得息为其主要特征。

(2)肝痈　临床表现以初起右胁期门穴处微肿隐痛,牵引胁肋,或便溺时疼痛加重,或侧卧咳嗽,伴有恶寒发热;继则局部胀痛加剧,胁肋胀满,身热不退;如迁延失治则脓肿破溃,可咳吐或下利脓血,呈褐色且带臭秽。可以兼有胁痛,但以急性发热,右胁腹部疼痛拒按,右胁下肿块为其主要特征。

(3)黄疸　临床表现为目黄、身黄、小便黄,常伴食欲减退,恶心呕吐,胁痛腹胀等表现。可以兼有胁痛,但以目黄、身黄、小便黄为其主要特征。

（4）积聚 临床表现为腹内肿块，或痛或胀。可以兼有胁痛，但以腹部可扪及肿块为其主要特征。

（5）臌胀 临床表现为腹大胀满，绷急如鼓，皮色苍黄，脉络显露，常伴乏力、纳差、尿少及齿衄、鼻衄、皮肤紫斑等出血现象，还可见面色萎黄、黄疸、手掌红、面颈胸部红丝赤缕、血痣及蟹爪纹等。可以兼有胁痛，但以腹部胀大如鼓为其主要特征。

4. 主诉归纳 胁痛主诉的问诊虽然可以非常细致，但仍应遵循主诉精练、准确的要求，在排除以上相关病证后，胁痛则可以归纳为"胁痛的具体部位及性质"。举例：右胁隐痛半月。

（三）现病史

1. 发病情况 包括发病的轻重、缓急，如胁痛起病是急还是缓？轻还是重？首次出现胁痛至就诊时的时间有多久？胁痛起病时间急性以日计算，慢性以年、月、周计算。慢性胁痛还要问胁痛发作的频率，是间断、反复发作还是持续发作等。

2. 病因或诱因的问诊 胁痛的病因或诱因主要包括外感湿热、饮食、情志、外伤、久病等因素。病因或诱因的问诊是胁痛辨证的第一步，应予重视。

3. 主要症状特点及其发展变化情况

（1）一般项目 包括胁痛的变化情况、发作与加重或缓解的情况等，是否演变为积聚或臌胀等，也是主诉中病证鉴别问诊的进一步深化。

（2）证候鉴别 问诊不仅有助于病证鉴别，更是证型鉴别的重要一环，其中，主要症状特点和证候鉴别尤为重要，其要点如下。

胁肋胀满疼痛，走窜不定，时发时止——多气滞。

胁肋刺痛，痛有定处而拒按——多血瘀。

胁肋灼热疼痛——多火热、湿热、阴虚火旺。

胁肋隐痛，绵绵不休——多虚证。

疼痛剧烈如刀绞——多有形实邪闭阻气机。

疼痛遇劳加重——多虚证。

疼痛夜间加重——多血瘀。

疼痛与情志关系密切——多肝郁气滞。

4. 伴随症状

（1）一般项目 伴随症状着重问是否有恶寒发热、嗳气、善太息、口干口苦、恶心呕吐、头晕目眩、心中烦热、胸闷纳呆、小便黄赤、大便不爽等。

（2）主要问诊内容

肝郁气滞证：胁肋胀痛，走窜不定，疼痛每因情志变化而增减，情志舒畅，则气机调和，故胁痛减轻；反之胁痛加剧，伴胸闷，善太息，嗳气，纳呆，口苦，腹胀。

瘀血阻络证：胁肋刺痛，痛处不移，入夜痛甚，伴胁下或有癥块，面色晦暗。

肝胆湿热证：胁肋胀痛或灼热疼痛，甚则痛连肩背，伴胸闷纳呆，恶心呕吐，厌食油腻，口苦口黏，小便黄赤，大便不爽，或伴恶寒发热，身目发黄。

肝络失养证：胁肋隐痛，绵绵不已，遇劳加重，伴口干咽燥，心中烦热，两目干涩，头晕目眩。

胆胀为胁痛的一种特殊类型，以右胁胀痛为主要临床表现，与西医学的胆囊炎关系密切。胆胀较多见的有以下两个证型：

肝胆湿热证：右胁疼痛，伴口苦呕恶，厌油腻，腹胀纳呆，小便短黄，大便不爽，或身目发黄。

胆胃郁热证：右胁灼热疼痛，伴口苦咽干，面红目赤，大便秘结，腑气不通，小便短赤，心烦失眠易怒。

5. 发病以来诊治经过及结果　问外院或本院的检查情况如肝功能、肝炎系列、血脂、腹部 B 超及胸部 X 线片检查等、诊断结论、治疗的药物及疗效等。

6. 发病以来一般情况　包括精神、饮食、寒热、睡眠、体重、舌脉（若使用标准化患者一般会给出舌脉的描述）等。胁痛分外感内伤，对于恶寒发热的问诊非常重要。

胁痛一般情况的问诊，开始练习也可以从十问歌入手，若熟练后问诊每一步其实都包含临床思维，不需要再生搬硬套十问歌，但精神、饮食、寒热、睡眠、体重等都需要问齐全，最后综合判断以确定胁痛的辨证论治。

（四）既往史

既往史应先问患者既往的健康情况及有无肝炎、胆囊炎、胆结石、胆道蛔虫等肝胆系统疾病病史，再问有无结核病史，以排除结核性胸膜炎导致的胁痛。还要重视外伤史的问诊，以排除外伤导致的胁痛。再问手术史、药物及食物过敏史、传染病及地方病史等。

（五）个人史

个人史首先需要问有无疫区尤其是血吸虫病疫区长期居住史，以排除血吸虫性肝病；其次要问有无不良嗜好尤其是饮酒史，以排除酒精性肝病。此外，还要重视对肝脏有害药物用药史的问诊，以排除药物性肝炎。最后记录出生地及长期居住地，职业与工作条件及有无工业毒物、粉尘、放射性物质接触史，有无冶游史等。

（六）婚育史、月经史

胁痛患者问婚育史有助于了解整体健康状况。女性患者问月经史，尤其是月经周期及经量等，有助于了解气血虚实等状况；问末次月经时间，了解胁痛与经期的关系，有助于诊断及鉴别诊断。

（七）家族史

个人史包括父母、兄弟姐妹等人的健康状况，问有无与患者类似疾病，有无家族遗传倾向的疾病。如胁痛有明显家族史者，应注意排除病毒性肝炎等相关的胁痛。

五、切诊

(一) 一般项目

胁痛一般的切诊主要为胸胁部的触诊与按诊。胁痛喜按，多为虚证；胁痛拒按，多为实证。胸胁灼热疼痛，多为湿热；胁下肿块，刺痛拒按，多为血瘀。

(二) 脉诊

肝郁气滞证——脉多弦。
肝胆湿热证——脉多弦滑数。
瘀血阻络证——脉多沉涩。
肝络失养证——脉多细弦而数。

六、临床思维与延伸

(一) 中医临床思维

1. 胁痛诊断与辨证论治流程

（1）确定主诉　由于主诉的提炼一般不使用诊断用语，故胁痛的主诉不能单纯使用"胁痛"的主症，根据胁痛的定义，胁痛的主诉可以包含胁痛的具体部位。再通过胁痛的性质及主要的伴随症状即可初步确定胁痛的诊断。

（2）初步排除其他诊断　主诉的目的是得出第一诊断，但很多病证都可出现胁痛的症状，故需一一加以鉴别。如胁下胀满疼痛＋咳唾引痛可诊断为悬饮；右胁期门穴隐痛＋恶寒发热、咳吐或下利脓血诊断为肝痈；黄疸（重）＋胁痛（较轻）可诊断为黄疸；胁痛＋腹腔内有可扪及的包块可诊断为积聚；胁痛＋腹大胀满如鼓、脘腹作胀可诊断为臌胀。故需要通过问诊排除其他病证的上述特异性症状后，才能得出胁痛的诊断。

（3）初步判断证型　通过胁痛的诱因或病因及发病时间初步判断是外感胁痛或内伤胁痛。

（4）进一步判断证型　通过主症特点及伴随症状的问诊基本确定胁痛的证型。

（5）得出结论　通过一般情况的问诊及舌脉的了解最终确定胁痛的辨证及论治。

2. 辨致病因素　可分为外感胁痛和内伤胁痛的致病因素。

外感胁痛：以外感湿热为主，属邪实。

内伤胁痛：有气滞、血瘀、湿热、阴虚等区别，多为虚实夹杂，本虚标实，其中气滞、血瘀、湿热多为邪实正虚；肝阴不足胁痛则属正虚，或虚中夹实。

3. 辨外感内伤　外感胁痛和内伤胁痛的的辨证要点如下。

外感胁痛：多为新病，起病急，病程短，常伴寒热表证。

内伤胁痛：多为久病，常反复发作，病程长，可伴他脏病证。

4. 辨实证、虚证　虚证和实证的辨证要点如下。

实证：痛势急迫、起病急骤、病程较短、痛处拒按。

虚证：痛势隐隐、起病缓慢、病程较长、痛处喜按。

5. 辨气滞、血瘀 气滞和血瘀的辨证要点如下。

气滞：以胀痛为主，且游走不定，痛无定处，时轻时重，症状随情绪变化而增减。

血瘀：以刺痛为主，疼痛固定不移，持续不已，入夜尤甚，或胁下有积块。

（二）西医临床思维

1. 通过胁痛的特征初步判断病因 胁痛沿肋骨走行，呈刀割样或电击样痛，持续数秒，突然终止，应考虑肋间神经痛。疼痛发生在胸骨旁第 2～4 肋软骨，且疼痛剧烈向后背肩胛部或侧肩、上臂、腋窝处放射，应考虑非特异性肋软骨炎。右胁痛并向右肩背放射，多为胆结石、胆囊炎等胆道疾病所致。右胁肋部胀闷疼痛、钝痛，且疼痛范围较广较模糊，多见于肝炎、肝硬化。胁痛呈条带状，应考虑带状疱疹。

2. 胁痛伴随症状与诊断思路 主要伴随症状与诊断思路如下。

胁痛伴乏力、食欲减退：临床多见于肝炎、肝硬化等。

胁痛伴恶心呕吐、口苦纳呆：临床多见于胆道疾病，如胆结石、急性胆囊炎、慢性胆囊炎等。

胁痛伴咳嗽、低热、胸腔积液：应考虑结核性胸膜炎。

胁痛伴局部出现疱疹：应考虑带状疱疹。

胁痛伴压痛明显，深呼吸、咳嗽、活动、挺胸与疲劳后加剧：应考虑肋软骨炎。

3. 相关检查 一般应将肝功能、腹部 B 超及胸部 X 线片等作为胁痛的常规检查。如有可疑病变时，可进一步进行肝炎系列、血脂、甲胎蛋白、CT 或 MRI 等检查。

4. 临床要点 对于胁痛的诊断临床要中西医互参，尤其是急性发作的胁痛，一般需要明确西医诊断，应常规做腹部 B 超检查以排除急性胆囊炎等。

【知识链接】

肋间神经痛与肋软骨炎

肋间神经痛是一组症状，指胸神经根由于不同原因的损害使得肋间神经受到压迫、刺激而出现的炎性反应。临床表现为从背部沿肋间向胸腹前壁放射，呈半环状分布的疼痛。多为单侧受累，也可以双侧同时受累。咳嗽、深呼吸或打喷嚏往往使疼痛加重。查体可有胸椎棘突，棘突间或椎旁压痛和叩痛，少数患者沿肋间有压痛，受累神经支配区可有感觉异常。其疼痛性质多为刺痛或灼痛，有沿肋间神经放射的特点。带状疱疹可见局部病变。

肋软骨炎是肋软骨的非特异性、非化脓性炎症，为肋软骨与胸骨交界处发生的不明原因的非化脓性肋软骨炎性病变，好发于一侧第 2～4 肋软骨，以第 2 肋软骨最常见，偶见于肋弓或其他部位肋软骨。临床表现为局限性疼痛伴肿胀，局部有时稍隆起，肤色无异常，自觉疼痛，活动时可加重，有时有压痛，病程数日至数月不等，症状时轻时重，可反复发作。多发于 25～35 岁成年人，女性居多，老年人亦有发病。

七、医患沟通与交流

（一）沟通要点

内容参照第二章第二节。

（二）医患交流常见问题

1.胁痛需要做的基本检查项目　首先触诊胁痛部位有无压痛及反跳痛，叩诊有无叩击痛；其次做肝功能、腹部 B 超及胸部 X 线片等检查，针对不同原因引起的胁痛，进行不同的检查，必要时行肝穿刺活检、CT 或 MRI 等。

2.胁痛患者的护理及注意事项　外感胁痛，如发热等全身症状明显者，应适当休息，注意气候变化，避免外邪侵袭。内伤胁痛，则应当加强体育锻炼、提高机体的抗病能力。若为外伤导致的胁痛，则应避免剧烈活动，注意休息。保持心情舒畅，避免精神刺激；饮食有节，以清淡之品为宜，避免过量摄入油腻、辛辣燥烈的食物；起居有常，有良好的生活规律，戒除烟酒。

第十九节　黄　疸

【学习目标】
1.掌握黄疸的知识要点、黄疸问诊的步骤与内容。
2.熟悉黄疸望、闻、切诊的步骤与内容，黄疸病史采集过程中的中医临床思维。
3.了解黄疸医患沟通与交流的要点及常见问题、黄疸病史采集过程中的西医临床思维。

一、概述

（一）定义

黄疸是指因肝失疏泄，胆汁外溢或血败不华于色，而引起以目黄、身黄、小便黄为主要临床表现的病证，也是肝胆系疾病的主要症状。

（二）临床特征及病因病机

临床特征：阳黄黄色鲜明，阴黄黄色晦暗，急黄疸色如金。
阳黄病因：外感湿热疫毒或久病瘀血阻滞，湿热残留，困遏中焦，属邪实。
阴黄病因：寒湿伤人，或素体脾胃虚寒，或久病脾阳受损，湿从寒化，瘀阻中焦，多为本虚标实，或虚实夹杂。
基本病机：湿邪困遏，脾胃运化失健，肝胆疏泄失常，胆汁泛溢肌肤。

（三）古籍记述

《素问·平人气象论》曰："溺黄赤，安卧者，黄疸……目黄者曰黄疸。"

张仲景《金匮要略·黄疸病脉证并治》曰："黄家所得，从湿得之。"

巢元方《诸病源候论》曰："因为热毒所加，故卒然发黄，心满气喘，命在顷刻，故云急黄也。"

叶天士《临证指南医案·疸》曰："阳黄之作，湿从火化，瘀热在里，胆热液泄……黄如橘色，阳主明，治在胃。阴黄之作，湿从寒化，脾阳不能化热，胆液为湿所阻……色如熏黄，阴主晦，治在脾。"

（四）西医学范畴

黄疸按病因可分为溶血性黄疸、肝细胞性黄疸和阻塞性黄疸。溶血性黄疸多见于自身免疫性溶血性贫血、新生儿溶血、蚕豆病、阵发性睡眠性血红蛋白尿等。肝细胞性黄疸多见于病毒性肝炎、药物性肝炎、肝硬化、肝癌、钩端螺旋体病、败血症、伤寒等。阻塞性黄疸（胆汁淤积性黄疸）多见于胆道结石、胆管癌、胰头癌、胆道蛔虫、药物性胆汁淤积、原发性胆汁性肝硬化等。

二、望诊

（一）一般项目

黄疸望诊主要为望神色、目色、腹部、四肢、二便等。黄疸患者常出现目黄、身黄、小便黄表现。小便短黄者，多属实热证；小便清长者，多属虚寒证；小便有砂石者，多为湿热蕴结膀胱，煎熬津液，日久结为砂石所致。大便黄褐如糜，多属湿热；大便清稀如水样，多属寒湿；大便溏薄，完谷不化，多属脾虚或脾肾亏虚；大便色灰呈陶土色，多为肝胆疏泄异常，胆汁外溢所致。急黄患者可出现神昏谵语、烦躁抽搐的失神表现，以及吐血、衄血、便血或者皮下斑疹等出血表现，多为热毒内陷心包或营血所致。黄疸迁延不愈者可转为臌胀，可见腹部膨隆、腹壁青筋暴露、手掌殷红、面颈部赤丝红缕、四肢肿胀等。

（二）望色

黄色鲜明如橘皮——多湿热。

黄色晦暗如烟熏——多寒湿。

黄色如金——多湿热疫毒深入营血。

淡黄而晦暗不泽——多脾虚血亏。

淡黄而虚浮——多脾虚湿盛。

（三）望舌

热重于湿证——舌质红，苔黄腻或黄糙。

湿重于热证——舌苔厚腻微黄。

胆腑郁热证——舌红苔黄而干。

疫毒炽盛证（急黄）——舌质红绛，苔黄褐干燥。

寒湿阻遏证——舌质淡，苔白腻。

脾虚湿郁证——舌质淡，苔薄白。

脾虚血亏证——舌质淡，苔薄。

三、闻诊

黄疸闻诊主要为闻语言、呕吐和呃逆等。急黄患者可出现谵语；黄疸患者出现呕吐、呃逆多为胆腑郁热。

四、问诊

（一）一般情况

一般情况包括姓名、性别、年龄、民族、婚姻状况、出生地、职业、入院时间、记录时间、发病节气、病史陈述者。黄疸尤应注意年龄的问诊。

（二）主诉

1. 主症的细化　黄疸主症重点问黄疸的发作特点。黄疸症状可以细化为黄疸的颜色特点、部位、程度、加重或缓解因素等。通过对主症的细致问诊，可初步辨其阴阳虚实。

2. 主症的时间　通过主症的时间长短，结合年龄、体质特点等有助于初步判断是阳黄还是阴黄。

3. 病证鉴别　黄疸的主诉问诊可能隐藏着萎黄、黄胖等其他的病证，应注意鉴别。此为辨病的重要步骤。

（1）萎黄　以肌肤萎黄不泽，伴头昏倦怠，心悸少寐，纳少便溏为主要临床表现。萎黄可以出现身黄，但目睛及小便不黄。

（2）黄胖　除面黄外，面部浮肿也是其主要特征，且目睛及小便不黄。

（3）胁痛　可以兼有黄疸，但以一侧或两侧胁肋部疼痛为主要特征。

（4）积聚　可以兼有黄疸，但以腹内结块，或痛或胀为主要特征。

（5）臌胀　可以兼有黄疸，但以腹部胀大如鼓为主要特征。

4. 主诉归纳　黄疸主诉的问诊虽然可以非常细致，但仍应遵循主诉精练、准确的要求，在排除以上相关病证后，可以简单地归纳为"目黄""身黄""小便黄"或三者相兼。举例：目睛黄染半月；身目俱黄5天；目黄、身黄、小便黄1周等。

（三）现病史

1. 发病情况 包括发病的轻重、缓急，如黄疸起病是急还是缓？轻还是重？首次出现黄疸至就诊时的时间有多久？黄疸起病时间急性以日计算，慢性以年、月、周计算。

2. 病因或诱因的问诊 黄疸的病因或诱因主要包括外感湿热疫毒、饮食、劳倦、病后续发等因素。病因或诱因的问诊是黄疸辨证的第一步，应予重视。

3. 主要症状特点及其发展变化情况

（1）一般项目 包括黄疸的变化情况，发作与缓解的情况，是否演变为臌胀或癥积等，也是主诉中病证鉴别问诊的进一步深化。

（2）证候鉴别 问诊不仅有助于病证鉴别，更是证型鉴别的重要一环，其中，主要症状特点和证候鉴别尤为重要，其要点如下。

发病急骤，黄疸迅速加深——多急黄。

其他参照"望色"。

4. 伴随症状

（1）一般项目 伴随症状着重问是否有发热畏寒、是否口干口苦、是否恶心呕吐、是否纳少、是否乏力、是否有胁痛及是否有神昏、发斑、出血等。

（2）主要问诊内容

热重于湿证：初起目睛发黄，迅速至全身发黄，色泽鲜明，伴右胁疼痛而拒按，壮热口渴，口干口苦，恶心呕吐，脘腹胀满，大便秘结，小便赤黄、短少。

湿重于热证：身目发黄如橘，无发热或身热不扬，伴右胁疼痛，脘闷腹胀，头重身困，嗜卧乏力，纳呆便溏，厌食油腻，恶心呕吐，口黏不渴，小便不利。

胆腑郁热证：身目发黄鲜明，尿黄，伴右胁剧痛且放射至肩背，壮热或寒热往来，口苦咽干，恶心呕吐，便秘。

疫毒炽盛证（急黄）：起病急骤，黄疸迅速加深，身目呈深黄色，伴胁痛，脘腹胀满，疼痛拒按，壮热烦渴，呕吐频作，尿少便结，烦躁不安，或神昏谵语，或衄血尿血，皮下紫斑，或有腹水，继之嗜睡昏迷。

寒湿阻遏证：身目俱黄，黄色晦暗不泽或如烟熏，伴右胁疼痛，痞满食少，神疲畏寒。腹胀便溏，口淡不渴。

脾虚湿郁证：多见于黄疸久郁者。身目俱黄，黄色较淡而不鲜明，伴胁肋隐痛，食欲不振，肢体倦怠乏力，心悸气短，食少腹胀，大便溏薄。

脾虚血亏证：面目及肌肤发黄，黄色较淡，伴面色不华，睑白唇淡，心悸气短，倦怠乏力，头晕目眩。

5. 发病以来诊治经过及结果 问外院或本院的检查情况如肝功能和腹部 B 超检查等、诊断结论、治疗的药物及疗效等。

6. 发病以来一般情况 包括精神、饮食、寒热、睡眠、体重、舌脉（若使用标准化患者一般会给出舌脉的描述）等。黄疸分阴黄、阳黄及急黄，对于畏寒发热的问诊非常重要，其中阳黄身热，急黄高热，阴黄畏寒。

黄疸一般情况的问诊，开始练习也可以从十问歌入手，若熟练后问诊每一步其实都包含临床思维，不需要再生搬硬套十问歌，但精神、饮食、寒热、睡眠、二便、体重都需要问齐全，最后综合判断以确定黄疸的辨证论治。

（四）既往史

既往史应先问既往的健康情况及有无病毒性肝炎、胆结石等肝胆系统疾病病史，还要重视其他消化系统疾病病史的问诊，如胰腺肿瘤、十二指肠壶腹部肿瘤等。再问有无输血史，以排除误输异型血导致溶血性黄疸。此外，急黄可能是一些严重疾病的征象，应询问有无肝性脑病、肝硬化失代偿期食道胃底静脉曲张破裂出血、败血症等既往史。最后问外伤手术史、药物及食物过敏史、传染病及地方病史。

（五）个人史

个人史首先需要问有无疫区尤其是血吸虫病疫区长期居住史，以排除血吸虫性肝病；其次要问有无不良嗜好尤其是饮酒史，以排除酒精性肝病。此外，还要重视对肝脏有害药物用药史的问诊，以排除药物性肝炎。最后记录出生地及长期居住地，职业与工作条件及有无工业毒物、粉尘、放射性物质接触史，有无冶游史等。

（六）婚育史、月经史

黄疸患者问婚育史有助于了解整体健康状况。女性患者问月经史，尤其是月经周期及经量等，有助于了解气血虚实等状况。

（七）家族史

家族史包括父母、兄弟姐妹等人的健康状况，问有无与患者类似疾病，有无家族遗传倾向的疾病。如黄疸有明显家族史者，应注意排除病毒性肝炎等相关的黄疸。

五、切诊

（一）一般项目

黄疸一般的切诊主要为腹部及四肢的切诊。若腹部触诊有包块则黄疸发展为积聚；叩诊有腹水或双下肢水肿，按之凹陷，则发展为臌胀。

（二）脉诊

热重于湿证——脉多弦滑或滑数。
湿重于热证——脉多濡缓或弦滑。
胆腑郁热证——脉多弦滑数。
疫毒炽盛证（急黄）——脉多弦大或洪大。
寒湿阻遏证——脉多濡缓或沉迟。

脾虚湿郁证——脉多濡细。

脾虚血亏证——脉多细弱。

六、临床思维与延伸

(一) 中医临床思维

1. 黄疸诊断与辨证论治流程

（1）确定主诉　由于主诉的提炼一般不使用诊断用语，故黄疸的主诉不能单纯使用"黄疸"的主症，黄疸的主诉可以确定为"目黄、身黄、小便黄"三大主症。通过目黄、身黄、小便黄及主要的伴随症状即可初步确定黄疸的诊断。

（2）初步排除其他诊断　主诉的目的是得出第一诊断，但很多病证都可出现黄疸的症状，故需一一加以鉴别。如皮肤萎黄＋目睛、小便不黄可诊断为萎黄；面黄虚浮＋目睛、小便不黄可诊断为黄胖；胁痛（重）＋黄疸（较轻）可诊断为胁痛；黄疸＋腹腔内有可扪及的包块、或痛或胀可诊断为积聚；黄疸＋腹大胀满、脘腹作胀可诊断为臌胀。故需要通过问诊排除其他病证的上述特异性症状后，才能得出黄疸的诊断。

（3）初步判断证型　通过黄疸的颜色特点、诱因或病因及发病时间初步判断为阳黄或阴黄。

（4）排除其他急重症　通过有无出现神昏、发斑、出血等危重症状的进一步问诊排除其他急重症。

（5）进一步判断证型　通过主症特点及伴随症状的问诊基本确定黄疸的证型。

（6）得出结论　通过一般情况的问诊及舌脉的了解最终确定黄疸的辨证及论治。

2. 辨致病因素　黄疸的致病因素以湿邪为主，湿邪既可从外感受，亦可自内而生。

阳黄：以湿热疫毒为主，属邪实。

阴黄：以脾虚、寒湿为主，属正虚，或虚中夹实。

3. 辨阳黄阴黄　阳黄、阴黄的辨证要点如下。

阳黄：黄色鲜明，多为新病，起病急，病程短，常伴有湿热症状。

阴黄：黄色晦暗，多为久病，起病缓，病程长，常伴有寒湿症状。

4. 辨阳黄中湿热的偏重　热重于湿与湿重于热的辨证要点如下。

热重于湿：热偏盛，以黄色鲜明，身热口渴，口苦便秘，舌苔黄腻，脉弦数为特征。

湿重于热：湿偏盛，以黄色不如热重者鲜明，口不渴，头身困重，纳呆便溏，舌苔厚腻微黄，脉濡缓为特征。

5. 辨急黄　急黄为湿热夹时邪疫毒，热入营血，内陷心包所致。在症状上与一般阳黄不同，起病急骤，黄疸迅速加深，其色如金，并现壮热神昏、吐血衄血等危重症状。

（二）西医临床思维

1. 通过黄疸颜色特点初步判断病因　溶血性黄疸临床表现为黄疸较轻，呈浅柠檬色；阻塞性黄疸临床表现为黄疸深而色泽暗，甚至呈黄绿色或褐绿色；肝细胞性黄疸临床表现为黄疸呈浅黄至深黄。

2. 黄疸伴随症状与诊断思路

黄疸持续时间短并且反复出现：临床多见于胆石症、胆道蛔虫症、壶腹周围癌等。

黄疸持续一段时间而逐渐消退者：临床多见于肝炎。

黄疸持续存在而进行性加重者：临床多见于肝癌。

黄疸病程长并持续不退者：临床多见于胆汁淤积性肝硬化。

黄疸伴有右上腹绞痛：临床多见于胆石症。

黄疸伴有上腹部钻顶样疼痛：临床多见于胆道蛔虫症。

黄疸伴有乏力、食欲不振、厌油腻、肝区疼痛：临床多见于病毒性肝炎。

黄疸伴有进行性消瘦：临床多见于肝癌、胰头癌、胆总管癌、壶腹周围癌等。

黄疸伴有腹痛、发热：临床多见于急性胆囊炎、胆管炎等。

3. 相关检查　一般应将肝功能、腹部 B 超等作为黄疸的常规检查，肝功能或腹部 B 超如有可疑病变时，可进一步做肝炎系列、凝血功能、血脂、尿常规、上腹部 CT 或 MRI、肝穿刺活检等检查。

4. 临床要点　对于黄疸的诊断临床要中西医互参，尤其要明确西医诊断。黄疸是由于胆红素代谢障碍引起的血清胆红素浓度升高所致的病证，因此总胆红素和直接胆红素测定是诊断黄疸的重要方法。应根据病史、体格检查选择相关检查进行鉴别。

【知识链接】

黄疸的分类及实验室检查特点

1. 溶血性黄疸实验室检查特点　血清总胆红素增多，以非结合胆红素为主，结合胆红素一般正常。尿胆原增多，尿胆红素阴性。具有溶血性贫血的改变，如贫血、网织红细胞增多、血红蛋白尿、骨髓红细胞系增生旺盛等。

2. 阻塞性黄疸实验室检查特点　血清结合胆红素明显增多。尿胆原减少或阴性，尿胆红素阳性，大便颜色变浅。反映胆道梗阻的指标改变，如血清碱性磷酸酶及脂蛋白一般增高等。

3. 肝细胞性黄疸实验室检查特点　血清结合及非结合胆红素均增多。尿中尿胆原通常增多，尿胆红素阳性，大便颜色通常改变不明显。有转氨酶升高等肝功能受损的表现。

七、医患沟通与交流

（一）沟通要点

内容参照第二章第二节。

（二）医患交流常见问题

1. 黄疸需要做的基本检查项目　首先查看巩膜及全身的黄疸情况，面、颈、胸等部有无蜘蛛痣，双侧手掌有无肝掌；腹部触诊有无包块；腹部叩诊有无腹水；双下肢有无水肿。其次进行全血细胞分析、尿常规、肝功能、凝血功能、肝炎系列及腹部 B 超检查，必要时行上腹部 CT 检查；最后针对不同原因引起的黄疸，进行不同的检查，必要时行 MRI 及肝组织活检等。

2. 黄疸患者的护理及注意事项　黄疸与多种疾病有关系，对有传染性的患者，应注意注射用具的严格消毒，避免传染。注意起居有常，放松心情，饮食有节，禁食酒、辛辣及油腻之品。

对于急黄患者，由于发病急骤，传变迅速，病死率高，所以调摄护理更为重要。患者应绝对卧床休息，吃流质饮食，如恶心呕吐频发，可暂时禁食，予以补液。禁辛热、油腻、坚硬的食物，以防助热、生湿、伤络。密切观察病情变化，黄疸加深或皮肤出现紫斑为病情恶化之兆；若烦躁不安，神志恍惚，脉象变为微弱欲绝或散乱无根，为欲脱之征象，应及时抢救。

第二十节　水　肿

【学习目标】

1. 掌握水肿的知识要点、水肿问诊的步骤与内容。
2. 熟悉水肿望、闻、切诊的步骤与内容，水肿病史采集过程中的中医临床思维。
3. 了解水肿医患沟通与交流的要点及常见问题、水肿病史采集过程中的西医临床思维。

一、概述

（一）定义

水肿病是由于肺失通调、脾失转输、肾失开合、膀胱气化不利，导致体内水液潴留，泛滥肌肤，表现以头面、眼睑、四肢、腰背等局部，甚至全身浮肿为特征的一类病证。

（二）临床特征及病因病机

临床特征：头面、眼睑、四肢、腰背等局部甚至全身浮肿。

病因：风邪外袭，肺失通调；湿毒浸淫，内归脾肺；水湿浸渍，脾气受困；湿热内盛，三焦壅滞；饮食劳倦，伤及脾胃；劳伤过度，内伤肾元。

基本病机：肺失通调、脾失转输、肾失开合，膀胱气化不利。

（三）古籍记述

《灵枢·水胀》："水始起也，目窠上微肿，如新卧起之状，其颈脉动，时咳，阴股间寒，足胫肿，腹乃大，其水已成矣。"

《金匮要略》称水肿为"水气"，将水气分为风水、皮水、正水、石水等，又按五脏发病的机制及其证候分为心水、肝水、肺水、脾水、肾水。

《素问·汤液醪醴论》提出"平治于权衡，去宛陈莝……开鬼门，洁净府"的原则，《金匮要略·水气病脉证病治》提出"诸有水者，腰以下肿，当利小便；腰以上肿，当发汗乃愈"的治疗大法，近代根据《血证论》"瘀血化水，亦发水肿，是血病而兼水也"的理论，应用活血化瘀法治疗水肿取得了一定的疗效。

（四）西医学范畴

西医学的急慢性肾小球肾炎、肾病综合征、充血性心力衰竭、内分泌失调，以及营养障碍等病证所出现的水肿，可参考本节辨证论治。水肿可分为全身性水肿（心源性水肿、肾源性水肿、肝源性水肿、营养不良性水肿、结缔组织病性水肿、变态反应性水肿、内分泌性水肿、药物性水肿、特发性水肿、妊娠高血压综合征性水肿）和局限性水肿（静脉阻塞性水肿、淋巴梗阻性水肿、炎症性水肿、变态反应性水肿）。

二、望诊

（一）一般项目

水肿望诊主要为望水肿的部位、水肿的程度等。阳水多先起于头面，由上至下，延及全身，或上半身肿甚，肿处皮肤绷急光亮，按之凹陷松之即起；阴水多先起于下肢，由下而上，渐及全身，或腰以下肿甚，肿处皮肤松弛，按之凹陷不易恢复，甚则按之如泥。

（二）望舌

风水泛滥证——舌苔薄白。

湿毒浸淫证——舌质红，苔薄黄。

水湿浸渍证——舌质淡白，苔薄白。

湿热壅盛证——舌红，苔黄腻。

脾阳虚衰证——舌质淡，苔白腻或白滑。

肾阳衰微证——舌质淡胖，苔白。

三、闻诊

水肿闻诊主要为闻语声、嗅气味等。水肿患者语声高亢有力，多属实证；语声低微无力，多属虚证。口中出现氨气味应考虑是否发展到关格。

四、问诊

（一）一般情况

一般情况包括姓名、性别、年龄、民族、婚姻状况、出生地、职业、入院时间、记录时间、发病节气、病史陈述者。水肿尤应注意职业的问诊。

（二）主诉

1. 主症的细化　水肿症状可以细化为部位、时间及规律、程度、加重或缓解因素等。通过对主症的细致问诊，可初步辨其阴阳虚实。

2. 主症的时间　通过主症的时间长短，结合年龄、体质特点等有助于初步判断是阴水还是阳水。

3. 病证鉴别　水肿的主诉问诊可能隐藏着其他病证的症状，应注意鉴别。此为辨病的重要步骤。

臌胀：臌胀以腹水为主，可兼有水肿，但也可出现四肢，甚至全身浮肿，因此本病需与臌胀鉴别，臌胀是肝脾肾三脏功能失调，气滞、血瘀、水停于腹中。临床上臌胀先出现腹部胀大，病情较重时才出现下肢浮肿，甚至全身浮肿，腹壁多有青筋暴露。

4. 主诉归纳　遵循主诉精练、准确的要求，可以简单地归纳为某部位＋某性质水肿＋时间。举例：双下肢（凹陷性）水肿 1 个月余。

（三）现病史

1. 发病情况　包括发病的轻重、缓急，首次出现水肿至就诊时的时间有多久？水肿起病时间急性以日计算，慢性以年、月、周计算。反复水肿还要问发作的频率，是间断、反复发作还是持续发作等。

2. 病因或诱因的问诊　水肿的病因或诱因主要包括外感（感受风寒、冒雨涉水等）、久病新感等因素。

3. 主要症状特点及其发展变化情况

（1）一般项目　包括水肿变化情况，发作与缓解的情况，水肿的变化情况，是反复发作还是持续进展，也是主诉中病证鉴别问诊的进一步深化。

（2）证候鉴别　问诊不仅有助于病证鉴别，更是证型鉴别的重要一环，其中，主要症状特点和证候鉴别尤为重要，其要点如下。

浮肿起于眼睑，继则四肢及全身皆肿，甚者眼睑浮肿，眼合不能开，来势迅速——风邪为主，可为风寒、风热、风湿。

身肿伴身发疮痍，甚则溃烂，或咽喉红肿，或乳蛾肿大疼痛——湿热毒邪。

身肿伴身体困重，胸闷腹胀，纳呆，泛恶——湿邪困脾。

身肿伴烦热口渴，或口苦口黏，小便短赤，或大便干结——湿热。

腰以下肿，伴脘腹胀闷，纳减便溏，食少，面色不华，神倦肢冷——脾虚。

腰以下肿，伴腰部冷痛酸重，尿量减少，四肢厥冷——肾阳虚。

腰以上肿，肿处皮肤绷急光亮，按之凹陷即起——阳水。

腰以下肿，肿处皮肤松弛，按之凹陷不易恢复，甚则按之如泥——阴水。

4. 伴随症状

（1）一般项目　伴随症状着重问是否有外感病史，是否皮肤有疮痍、溃烂，是否腹胀纳呆泛恶，是否口苦口黏，是否纳减便溏，是否腰部冷痛酸重、尿量减少等。

（2）主要问诊内容

风水泛滥证：浮肿起于眼睑，继则四肢及全身皆肿，甚者眼睑浮肿，眼合不能开，来势迅速，还多伴恶寒发热，肢节酸痛，小便短少等症。

湿毒浸淫证：身发疮痍，甚则溃烂，或咽喉红肿，或乳蛾肿大疼痛，继则眼睑浮肿，延及全身，伴小便不利，恶风发热。

水湿浸渍证：全身水肿，按之没指，伴小便短少，身体困重，胸闷腹胀，纳呆，泛恶，苔白腻，脉沉缓，起病较缓，病程较长。

湿热壅盛证：遍体浮肿，皮肤绷急光亮，伴胸脘痞闷，烦热口渴，或口苦口黏，小便短赤，或大便干结。

脾阳虚衰证：身肿，腰以下为甚，按之凹陷不易恢复，伴脘腹胀闷，纳减便溏，食少，面色不华，神倦肢冷，小便短少。

肾阳衰微证：面浮身肿，腰以下为甚，按之凹陷不起，伴心悸，气促，腰部冷痛酸重，尿量减少，四肢厥冷，怯寒神疲。

5. 发病以来一般情况　问诊包括精神、饮食、寒热、睡眠、体重、舌脉（若使用标准化患者一般会给出舌脉的描述）等。水肿一般情况的问诊，也可以从十问歌入手，寒热、汗出、二便、体重变化等都需要问齐全，最后综合判断以确定水肿的辨证论治。

（四）既往史

既往史应询问患者既往健康情况及既往疾病史、外伤手术史、药物及食物过敏史、传染病及地方病史。注意与水肿有密切关系的病史，如有无高血压、心脏病、糖尿病、肝炎等病史。如为局限性水肿则注意有无炎症感染、创伤、手术、肿瘤、血管疾患和变态反应等病史。还应询问最近有否接受过某些制剂或药物治疗，如大量盐水注射、肾上腺皮质激素、睾酮、雌激素等。有无药物接触及过敏史。

（五）个人史

个人史应记录患者的出生地及长期居住地，生活习惯及有无烟酒等嗜好，职业与工作条件及有无工业毒物、粉尘、放射性物质接触史，有无冶游史。

（六）婚育史、月经史

水肿患者问婚育史有助于了解整体健康状况。女性患者问月经史，尤其是月经周期及经量等，有助于了解气血虚实等状况；问末次月经时间，了解水肿是否与月经有关，有助于诊断与鉴别诊断。

（七）家族史

家族史包括父母、兄弟姐妹等人的健康状况，问有无与患者类似疾病，有无家族遗传倾向的疾病，如奥尔波特综合征、多囊肾病等。

五、切诊

（一）一般项目

水肿一般的切诊主要为尺肤及四肢的触诊。尺肤及四肢欠温多为外寒或阳虚；尺肤及四肢厥冷，但扪久而觉热，多为热邪内闭；手足心热多属阴虚。

（二）脉诊

风水泛滥证——脉浮滑或浮紧。
湿毒浸淫证——脉浮数或滑数。
水湿浸渍证——脉沉或沉滑。
湿热壅盛证——脉滑数或沉数。
脾阳虚衰证——脉沉缓或沉弱。
肾阳衰微证——脉沉细或沉迟无力。

六、临床思维与延伸

（一）中医临床思维

1. 水肿诊断与辨证论治流程
（1）确定主诉　明确水肿的部位及性质，如局部皮肤按之凹陷不起，或皮肤光亮绷急，或肉眼可见的浮肿。
（2）初步排除其他诊断　主诉的目的是得出第一诊断，臌胀可出现水肿的症状，故需加以鉴别。故需要通过问诊排除其他病证的上述特异性症状后，才能得出水肿的诊断。
（3）初步判断证型　通过水肿的诱因或病因及发病时间初步判断阴水或阳水。
（4）进一步鉴别诊断　通过主症的进一步问诊排除极易混淆的诊断如臌胀。
（5）进一步判断证型　通过主症特点及伴随症状的问诊基本确定水肿的证型。
（6）得出结论　通过一般情况的问诊及舌脉的了解最终确定水肿的辨证及论治。
2. 辨致病因素　可按阳水和阴水分类。
阳水：多因感受风邪、水湿、疮毒、湿热诸邪，导致肺失宣降通调，脾失健运而成。阴水：多因饮食劳倦、久病体虚等引起脾肾亏虚、气化不利所致。基本病机为肺失通调、脾失转输、肾失开合。

3. 辨阳水阴水　阳水起病较急，病程较短，每成于数日之间。其肿多先起于头面，由上至下，延及全身，或上半身肿甚，肿处皮肤绷急光亮，按之凹陷即起。阴水起病缓慢，多逐渐发生，或由阳水转化而来，病程较长。其肿多先起于下肢，由下而上，渐及全身，或腰以下肿甚，肿处皮肤松弛，按之凹陷不易恢复，甚则按之如泥，不烦渴。

（二）西医临床思维

1. 通过水肿的表现初步判断病因　主要表现及对应病因如下。

水肿伴腰痛：肾源性水肿。

水肿下垂部位明显，伴胸闷心悸：临床多见于心源性水肿。

水肿以腹部为主，伴腹部腹壁静脉曲张：临床多见于肝源性水肿。

水肿伴消瘦面色苍白：临床多见营养不良性水肿。

水肿见于胫前或眼眶周围伴怕冷、心悸、多汗：临床多见甲状腺功能或其他内分泌功能异常等。

水肿以局部、单侧为主：临床多见静脉阻塞性水肿、淋巴梗阻性水肿、炎症性水肿、变态反应性水肿等。

2. 水肿伴随症状与诊断思路　主要伴随症状与诊断思路如下。

水肿伴感冒：临床多见于急性肾小球肾炎、IgA 肾病等。

水肿伴面部红斑光过敏：临床多见于狼疮性肾炎等。

水肿伴皮肤紫癜：临床多见于紫癜性肾炎等。

水肿伴多饮、多尿、消瘦：临床多见于糖尿病肾病等。

水肿伴消瘦：临床多见于肿瘤相关性肾病、营养不良性水肿等。

3. 相关检查　如尿常规、24 小时尿蛋白定量、全血细胞分析、血沉、血浆白蛋白、血尿素氮、肌酐、体液免疫、心电图、心功能测定、肾脏 B 超等实验室检查等。

4. 临床要点　对于水肿的诊断临床要中西医互参，尤其是对水肿的来源，一般要明确西医诊断。西医学认为，水肿可分为全身性水肿（心源性水肿、肾源性水肿、肝源性水肿、营养不良性水肿、结缔组织病性水肿、变态反应性水肿、内分泌性水肿、药物性水肿、特发性水肿、妊娠高血压综合征性水肿）和局限性水肿（静脉阻塞性水肿、淋巴梗阻性水肿、炎症性水肿、变态反应性水肿）。西医学中的急慢性肾小球肾炎、肾病综合征、肝源性水肿、充血性心力衰竭、内分泌失调，以及营养障碍等疾病出现的水肿，可参考本节进行辨证论治。

【知识链接】

水肿的分类

肾源性水肿是由于肾脏疾病导致体内水、钠潴留，引起组织疏松部分不同程度的水肿，可见于各种类型的肾炎或肾病。肾病综合征水肿尤其严重，患者出现大量蛋白尿，造成低蛋白血症，胶体渗透压下降，患者临床常见水肿，往往伴有胸腹水，除蛋白尿外还可有肾功能损害。

肝源性水肿则是由肝脏疾病引起的血浆白蛋白合成障碍，胶体渗透压下降所致，同时由于门静脉压力增高，见腹壁静脉曲张，患者往往先有腹水，再出现下肢浮肿。

心源性水肿出现于各种心脏疾病引起的急性或慢性左、右心功能不全等。

内分泌性水肿则是由内分泌功能障碍，如腺垂体功能减退、甲状腺功能减退、皮质醇增多症、原发性醛固酮增多症等引起。

营养不良性水肿常由于饮食不足、吸收不良、消耗过多等引起营养缺乏，尤其是白蛋白缺乏造成的水肿，如低蛋白血症、维生素 B_1 缺乏症等。

七、医患沟通与交流

（一）沟通要点

内容参照第二章第二节。

（二）医患交流常见问题

1. 水肿需要完善的相关检查　需完善尿常规、全血细胞分析、心电图、24 小时尿蛋白定量、血沉、血浆白蛋白、肾功能、泌尿系 B 超等检查，必要时行肾穿刺活检。

2. 患者饮食注意事项　应吃低盐饮食，待肿势渐退后，逐步恢复普通饮食。忌食辛辣、烟酒等刺激性食物。若因营养障碍致肿者，不必过于强调忌盐，而应适量进食富含蛋白质类的饮食。此外，尚须注意摄生，不宜过度疲劳，尤应节制房室，起居有时，预防外感，加强护理，避免褥疮。

第二十一节　淋　证

【学习目标】
1. 掌握淋证的知识要点、淋证问诊的步骤与内容。
2. 熟悉淋证望、闻、切诊的步骤与内容，淋证病史采集过程中的中医临床思维。
3. 了解淋证医患沟通与交流的要点及常见问题、淋证病史采集过程中的西医临床思维。

一、概述

（一）定义

淋证是指以小便频数短涩，淋沥刺痛，小腹拘急引痛为主症的病证。

（二）临床特征及病因病机

临床特征：小便频数短涩，淋沥刺痛，小腹拘急引痛。
病因：可归纳为外感湿热、饮食不节、情志失调、禀赋不足或劳伤久病。

病机：湿热蕴结下焦，肾与膀胱气化不利。

病位：膀胱与肾。

病理因素：主要为湿热之邪。

(三) 古籍记述

淋之名称，始见于《内经》，《素问·六元正纪大论》称本病为"淋""淋证"。指出了淋证为小便淋沥不畅，甚或闭阻不通之病证。张仲景在《金匮要略·五脏风寒积聚病脉证并治》中称其为"淋秘"，将其病机归为"热在下焦"，并在《金匮要略·消渴小便不利淋病脉证并治》中对本病的症状进行了描述："淋之为病，小便如粟状，小腹弦急，痛引脐中。"唐代《备急千金要方》《外台秘要》将淋证归纳为石、气、膏、劳、热五淋。尤在泾在《金匮翼·诸淋》中说："初则热淋、血淋，久则煎熬水液，稠浊如膏、如砂、如石也。"

(四) 西医学范畴

淋证相当于西医急、慢性尿路感染，泌尿道结石，尿路结石，急、慢性前列腺炎，化学性膀胱炎，乳糜尿，以及尿道综合征等病。

二、望诊

(一) 一般项目

淋证望诊主要为望神色、形态等。淋证患者很少出现失神或假神表现。实证患者多面色如常或红赤；虚证患者多面色苍白，精神萎靡，倦怠乏力。

(二) 望小便

小便色黄赤——多热淋。

尿中夹砂石——多石淋。

小便色深红，或夹有血块——多血淋。

小便色淡黄多泡沫——多气淋。

小便浑浊，乳白或如米泔水——多膏淋。

小便色清——多劳淋。

(三) 望舌

热淋：舌苔多黄或黄腻。

石淋：舌质红，苔薄黄或少苔；或舌质淡，边有齿印，苔白腻。

血淋：舌尖红，苔黄；或舌红少苔。

气淋：舌质淡，苔薄。

膏淋：舌质红，苔黄腻；或舌质淡，苔腻。

劳淋：舌质淡或红，苔薄白或少苔。

三、闻诊

淋证闻诊主要为闻语声、嗅气味等。淋证患者语声高亢有力，多属实证；语声低微无力，多属虚证。口中出现氨气味应考虑是否发展到关格。

四、问诊

（一）一般情况

一般情况包括姓名、性别、年龄、民族、婚姻状况、出生地、职业、入院时间、记录时间、发病节气、病史陈述者。

（二）主诉

1. 主症的细化　淋证主症重点问尿痛症状与排尿情况。尿痛症状可以细化为尿痛的性质、时间及规律、程度、加重或缓解因素等。排尿情况着重问小便量的多少、小便的颜色、小便的性质、是否容易排出等。通过对主症的细致问诊，可初步辨其寒热虚实。

2. 主症的时间　通过主症的时间长短，结合年龄、体质特点等有助于初步判断是实淋还是虚淋。

3. 病证鉴别　淋证的主诉问诊可能隐藏着癃闭、水肿、关格等其他病证的症状，应注意鉴别。此为辨病的重要步骤。

（1）癃闭　癃闭与淋证均属膀胱气化不利，故皆有排尿困难、点滴不畅的症状。但癃闭无尿道刺痛，每日尿量少于正常，甚或无尿排出，而淋证则小便频数短涩，滴沥刺痛，欲出未尽，而每日排尿量正常。但淋证日久不愈，可发展成癃闭，而癃闭感受外邪，常可并发淋证。

（2）水肿　癃闭与水肿临床都表现为小便不利，小便量少，但水肿是体内水液潴留，泛溢于肌肤，引起头面、眼睑、四肢浮肿，甚者伴有胸、腹水，并无水蓄膀胱之症状，而癃闭多不伴有浮肿，部分患者还兼有小腹胀满膨隆，小便欲解不能，或点滴而出的水蓄膀胱之症，可资鉴别。

（3）关格　二者主症都有小便量少或闭塞不通，但关格常由水肿、淋证、癃闭等经久不愈发展而来，是小便不通与呕吐并见的病证，常伴有皮肤瘙痒、口中尿味，四肢搐搦，甚或昏迷等症状。而癃闭不伴有呕吐，部分患者有水蓄膀胱之症状，以此可资鉴别。但癃闭进一步恶化，可转变为关格。

4. 主诉归纳　淋证主诉的问诊虽然可以非常细致，但仍应遵循主诉精练、准确的要求，在排除以上相关病证后，可以简单地归纳为"小便频急涩痛"等，包括"小便量的多少"或"小便的性质、颜色"等。如：小便频急涩痛半月等。

（三）现病史

1. 发病情况　包括发病的轻重、缓急，如淋证起病是急还是缓？轻重情况？首次出现淋证至就诊时的时间？淋证起病时间急性以日计算，慢性以年、月、周计算。

2. 病因或诱因的问诊　淋证的病因或诱因主要包括外感（受寒、淋雨等）、饮食、情志、久病等因素。

3. 主要症状特点及其发展变化情况

（1）一般项目　小便频急涩痛的变化情况，是反复发作还是持续进展？是否演变为癃闭或关格等。

（2）证候鉴别　问诊不仅有助于病证鉴别，更是证型鉴别的重要一环，其中，主要症状特点和证候鉴别尤为重要，其要点如下。

小便频数短涩，灼热刺痛，溺色黄赤——多热淋。

尿中夹砂石，排尿涩痛，或排尿时突然中断，尿道窘迫疼痛——多石淋。

小便热涩刺痛，尿色深红，或夹有血块——多血淋。

郁怒之后，小便涩滞，淋沥不宣——多气淋。

小便浑浊，乳白或如米泔水，上有浮油，置之沉淀，或伴有絮状凝块物——多膏淋。

小便不甚赤涩，溺痛不甚，但淋沥不已，时作时止，遇劳即发——多劳淋。

4. 伴随症状

（1）一般项目　伴随症状着重问是否有小便中带血、是否小腹拘急隐痛、是否出现水肿、是否遗尿、是否头痛身痛腰痛、是否恶寒发热等。

（2）主要问诊内容　可分为热淋、石淋、血淋、气淋、膏淋、劳淋。

热淋：小便频数短涩，灼热刺痛，溺色黄赤，伴少腹拘急胀痛，或有寒热，口苦，呕恶，或有腰痛拒按，或有大便秘结。

石淋：尿中夹砂石，排尿涩痛，伴少腹拘急，或排尿时突然中断，尿道窘迫疼痛，往往突发，一侧腰腹绞痛难忍，甚则牵及外阴，尿中带血。

血淋：小便热涩刺痛，尿色深红，或夹有血块，疼痛满急加剧，或见心烦。

气淋：郁怒之后，小便涩滞，淋沥不宣，伴少腹胀满疼痛。

膏淋：尿道热涩疼痛，尿时阻塞不畅，还出现小便浑浊，乳白或如米泔水，上有浮油，置之沉淀，或伴有絮状凝块物，或混有血液、血块。

劳淋：小便不甚赤涩，溺痛不甚，但伴淋沥不已，时作时止，遇劳即发，腰膝酸软，神疲乏力，病程缠绵。

5. 发病以来诊治经过及结果　问外院或本院的检查情况如尿常规、中段尿培养、泌尿系 B 超、尿乳糜试验，以及诊断结论、治疗的药物、疗效等。

6. 发病以来一般情况　问诊包括精神、饮食、寒热、睡眠、体重、舌脉（若使用标准化患者一般会给出舌脉的描述）等。淋证一般情况的问诊，开始练习也可以从十问歌入手，若熟练后问诊每一步其实都包含临床思维，不需要再生搬硬套十问歌，但精神、饮食、寒热、睡眠、体重、舌脉等都需要问齐全，最终确定淋证的辨证论治。

（四）既往史

既往史应询问患者既往健康情况及既往疾病史、外伤手术史、药物及食物过敏史、传染病及地方病史。注意目前与所患疾病有密切关系的病史，如劳淋患者应询问有无糖尿病病史、血淋患者应询问有无泌尿系结石病史、膏淋患者应询问有无丝虫病及结核病史等。

（五）个人史

个人史应记录出生地及长期居住地、生活习惯及有无烟酒药物等嗜好，还要注意问职业和环境因素暴露史及用药史，询问有无冶游史。

（六）婚育史、月经史

淋证患者询问婚育史有助于了解整体健康状况。女性患者问月经史，尤其是月经周期及经量等，有助于了解气血虚实等状况。

（七）家族史

家族史包括父母、兄弟姐妹等人的健康状况，问有无与患者类似疾病，有无家族遗传倾向的疾病。如有多囊肾等家族史者，应注意排除关格等相关的肾系疾病。

五、切诊

（一）一般项目

淋证一般的切诊主要为尺肤及四肢的触诊。尺肤及四肢欠温多为外寒或阳虚；尺肤及四肢厥冷，但扪久而觉热，多为热邪内闭；手足心热多属阴虚。

（二）脉诊

热淋——脉多滑数。
石淋——脉多弦或带数。
血淋——脉多滑数。
气淋——脉多弦。
膏淋——脉多濡数。
劳淋——脉多细弱。
湿热下注证——脉多濡数。
脾虚气陷证——脉多虚软。
肾虚不固证——脉多沉细。

六、临床思维与延伸

(一) 中医临床思维

1. 淋证诊断与辨证论治流程

(1) 确定主诉　根据淋证的定义,包含尿痛症状与排尿情况,其中小便涩痛是淋证的特征性症状。故淋证的主诉可以确定为"小便涩痛、排尿不畅"两大主症。通过小便涩痛、排尿情况及主要的伴随症状即可初步确定淋证的诊断。

(2) 初步排除其他诊断　主诉的目的是得出第一诊断,但很多病证都可出现淋证的症状,故需一一加以鉴别。如小便不利 + 尿少可诊断为癃闭;小便不利 + 浮肿诊断为水肿;小便不利 + 呕吐应考虑为关格。

(3) 初步判断证型　通过淋证的诱因或病因及发病时间初步判断为实淋或虚淋。

(4) 进一步鉴别诊断　通过主症的进一步问诊排除极易混淆的诊断如癃闭,若同时出现排尿不畅,点滴不出应诊断为癃闭。

(5) 进一步判断证型　通过主症特点及伴随症状的问诊基本确定淋证的证型。

(6) 得出结论　通过一般情况的问诊及舌脉的了解最终确定淋证的辨证及论治。

2. 辨致病因素　实淋多以热为先导,春夏以湿热为多,长夏每易夹湿,秋季风燥多为冬令风寒郁而化热。外邪入侵途径多为口、皮毛。

虚淋的致病因素主要是"气"与"血",气有气虚、气郁,血有血虚、血瘀,气血可互为因果。

3. 辨外感内伤　外感淋证:多为新病,起病急,病程短,常伴小便不畅表证。内伤淋证:多为久病,常反复发作,病程长,可伴他脏病证。

(二) 西医临床思维

1. 通过尿常规等检查初步判断病因　淋证患者一般可先查尿常规。如以尿中白细胞增多为主,多考虑泌尿道感染及炎症,可做中段尿细菌培养、尿亚硝酸盐试验等。此外,疑有泌尿道结核,应查尿沉渣找结核杆菌,做结核菌素试验等。考虑有前列腺炎可能者,可做肛门指检前列腺及前列腺液常规检查。疑为非感染性膀胱炎者,可查膀胱镜。尿中红细胞增多为主者,多见于泌尿道结石、膀胱癌,应查泌尿道 B 超、静脉肾盂造影、腹部平片、尿中找脱落细胞等。尿浑浊怀疑乳糜尿者应查尿乙醚试验,必要时行淋巴管造影摄片检查。各项检查无异常者,多为尿道综合征。

2. 淋证伴随症状与诊断思路　主要伴随症状与诊断思路如下。

小便不利伴发热:临床多见于尿路感染、肾盂肾炎、肾结核等。

小便不利伴腰痛:临床多见于累及腰肾的疾病,如肾盂肾炎、急性肾炎、泌尿道结石等。

小便不利伴腹胀:临床多见于前列腺增生、前列腺炎等。

小便不利伴尿血:临床多见于肾结核、泌尿道结石、膀胱癌等。

3. 相关检查　一般应将尿常规作为淋证的常规检查，尿常规如有可疑病变时，可进一步行泌尿系彩超或腹部 CT 等。

4. 临床要点　对于淋证的诊断临床要中西医互参，尤其是慢性淋证，一般需要明确西医诊断，应常规进行尿常规、中段尿培养、泌尿系 B 超等以排除肾脏其他疾病等。

【知识链接】

乳糜尿

乳糜尿是因乳糜液逆流进入尿中所致，外观呈不同程度的乳白色，尿乳糜试验可呈阳性。如含有较多的血液则称为乳糜血尿。乳糜尿的特征是小便浑浊如乳汁，或似泔水、豆浆，故名。乳糜尿发病年龄多在 30～60 岁。乳糜尿的发病原因，目前认为大多数是由斑氏丝虫病所引起，偶见于泌尿系结核和肿瘤。其发生机制是胸导管阻塞，局部淋巴管炎症损害，致淋巴动力学改变，淋巴液进入尿路，发生乳糜尿。根据严重程度将乳糜尿分为轻度、中度、重度。治疗采用针对病原治疗、中医中药疗法、肾盂灌注、体外冲击波及手术治疗等。

七、医患沟通与交流

（一）沟通要点

内容参照第二章第二节。

（二）医患交流常见问题

1. 淋证需要做的基本检查项目　首先需要做尿常规及泌尿系 B 超等检查，必要时行腹部 CT 检查；最后针对不同原因引起的淋证，进行不同的检查，必要时行尿培养、膀胱镜等。

2. 淋证患者的护理及注意事项　实淋，如发热等全身症状明显者，应适当休息。饮食清淡，不宜吃水果等生冷之品。虚淋应注意起居，情志调畅，饮食调护，不宜肥甘、辛辣过咸，喝酒吸烟等不良习惯尤当戒除。

第二十二节　癃　闭

【学习目标】

1. 掌握癃闭的知识要点、癃闭问诊的步骤与内容。

2. 熟悉癃闭望、闻、切诊的步骤与内容，癃闭病史采集过程中的中医临床思维。

3. 了解癃闭医患沟通与交流的要点及常见问题、癃闭病史采集过程中的西医临床思维。

一、概述

(一) 定义

癃闭是以小便量少，排尿困难，甚则小便闭塞不通为主症的一种病证。

(二) 临床特征及病因病机

临床特征：其中小便不畅，点滴而短少，病势较缓者称为癃；小便闭塞，点滴不通，病势较急者称为闭。

外感病因：外感六淫，致肺热气壅，肺气不能肃降，津液输布失常，水道通调不利，不能下输膀胱；又因热气过盛，下移膀胱，以致上下焦均为热气闭阻，气化不利，而成癃闭。

内伤病因：脏腑功能失调，膀胱气化失司。实证以湿热、浊瘀、肝郁之偏胜；虚证有辨脾、肾虚衰之不同，阴阳亏虚之差别。

基本病机：三焦气化不利，或尿路阻塞，导致肾和膀胱气化失司。

(三) 古籍记述

《素问·宣明五气》谓"膀胱不利为癃，不约为遗溺"，《素问·标本病传论》谓"膀胱病，小便闭"，《灵枢·本输》云"三焦者……实则闭癃，虚则遗溺，遗溺则补之，闭癃则泻之"。《证治准绳·闭癃》说："闭癃合而言之一病也，分而言之有暴久之殊。盖闭者暴病，为溺闭，点滴不出，俗名小便不通是也；癃者久病，溺癃淋沥，点滴而出，一日数十次或百次。"王焘在《外台秘要》中载有用盐及艾灸等外治法治疗癃闭的论述。朱丹溪在辨证施治的基础上，运用探吐法来治疗小便不通，并将探吐一法，譬之滴水之器，闭其上窍，则下窍不通，开其上窍则下窍必利。

(四) 西医学范畴

癃闭相当于西医学中各种原因引起的尿潴留和无尿症。其神经性尿闭、膀胱括约肌痉挛、尿路结石、尿路肿瘤、尿路损伤、尿道狭窄、老年人前列腺增生症、脊髓炎等病所出现的尿潴留及肾功能不全引起的少尿、无尿症，皆可参考本节内容辨证论治。

二、望诊

(一) 一般项目

癃闭望诊主要为望神色、形态等。面红而喘促多为肺热壅盛证；面色㿠白多为肾阳衰惫证；面色苍白多为脾气不升证。

（二）望小便

小便色白——属虚、寒。

小便色黄——属热。

小便色红——属热伤血络，或结石伤络。

（三）望舌

膀胱湿热证——舌质红，苔黄腻。

肺热壅盛证——舌红，苔薄黄。

肝郁气滞证——舌红，苔薄黄。

浊瘀阻塞证——舌紫暗，或有瘀点。

脾气不升证——舌淡，苔薄。

肾阳衰惫证——舌淡胖，苔薄白。

三、闻诊

（一）一般项目

癃闭闻诊主要为闻语声、气息等。气喘咳嗽者，多为肺热；语声高亢有力者，多属实证、热证；声音较低、气短无力者，多属虚证、寒证。

四、问诊

（一）一般情况

一般情况包括姓名、性别、年龄、民族、婚姻状况、出生地、职业、入院时间、记录时间、发病节气、病史陈述者。癃闭尤应注意发病及病程的时间。

（二）主诉

1. 主症的细化　癃闭主症可以细化为小便量少与排尿困难，小便量少包括小便具体的量、色、气味等，排尿困难包括排尿困难程度及加重或缓解因素等。

2. 主症的时间　通过小便量少与排尿困难的时间长短，结合年龄、体质特点等有助于初步判断是虚或实。

3. 病证鉴别　其他可以出现排尿困难的病证还包括淋证、水肿、关格等，应当与癃闭鉴别。

（1）淋证　癃闭与淋证均属膀胱气化不利，故皆有排尿困难，点滴不畅的证候。但癃闭无尿道刺痛，每日尿量少于正常，甚或无尿排出，而淋证则小便频数短涩，滴沥刺痛，欲出未尽，而每日排尿量正常。正如《医学心悟·小便不通》所言："癃闭与淋证不同，淋则便数而茎痛，癃闭则小便点滴而难通。"但淋证日久不愈，可发展成癃闭，而癃闭感受外邪，常可并发淋证。

（2）水肿 癃闭与水肿临床都表现为小便不利，小便量少，但水肿是体内水液潴留，泛溢于肌肤，引起头面、眼睑、四肢浮肿，甚者伴有胸、腹水，并无水蓄膀胱之症状，而癃闭多不伴有浮肿，部分患者还兼有小腹胀满膨隆，小便欲解不能，或点滴而出的水蓄膀胱的症状，可资鉴别。

（3）关格 二者主症都有小便量少或闭塞不通，但关格常由水肿、淋证、癃闭等经久不愈发展而来，是小便不通与呕吐并见的病证，常伴有皮肤瘙痒，口中尿味，四肢搐搦，甚或昏迷等症状。而癃闭不伴有呕吐，部分患者有水蓄膀胱的症状，以此可资鉴别。但癃闭进一步恶化，可转变为关格。

4. 主诉归纳 癃闭的问诊虽然可以非常细致，但仍应遵循主诉精练、准确的要求，可以简单地归纳为小便量少、排尿困难多少天。例：小便量少3天。

（三）现病史

1. 发病情况 包括小便量少、排尿困难的轻重、缓急，如小便量少起病是急还是缓？轻还是重？首次出现癃闭至就诊时的时间有多久？癃闭起病时间急性以日计算，慢性以年、月、周计算。病程时间较长还要问简要病程经过。

2. 病因或诱因的问诊 癃闭的病因或诱因主要包括外感（受寒、淋雨等）、饮食、情志、久病等因素。

3. 主要症状特点及其发展变化情况 小便量少、排尿困难的变化情况，是反复发作还是持续进展？

（1）一般项目 问外院或本院的检查情况如尿常规、肾功能检查等，以及诊断结论、治疗的药物及疗效等。

（2）证候鉴别 问诊不仅有助于病证鉴别，更是证型鉴别的重要一环，其中，主要症状特点和证候鉴别尤为重要，其要点如下。

小便短赤灼热——湿热。

小便不畅，咽干，呼吸急促，或有咳嗽——肺热。

小便不通，情志抑郁，或多烦善怒，胁腹胀满——气滞。

小便点滴而下，甚则阻塞不通，小腹胀满疼痛——瘀浊。

小腹坠胀，神疲乏力，食欲不振，气短而语声低微——脾气虚。

小便不通，腰膝冷而酸软无力——肾阳虚。

4. 伴随症状

（1）一般项目 伴随症状着重问是否有咽干气促、是否口干口苦、是否情志不畅、是否腰痛腹痛、是否神疲乏力、是否食欲不振、是否畏寒肢冷等。

（2）主要问诊内容

膀胱湿热证：小便点滴不通，或量极少而短赤灼热，伴小腹胀满，口苦口黏，或口渴不欲饮，或大便不畅。

肺热壅盛证：小便不畅或点滴不通，伴咽干，烦渴欲饮，呼吸急促，或有咳嗽。

肝郁气滞证：小便不通或通而不爽，伴情志抑郁，或多烦善怒，胁腹胀满。

浊瘀阻塞证：小便点滴而下，或尿如细线，甚则阻塞不通，伴小腹胀满疼痛。

脾气不升证：小腹坠胀，时欲小便而不得出，或量少而不畅，伴神疲乏力，食欲不振，气短而语声低微。

肾阳衰惫证：小便不通或点滴不爽，排出无力，伴面色白，神气怯弱，畏寒肢冷，腰膝冷而酸软无力。

5. 发病以来诊治经过及结果　问外院或本院的检查情况如尿常规、肾功能检查等，以及诊断结论、治疗的药物及疗效等。

6. 发病以来一般情况　包括精神、饮食、寒热、睡眠、体重、舌脉（若使用标准化患者一般会给出舌脉的描述）等。癃闭一般情况的问诊，开始练习也可以从十问歌入手，若熟练后问诊每一步其实都包含临床思维，不需要再生搬硬套十问歌，但精神、饮食、寒热、睡眠、体重都需要问齐全，最后综合判断以确定癃闭的辨证论治。

（四）既往史

既往史应询问患者既往的健康情况及既往疾病史、外伤手术史、药物及食物过敏史、传染病及地方病史。注意目前与所患疾病有密切关系的病史，如癃闭患者应询问有无慢性肾功能衰竭、肾病综合征、泌尿系结石、前列腺肥大等病史。

（五）个人史

个人史应记录出生地及长期居住地，生活习惯及有无烟酒药物等嗜好，职业与工作条件及有无工业毒物、粉尘、放射性物质接触史，有无冶游史。老年男性尤其要问有无阿托品等用药史。

（六）婚育史、月经史

癃闭患者问婚育史有助于了解整体健康状况。女性患者问月经史，尤其是月经周期及经量等，有助于了解气血虚实等状况；问末次月经时间，了解癃闭是否在经期发生，有助于诊断及鉴别诊断。

（七）家族史

家族史包括父母、兄弟姐妹等人的健康状况，问有无与患者类似疾病，有无家族遗传倾向的疾病。如癃闭有明显家族史者，应注意排除多囊肾或其他疾病引起的癃闭。

五、切诊

（一）一般项目

癃闭一般的切诊主要为尺肤及四肢的触诊。尺肤及四肢欠温多为外寒或阳虚；尺肤及四肢厥冷，但扪久而觉热，多为热邪内闭；手足心热多属阴虚。

（二）脉诊

膀胱湿热证——脉数。

肺热壅盛证——脉数。

肝郁气滞证——脉弦。

浊瘀阻塞证——脉涩。

脾气不升证——脉细。

肾阳衰惫证——脉沉细或弱。

六、临床思维与延伸

（一）中医临床思维

1. 癃闭诊断与辨证论治流程

（1）确定主诉　由于主诉的提炼一般不使用诊断用语，故癃闭的主诉不能使用"癃闭"的主症。癃闭的定义包含小便量情况，故癃闭的主诉可以确定为"小便量少"或加上"排尿困难"。通过小便量少及主要的伴随症状即可初步确定癃闭的诊断。

（2）初步排除其他诊断　主诉的目的是得出第一诊断，但很多病证都可出现癃闭的症状，故需一一加以鉴别。如小便不利＋排尿疼痛可诊断为淋证；小便不利＋水肿可诊断为水肿；小便不利＋呕吐可诊断为关格。故需要通过问诊排除其他病证的上述特异性症状后，才能得出癃闭的诊断。

（3）初步判断证型　通过癃闭的诱因或病因及发病时间初步判断是实证或虚证。

（4）进一步鉴别诊断　通过主症的进一步问诊排除极易混淆的诊断如淋证，若排尿困难的同时出现明显的小便涩痛应诊断为淋证。

（5）进一步判断证型　通过主症特点及伴随症状的问诊基本确定癃闭的证型。

（6）得出结论　通过一般情况的问诊及舌脉的了解最终确定癃闭的辨证及论治。

2. 辨致病因素　
外感癃闭多为风寒、风热侵袭，导致肺热壅盛；内伤癃闭的致病因素主要是湿热、浊瘀及肝郁。

3. 辨虚实　
实证当辨湿热、浊瘀、肺热、肝郁之偏胜；虚证当辨脾、肾虚衰之不同，阴阳亏虚之差别。

4. 辨病情缓急轻重　
水蓄膀胱，小便闭塞不通为急病；小便量少，但点滴能出，无水蓄膀胱者为缓证。由"癃"转"闭"为病势加重，由"闭"转"癃"为病势减轻。

（二）西医临床思维

癃闭病证首先应通过体格检查与膀胱 B 超判断有否尿潴留，有尿潴留者，再做尿流动力学检查，以明确有否机械性尿路阻塞。有尿路阻塞者，再通过肛指检查、前列腺 B 超、尿道及膀胱造影 X 线片、前列腺癌特异性抗原等检查以明确尿路阻塞的病因，如前列腺肥大、前列腺癌、尿道结石、尿道外伤性狭窄等。

无尿路阻塞的尿潴留者考虑脊髓炎、神经性膀胱，可做相应神经系统检查。对无尿潴留的癃闭者应考虑肾衰竭，可进一步查血肌酐、尿素氮、全血细胞分析、血钙、血磷、B 超、X 线片等，帮助鉴别急性或慢性肾衰竭。如属前者，还需查尿比重、尿渗透压、尿钠浓度、尿钠排泄分数、静脉肾盂造影等以鉴别肾前、肾性或肾后性急性肾衰。慢性肾衰者还应进一步检查以明确慢性肾衰的病因。

【知识链接】

尿潴留

尿潴留是指膀胱内充满尿液而不能正常排出。根据其病史、特点分为急性尿潴留和慢性尿潴留。急性尿潴留起病急骤，膀胱内充满尿液突然不能排出，常需急诊处理。

尿潴留常见原因是各种器质性病变造成尿道或膀胱出口的机械性梗阻，如尿道病变有炎症、异物、结石、肿瘤、损伤、狭窄，以及先天性尿道畸形等；膀胱颈梗阻性病变有膀胱颈挛缩、纤维化、肿瘤、急性前列腺炎或脓肿、前列腺增生、前列腺肿瘤等；此外，盆腔肿瘤、妊娠的子宫等也可引起尿潴留。还有由于排尿动力障碍所致的动力性梗阻，常见原因为中枢和周围神经系统病变，如脊髓或马尾损伤、肿瘤、盆腔手术损伤支配膀胱的神经及糖尿病等，造成神经性膀胱功能障碍。还有药物如阿托品、溴丙胺太林、东莨菪碱等松弛平滑肌的药物偶尔可引起尿潴留。

七、医患沟通与交流

（一）沟通要点

内容参照第二章第二节。

（二）医患交流常见问题

1. 癃闭需要做的基本检查项目　首先腹部查体；其次行全血细胞分析、尿常规、肾功能、泌尿系 B 超等。

2. 癃闭的护理及注意事项　应适当休息，注意气候变化，防寒保暖，预防感冒，不宜吃水果等生冷之品，不宜食肥甘、辛辣及过咸，嗜酒及吸烟等不良习惯尤当戒除。

第二十三节　消　渴

【学习目标】

1. 掌握消渴的知识要点、消渴问诊的步骤与内容。

2. 熟悉消渴病史采集过程中的中医临床思维。

3. 了解消渴医患沟通与交流的要点及常见问题、消渴病史采集过程中的西医临床思维。

一、概述

(一) 定义

消渴是以多饮、多食、多尿、形体消瘦为特征的病证。

(二) 临床特征及病因病机

临床特征：多饮、多食、多尿、形体消瘦。

主要病因：饮食失节，致脾胃运化失司，积热内蕴，消谷耗液；情志不调，致五志过极，气机郁结，化火伤阴；劳欲过度，致肾精亏损，虚火内生，消灼津液；禀赋虚弱，致素体阴虚。

基本病机：阴虚燥热，以阴虚为本，燥热为标。阴津亏损则燥热又甚，两者互为因果。随着病情发展，出现气阴两虚，阴阳两虚，正气不足，瘀血内生，变证百出。

(三) 古籍记述

《素问·奇病论》曰："此肥美之所发也，此人必数食甘美而多肥也，肥者令人内热，甘者令人中满，故其气上溢，转为消渴。"

《河间六书·宣明论方》："夫消渴者，多变聋盲、疮癣、痤痱之类。"

《证治准绳·消瘅》："渴而多饮为上消，消谷善饥为中消，渴而便数有膏为下消。"

(四) 西医学范畴

西医学中的糖尿病可参照本节辨证论治。糖调节受损（糖尿病前期）相当于中医脾瘅和消瘅，目前中医病因病机、治法方药尚存争议，临床可大致参考本节进行辨证论治。

二、望诊

(一) 一般项目

消渴望诊主要为望体形、面色等。
形体消瘦——阴精亏虚。
面色不华——脾气虚弱，生化不足。
面容黧黑——肾阳亏虚。
耳轮干枯——真阴衰竭，外窍失养。
面色晦暗——瘀血阻滞。

(二) 望舌

肺热津伤证——舌质红，苔薄黄。

胃热炽盛证——舌苔黄。

气阴两虚证——舌质淡，苔少而干。

肾阴亏虚证——舌红苔少。

阴阳两虚证——舌质淡，苔白而干。

瘀血阻滞证——舌质暗或有瘀斑，或舌下青筋紫暗怒张，苔薄白或少苔。

三、闻诊

（一）一般项目

消渴胃热炽盛证可闻及口臭。在消渴的某些变证可闻及气味异常，如脱疽湿热毒盛，肉腐成脓时，可闻及腐肉样气味；消渴阴伤阳浮证或可闻及烂苹果样气味。

四、问诊

（一）一般情况

一般情况包括姓名、性别、年龄、民族、婚姻状况、出生地、职业、入院时间、记录时间、发病节气、病史陈述者。

（二）主诉

1. 主症的细化　消渴的主症以多饮、多食、多尿为主。主诉的首要目的为明确第一诊断。多饮、多食、多尿可以细化为以某个或某两个主症为主，有时也可以是三个主症，通过对主症的细致问诊，可初步辨其属上消、中消、下消。

临床有时也可把变证的症状作为主症之一。

抓主症：消渴的典型症状为多饮多食多尿、体重减轻。如患者出现上述症状，则可将其作为主诉的主症。

询变证：消渴为常见慢性病，随着患病时间延长，患者常出现变证，问诊时应详细询问患者有无相关症状。

2. 主症的时间　通过主症的时间长短，结合年龄、血糖控制情况等有助于初步判断是否伴有变证。

3. 病证鉴别　临床上，消渴可与瘿气相鉴别。合理有效的问诊也有助于确诊雀盲、脱疽、消渴痹证等消渴相关变证，此为辨病的重要步骤。

瘿气：瘿气和消渴均可出现多食易饥、消瘦等表现，但瘿气临床以颈部喉结两旁肿大为诊断的主要依据，且常有眼球突出，伴心悸、急躁、手颤、多汗、大便次数增多等表现，无多饮、多尿等症。

4. 主诉归纳　消渴变证诸多，除需要问诊"三多一少"的主症外，部分患者就诊时可能伴见多个变证，问诊内容较多，但应遵循主诉精练、准确的要求，提炼患者就诊最主要的不适、最严重的病情进行归纳。如"烦渴多饮半月""多饮多食多尿 6 年余，左足溃烂 1 周"等。

（三）现病史

1. 发病情况　包括发病的轻重、缓急，如症状的轻重，发病前后体重减轻的情况，"三多一少"症状孰轻孰重，发病时是否伴有变证的症状。

2. 病因或诱因的问诊　消渴发病前有没有体形肥胖、饮食无度、活动量少、情绪不调等因素。

3. 主要症状特点及其发展变化情况

（1）一般项目　包括"三多一少"和血糖水平的变化情况、药物治疗史及相关疗效、是否出现变证及变证的治疗史等，也是主诉中病证鉴别问诊的进一步深化。

（2）证候鉴别　问诊不仅有助于病证鉴别，更是证型鉴别的重要一环，其中，主要症状特点的鉴别要点如下。

口渴多饮：上消，燥热在肺，肺热津伤。

多食善饥：中消，热郁于胃，消灼胃液。

尿多而浑：下消，肾虚精亏，肾失封藏。

口干不欲饮：脾气虚，津不能化。

尿频量多而不浑：肺失治节，肾关不固。

多尿，浊如脂膏，甚则饮一溲一：命门火衰，固摄失权。

形体消瘦，皮肤干燥瘙痒：阴精亏虚，肌肤失养。

其他参照"望体形"和"望面色"。

4. 伴随症状

（1）一般项目　伴随症状着重问是否有神疲乏力、头晕耳鸣、五心烦热、自汗盗汗、纳差腹胀，腰膝酸软、水肿尿少、大便干结或溏薄等。

（2）主要问诊内容

肺热津伤证：口渴多饮，尿多，多食，伴烦热，口干舌燥。

胃热炽盛证：多食易饥，口干多饮，尿量增多，伴形体消瘦，大便干结。

气阴两虚证：口渴欲饮，伴精神不振，倦怠乏力，或便溏，或饮食减少。

肾阴亏虚证：尿频量多，浊如脂膏，伴腰膝酸软，乏力，头晕耳鸣，口干唇燥，皮肤干燥，瘙痒。

阴阳两虚证：小便频数，甚则饮一溲一，或浑浊，或清长，伴腰膝酸软，畏寒肢冷，阳痿或月经不调。

瘀血阻滞证：口干尿多，伴形体消瘦，肢体麻木或刺痛，入夜尤甚。

5. 发病以来诊治经过及结果　问糖尿病的诊断类型、降糖药物使用情况及使用后血糖控制情况、变证症状出现的时间、治疗变证的药物及疗效等。

6. 发病以来一般情况　包括精神、饮食、寒热、睡眠、体重、舌脉（若使用标准化患者一般会给出舌脉的描述）等。其中体重变化情况非常重要，不可遗忘。

（四）既往史

既往史应问患者既往的健康情况及既往疾病史、外伤手术史、药物及食物过敏史、传染病及地方病史等。糖尿病作为代谢综合征症候群之一，常和高血压、血脂异常、肥胖、高尿酸等多种代谢紊乱合并出现，并造成多种疾病风险增加如脂肪肝、脑卒中、冠心病，以及部分癌症如乳腺癌、子宫内膜癌、胰腺癌、结肠癌等。上述相关疾病应详细询问。此外，多囊卵巢综合征患者或伴有与胰岛素抵抗相关的临床状态（如黑棘皮征等）也是糖尿病发病的高危因素，可询问了解。

易感病毒感染史有助于 1 型糖尿病的诊断，而甲状腺功能亢进症、胰腺炎、库欣综合征（包括医源性）、肢端肥大症、应激刺激等与继发性糖尿病相关。如患者糖尿病类型诊断不明，需详细追问相关病史及检验检查结果。

（五）个人史

个人史应询问并记录出生地及长期居留地，生活习惯及有无烟、酒、药物等嗜好，职业与工作条件及有无工业毒物、粉尘、放射性物质接触史，有无冶游史等基本情况，需要重点询问有无久坐的生活方式，有无长期的热量摄入过多史。

（六）婚育史、月经史

详细的婚育史、月经史的问询有助于明确糖尿病的类型和有无并发症。糖尿病妇女可因自主神经病变出现月经过少、闭经和性欲减退。有巨大儿生产史、妊娠糖尿病史的妇女是糖尿病发病的高危因素。多囊卵巢综合征也是糖尿病的高危因素，且可导致月经异常、不孕。长期应用口服避孕药妇女可能发生糖耐量异常并诱发糖尿病。

（七）家族史

家族史包括父母、兄弟姐妹等人的健康状况，应重点了解患者一级亲属中有无 2 型糖尿病家族史。

五、切诊

（一）一般项目

消渴的切诊除脉诊外，还重视趺阳脉的切诊，趺阳脉搏动减弱多提示血行瘀滞，气血不畅。而肢体末端的感觉减退提示消渴痹证可能。

（二）脉诊

肺热津伤证——脉多数。
胃热炽盛证——脉多实有力。
气阴两虚证——脉多细弱。

肾阴亏虚证——脉多细数。

阴阳两虚证——脉多沉细无力。

瘀血阻滞证——脉多弦或沉涩或结代。

六、临床思维与延伸

(一) 中医临床思维

1. 消渴诊断与辨证论治流程

（1）确定主诉 消渴的主症为"多饮多食多尿，体重减轻"，如患者具备上述症状，可作为主诉。并可通过血糖值、"三多一少"症状初步排除其他诊断。如患者的主要不适为消渴变证所致，也可将变证的相关症状加入主诉中。部分糖尿病早期的患者无任何症状，可能仅因为血糖升高就诊，这种情况，也可以用"发现血糖升高1年余"作为主诉。

（2）判断证型 通过主症特点、伴随症状的问诊及变证的问诊基本确定消渴的证型。

（3）鉴别诊断 通过主症的进一步问诊排除极易混淆的诊断，如瘿气。瘿气虽可出现多食易饥、消瘦等表现，但瘿气临床以颈部喉结两旁肿大为主。

（4）得出结论 通过一般情况的问诊及舌脉的了解最终确定消渴的辨证及论治。

2. 辨病位 消渴可分为上消、中消、下消。以肺燥为主，多饮突出者为上消；以胃热为主，多食突出者为中消；以肾虚为主，多尿突出者为下消。

3. 辨标本的主次 消渴以阴虚为本，燥热为标。初病常以燥热为主，病程较长者多阴虚与燥热互见，日久则以阴虚为主，进而阴损及阳，导致阴阳两虚。

(二) 西医临床思维

1. 通过血糖数值判断是否为糖尿病 糖尿病的诊断标准（1999WHO）：①空腹静脉血浆葡萄糖 ≥ 7.0mmol/L。空腹状态定义为至少8～12小时内无任何热量摄入。②随机静脉血浆葡萄糖 ≥ 11.1mmol/L。③葡萄糖负荷后2小时静脉血浆葡萄糖 ≥ 11.1mmol/L。有糖尿病症状者，符合上述标准之一即可确诊，无糖尿病症状者，改日重复检查，仍符合上述标准之一即可确诊。

糖调节受损（糖尿病前期）：分为空腹血糖受损和糖耐量减低。前者诊断标准：6.1mmol/L ≤ 空腹静脉血浆葡萄糖 < 7.0mmol/L，且糖负荷后2小时静脉血浆葡萄糖 < 7.8mmol/L。后者诊断标准：空腹静脉血浆葡萄糖 < 7.0mmol/L，且 7.8mmol/L ≤ 糖负荷后2小时静脉血浆葡萄糖 < 11.1mmol/L。

2. 相关检查 一般应将血糖、尿常规、糖化血红蛋白作为糖尿病的常规检查，如诊断不明或需要明确胰岛功能，可进一步行测定胰岛素–C肽释放试验及口服葡萄糖耐量试验等。

3. 临床要点 详细记录血糖数值、饮食、生活方式、用药情况及相关检查检验可帮助医生制定合理的降糖方案。因此，在接诊患者时应仔细沟通，认真询问。

【知识链接】

糖尿病分类

糖尿病共分为 4 大类：即 1 型糖尿病、2 型糖尿病、妊娠糖尿病和特殊类型的糖尿病。其中 1 型糖尿病与 2 型糖尿病的鉴别见表 2–1。

表 2–1　青少年 1 型糖尿病和 2 型糖尿病的鉴别诊断

鉴别点	1 型糖尿病	2 型糖尿病
起病	急性起病，症状明显	缓慢起病，症状不明显
临床特点	体重下降 多尿 烦渴 多饮	肥胖 较强的 2 型糖尿病家族史 有高发病率种群 黑棘皮病 多囊卵巢综合征
酮症	常见	通常没有
C 肽	低 / 缺乏	正常 / 升高
谷氨酸脱羧酶抗体	阳性	阴性
胰岛细胞抗体	阳性	阴性
人胰岛细胞抗原 2 抗体	阳性	阴性
锌转运体 8 抗体	阳性	阴性
治疗	胰岛素	生活方式，口服降糖药或胰岛素
相关的自身免疫性疾病	并存概率高	并存概率低

七、医患沟通与交流

（一）沟通要点

内容参照第二章第二节。

（二）医患交流常见问题

1. 消渴需要做的基本检查项目　首先需要测量身高、体重、血压、腰围、臀围，并计算腰臀比，触诊足背动脉搏动，并初步检查肢体末端深浅感觉；其次做血糖、血脂、尿常规、糖化血红蛋白检查，必要时行胰岛素 –C 肽释放试验及口服葡萄糖耐量试验；最后针对原因不明的糖尿病，可进一步检查糖尿病的相关抗体如谷氨酸脱羧酶抗体、胰岛细胞抗体等。

2. 消渴患者的护理及注意事项　在保证机体合理能量需要的情况下，消渴患者应限制碳水化合物、油脂的摄入，忌食糖类，饮食宜以适量米、麦、杂粮为主，配合适量蔬菜、豆类、瘦肉、鸡蛋等、定时定量进餐。加强体育锻炼，保持合适的体重，预防肥胖和营养不良。宣传并了解消渴知识，使患者及家属对消渴有基本的认识，配合医生对疾病进行合理、全面的长期治疗和监测。

第二十四节　郁　证

【学习目标】
1. 掌握郁证的知识要点、郁证问诊的步骤与内容。
2. 熟悉郁证望、闻、切诊的步骤与内容，郁证病史采集过程中的中医临床思维。
3. 了解郁证医患沟通与交流的要点及常见问题、郁证病史采集过程中的西医临床思维。

一、概述

（一）定义

郁证是由于情志不舒、气机都滞所致，以心情抑郁、情绪不宁、胸部满闷、胁肋胀痛，或易怒易哭，或咽中如有异物梗塞等症为主要临床表现的一类病证。

（二）临床特征及病因病机

临床特征：广义的郁证包括外邪、情志等因素所致的一切郁滞不得发越之病证；狭义的郁证单指情志不舒，气机郁滞所引起的病证。

主要病因：情志内伤。

郁证初起，病变以气滞为主，常兼血瘀、气郁化火、痰结、食滞等，多属实证。病久则易由实转虚，随其影响的脏腑及损耗气血阴阳的不同，而形成心、脾、肝、肾亏虚的不同病变。

基本病机：重点在于气机郁滞。

（三）古籍记述

《内经》有五郁之称，《素问·六元正纪大论》有木、火、土、金、水五郁的记载，并提出了五郁的治疗原则，其中"木郁达之"为后世医家所推崇。《素问·六元正纪大论》曰："郁之甚者，治之奈何……木郁达之，火郁发之，土郁夺之，金郁泄之，水郁折之。"《素问·举痛论》曰："思则心有所存，神有所归，正气留而不行，故气结矣。"《灵枢·本神》曰："愁忧者，气闭塞而不行。"《灵枢·本病论》曰："人忧愁思虑即伤心……人或恚怒，气逆上而不下，即伤肝也。"

《金匮要略》记载脏躁及梅核气：观察到这两种病证多发于女性，所提出的治疗方药沿用至今。

《诸病源候论》指出忧思致郁，《诸病源候论·气病诸候·结气候》："结气病者，忧思所生也。心有所存，神有所止，气留而不行，故结于内。"

《丹溪心法》有六郁之说，从内伤情志致郁立论，以病理因素为纲，分为气、血、痰、湿、热、食六郁；六郁中以气郁为先；创立了六郁汤、越鞠丸等相应的治疗方剂。《医学正传》首先采用郁证病名。

明代之后渐论情志之郁，《古今医统大全·郁证门》说："郁为七情不舒，遂成郁结，既郁之久，变病多端。"《景岳全书·郁证》将情志之郁称为因郁而病，着重论述了怒郁、思郁、忧郁三种郁证的证治。

（四）西医学范畴

根据郁证的临床表现及其以情志内伤为致病原因的特点，主要见于西医学的神经衰弱、癔症及焦虑症等。另外，也见于更年期综合征及反应性精神病。当这些疾病出现郁证的临床表现时，可参考本节辨证论治。

二、望诊

（一）一般项目

郁证望诊主要为望神色、形态等。郁证患者很少出现失神或假神表现。精神抑郁，面色晦暗多属实；精神不振，面色淡白、苍白多为虚证。

（二）望舌

肝气郁结证——苔薄腻。
气郁化火证——舌质红，苔黄。
痰气郁结证——苔白腻。
心神失养证——舌质淡。
心脾两虚证——苔薄白。
心肾阴虚证——舌红少津。

三、闻诊

（一）一般项目

郁证闻诊主要为闻语声、气息等。语声高亢、时欲太息多属实；语声低微、悲忧善哭多为虚证或虚实夹杂。

（二）闻声音

语声低、气怯——虚。
洪亮有力——实。
精神抑郁少语，情绪不宁，太息嗳气——肝气郁结证。
性情急躁易怒——气郁化火证。

咽中如有物梗塞，精神抑郁少语——痰气郁结证。

多疑易惊，悲忧善哭，喜怒无常，或时时欠伸，或手舞足蹈，骂詈喊叫——心神失养证。

多思善疑，头晕神疲，心悸胆怯，健忘——心脾两虚证。

四、问诊

（一）一般情况

一般情况包括姓名、性别、年龄、民族、婚姻状况、出生地、职业、入院时间、记录时间、发病节气、病史陈述者。郁证尤应注意职业的问诊。

（二）主诉

1. 主症的细化 抑郁症状可以细化为忧郁不畅，易怒善哭或咽中异物的性质、时间及规律、特点、程度、加重或缓解因素等。

2. 主症的时间 通过主症的时间长短，结合年龄、体质特点及伴随症状等有助于初步判断病情虚实及所郁脏腑。

3. 病证鉴别 郁证的主诉问诊可能隐藏着痴呆、癫病等其他病证的症状，应注意鉴别。此为辨病的重要步骤。

（1）癫病 青壮年以沉默呆滞，语无伦次，静而多喜，病程迁延，心神失常的症状极少自行缓解为主要表现。

（2）痴呆 老年性患者在无意识状态下，以影响生活和社交能力等为主要表现的一种脑功能减退性疾病。其轻者可以见神情淡漠，寡言少语，反应迟钝，善忘等症；重则表现为终日不语，或闭门独居，或口中喃喃，言辞颠倒，或举动不经，忽笑忽哭，或不欲食，数日不知饥饿等。

（3）虚火喉痹 青中年男性，多因感冒、长期烟酒及嗜食辛辣食物而引发，除咽部有异物感外，尚觉咽干、灼热、咽痒。咽部症状与情绪无关，但过度辛劳或感受外邪则易加剧。

4. 主诉归纳 抑郁的问诊虽然可以非常细致，但仍应遵循主诉精练、准确的要求，可以简单地归纳为忧郁不畅、易怒善哭或咽中异物，如：忧郁不畅3个月。

（三）现病史

1. 发病情况 发病情况包括发病的轻重、缓急，如郁证起病是急还是缓？轻重情况？首次出现郁证至就诊时的时间？郁证起病时间急性以日计算，慢性以年、月、周计算。郁证还要问简要病程经过。

2. 病因或诱因的问诊 郁证的病因或诱因主要询问情志内伤的情况。

3. 主要症状特点及其发展变化情况

（1）一般项目 包括郁证的变化情况、发作与缓解的情况、是否演变为癫病或狂病等，也是主诉中病证鉴别问诊的进一步深化。

（2）证候鉴别

语声低、气怯——属虚。

语声洪亮有力——属实。

精神抑郁少语，情绪不宁，太息嗳气——肝气郁结证。

性情急躁易怒——气郁化火证。

咽中如有物梗塞，精神抑郁少语——痰气郁结证。

多疑易惊，悲忧善哭，喜怒无常，或时时欠伸，或手舞足蹈，骂詈喊叫——心神失养证。

多思善疑，头晕神疲，心悸胆怯，健忘——心脾两虚证。

4. 伴随症状

（1）一般项目　伴随症状着重问是否有咽中如有物梗塞、心神失常、喜悲善哭、时时欠身、手舞足蹈、骂詈喊叫等。

（2）主要问诊内容

肝气郁结证：精神抑郁，情绪不宁，伴胸部满闷，胁肋胀痛，痛无定处，脘闷嗳气，不思饮食，大便不调。

气郁化火证：性情急躁易怒，伴胸胁胀满，口苦而干，或头痛、目赤、耳鸣，或嘈杂吞酸，大便秘结。

痰气郁结证：咽中如有物梗塞，吞之不下，咳之不出，精神抑郁，伴胸部闷塞，胁肋胀满。

心神失养证：精神恍惚，心神不宁，多疑易惊，悲忧善哭，喜怒无常，或时时欠伸，或手舞足蹈，骂詈喊叫。

心脾两虚证：多思善疑，伴头晕神疲，心悸胆怯，失眠，健忘，纳差，面色不华。

心肾阴虚证：情绪不宁，伴心悸，健忘，失眠，多梦，五心烦热，盗汗，口咽干燥，舌红少津。

5. 发病以来诊治经过及结果　问外院或本院的检查情况如头部 CT、MRI 检查等，以及量表评分、诊断结论、治疗的药物及疗效等。

6. 发病以来一般情况　问诊包括精神、饮食、寒热、睡眠、体重、舌脉（若使用标准化患者一般会给出舌脉的描述）等。郁证的主要为肝失疏泄，脾失健运，心失所养所致，应依据临床症状，辨明其受病脏腑侧重之差异。一般说来，气郁、血郁、火郁主要关系于肝；食郁、湿郁、痰郁主要关系于脾；而虚证证型则与心的关系最为密切。

郁证一般情况的问诊，开始练习也可以从十问歌入手，若熟练后问诊每一步其实都包含临床思维，不需要再生搬硬套十问歌，但精神、饮食、寒热、睡眠、体重等都需要问齐全，最后综合判断以确定郁证的辨证论治。

（四）既往史

既往史应先问既往的健康情况，有无脑出血及脑梗死等急性脑血管疾病病史；再问有无中毒、颅内感染、记忆力减退、脑外伤等脑损伤史。此外，还要重视消化系统疾病、泌尿系统疾病及代谢内分泌疾病病史的问诊。最后问外伤手术史、药物及食物过敏史、传染病及地方病史等。

（五）个人史

个人史首先需要问有无疫区相关人畜接触史；第二要问有无不良嗜好尤其是吸烟史。此外，还要重视职业、环境因素暴露史及精神活性物质和非成瘾物质用药史的问诊。

（六）婚育史、月经史

郁证患者问婚育史有助于了解整体健康状况。女性患者问月经史，尤其是月经周期及经量等，有助于了解气血虚实等状况。

（七）家族史

家族史包括父母、兄弟姐妹等人的健康状况，问有无与患者类似疾病，有无家族遗传倾向的疾病。

五、切诊

（一）一般项目

郁证一般的切诊主要为尺肤及四肢的触诊。尺肤及四肢欠温多为外寒或阳虚；手足心热多属阴虚。

（二）脉诊

肝气郁结证——脉弦。
气郁化火证——脉弦数。
痰气郁结证——脉弦滑。
心神失养证——脉弦。
心脾两虚证——脉细。
心肾阴虚证——脉细数。

六、临床思维与延伸

（一）中医临床思维

1. 郁证诊断与辨证论治流程
（1）确定主诉　由于主诉的提炼一般不使用诊断用语，故抑郁的主诉不能单纯使用"抑郁"的主症，根据抑郁的定义，抑郁发作以忧郁不畅，精神不振，易怒善哭或咽中异物为主，与其处境不相称，故抑郁的主诉可以确定为"忧郁不畅，易怒善哭或咽中异物"等。

（2）初步排除其他诊断　主诉的目的是得出第一诊断，但很多病证都可出现忧郁不畅的症状，故需一一加以鉴别。青中年妇女，在精神因素的刺激下呈间歇性发作，表现为悲伤欲哭，数欠身，象如神灵所作，在不发作时可如常人可诊断为脏躁。青壮年以沉默呆滞，语无伦次，静而多喜，病程迁延，心神失常的症状极少自行缓解可诊断为癫病。青中年女性，因情志抑郁而起病，自觉咽中有物梗塞，但无咽痛及吞咽困难，咽中梗塞的感觉与情绪波动有关，在心情愉快、工作繁忙时，症状可减轻或消失，而当心情抑郁或注意力集中于咽部时，则梗塞感觉加重可诊断为梅核气。老年性患者在无意识状态下，以影响生活和社交能力等为主要表现的一种脑功能减退性疾病，其轻者可以见神情淡漠，寡言少语，反应迟钝，善忘等症；重则表现为终日不语，或闭门独居，或口中喃喃，言辞颠倒，或举动不经，忽笑忽哭，或不欲食，数日不知饥饿等可诊断为痴呆。青中年男性，多因感冒、长期烟酒及嗜食辛辣食物而引发，除咽部有异物感外，尚觉咽干、灼热、咽痒，咽部症状与情绪无关，但过度辛劳或感受外邪则易加剧，可诊断为虚火喉痹。故需要通过问诊排除其他病证的上述特异性症状后，才能得出抑郁的诊断。

（3）初步判断证型　通过主症特点及伴随症状的问诊基本确定郁证的证型。

（4）进一步鉴别诊断　通过主症的进一步问诊排除极易混淆的诊断，如癫病、痴呆、虚火喉痹、噎膈。

（5）进一步判断证型　通过主症特点及伴随症状的问诊基本确定郁证的证型。

（6）得出结论　通过一般情况的问诊及舌脉的了解最终确定郁证的辨证及论治。

2. 郁证鉴别要点　郁证需与噎膈、虚火喉痹、癫病相鉴别。

（1）郁证之梅核气与噎膈　梅核气多见于青中年女性，因情志抑郁而起病，自觉咽中有物梗塞，但无咽痛及吞咽困难，咽中梗塞的感觉与情绪波动有关，在心情愉快、工作繁忙时，症状可减轻或消失，而当心情抑郁或注意力集中于咽部时，则梗塞感觉加重。

噎膈多见于中老年人，男性居多，梗塞的感觉主要在胸骨后的部位，吞咽困难的程度日渐加重，做食道检查常有异常发现。

（2）郁证之梅核气与虚火喉痹　梅核气的诊断要点如上所述。虚火喉痹则以青中年男性发病较多，多因感冒、长期烟酒及嗜食辛辣食物而引发，咽部除有异物感外，尚觉咽干、灼热、咽痒。咽部症状与情绪无关，但过度辛劳或感受外邪则易加剧。

（3）脏躁与癫病　脏躁多发于青中年妇女，在精神因素的刺激下呈间歇性发作，在不发作时可如常人。癫病则多发于青壮年，男女发病率无显著差别，病程迁延，心神失常的症状极少自行缓解。

（二）西医临床思维

1. 通过郁证发病病史初步判断病因 对于抑郁的诊断临床要中西医互参，要排除器质性精神障碍，或精神活性物质和非成瘾物质所致的抑郁；并结合精神心理量表评分与抑郁症的病情严重程度度划分标准。

2. 抑郁症的临床分型 依据《中国精神障碍分类与诊断标准》（CCMD-3）。

（1）轻性抑郁症（轻抑郁） 除了社会功能无损害或仅轻度损害外，发作符合抑郁发作的全部标准。

（2）无精神病性症状的抑郁症 除了在抑郁发作的症状标准中，增加"无幻觉、妄想，或紧张综合征等精神病性症状"之外，均符合抑郁发作的标准。

（3）有精神病性症状的抑郁症 除了在抑郁发作的症状标准中，增加"有幻觉、妄想，或紧张综合征等精神病性症状"之外，均符合抑郁发作的标准。

（4）复发性抑郁 ①目前发作符合某一类型抑郁标准，并间隔至少2个月，有过另一次符合某一类型抑郁标准的发作。②发作前从未有符合任何一型狂躁、双向情感障碍或环性情感障碍标准。③排除器质性精神障碍，或精神活性物质和非成瘾物质所致的抑郁发作。

3. 相关检查 临床常用焦虑、抑郁量表：贝克焦虑量表（BAI）、贝克抑郁问卷（BDI）、焦虑自评量表（SAS）、抑郁自评量表（SDS）、抑郁状态问卷（DSI）、汉密尔顿焦虑量表（HAMA）、汉密尔顿抑郁量表（HRSD）、纽卡斯尔抑郁诊断量表（NDI）、医院焦虑量表（HAD）、Montgomery-asberg 抑郁量表（MADS）、老年抑郁量表（GDS）。

4. 临床要点 对于郁证的诊断临床要中西医互参，一般需要明确西医诊断，应常规做焦虑、抑郁量表以评估病情轻重程度。

【知识链接】

抑郁症分类与诊断标准

《中国精神障碍分类与诊断标准》（CCMD-3）抑郁症分类与诊断标准：抑郁发作以心境低落为主，与其处境不相称，可从闷闷不乐到悲痛欲绝，甚至发生木僵。严重者可出现幻觉、妄想等精神病性症状。某些病例的焦虑与运动性激越很显著。

1. 症状标准 以心境低落为主，并至少有下列4项：①兴趣丧失、无愉快感。②精力减退或疲乏感。③精神运动性迟滞或激越。④自我评价过低、自责，或有内疚感。⑤联想困难或自觉思考能力下降。⑥反复出现想死的念头或有自杀、自伤行为。⑦睡眠障碍，如失眠、早醒，或睡眠过多。⑧食欲降低或体重明显减轻。⑨性欲减退。

2. 严重标准 社会功能受损，给本人造成痛苦或不良后果。

3. 病程标准 ①符合症状标准和严重标准至少已持续2周。②可存在某些分裂性症状，但不符合分裂症的诊断。若同时符合分裂症的症状标准，分裂症状缓解后，满足抑郁发作标准至少2周。

4. 排除标准　损害或仅轻度损害外，发作符合抑郁发作的全部标准。

5. 抑郁发作诊断标准　①目前发作符合某一型抑郁标准，并间隔至少2个月，有过另一次发作符合某一抑郁标准。②以前从未有符合任何一型躁狂、双相情感障碍，或环性情感障碍标准。③排除器质性精神障碍，或精神活性物质和非成瘾物质所致的抑郁发作。

6. 抑郁症诊断如下　①以心境低落为主，并至少有4项精神症状或躯体症状。②社会功能受损，给本人造成痛苦或不良后果。③病程时间至少已持续2周。④排除器质性精神障碍，或精神活性物质和非成瘾物质所致的抑郁。⑤结合神经心理量表，评分支持抑郁症的病情严重程度划分标准。

七、医患沟通与交流

（一）沟通要点

内容参照第二章第二节。

（二）医患交流常见问题

1. 郁证需要做的基本检查项目　首先需要神经系统体格检查，查看有无肌张力及肌力障碍，有无病理征；其次做全血细胞分析及肝肾功能、内分泌等检查，必要时行头部CT检查；最后进行焦虑自评量表（SAS）、抑郁自评量表（SDS）、汉密尔顿焦虑量表（HAMA）、汉密尔顿抑郁量表（HRSD）评分。

2. 郁证患者的护理及注意事项　正确对待各种事物，避免忧思郁虑，防止情志内伤，是防治郁证的重要措施。

医务人员需深入了解病史，详细进行检查，用诚恳、关怀、同情、耐心的态度对待患者，取得患者的充分信任，在郁证的治疗及护理中具有重要作用。

对郁证患者，应做好精神治疗的工作，使患者能正确认识和对待疾病，增强治愈疾病的信心，并解除情志致病的原因，以促进郁证的完全治愈。

第二十五节　血　证

【学习目标】

1. 掌握血证的知识要点、血证问诊的步骤与内容。

2. 熟悉血证望、闻、切诊的步骤与内容，血证病史采集过程中的中医临床思维。

3. 了解血证医患沟通与交流的要点及常见问题、血证病史采集过程中的西医临床思维。

一、概述

（一）定义

血证是以出血为主症的病证，表现为血液或从口、鼻、眼、耳诸窍，或从前后二阴，或从肌肤外溢。

（二）临床特征及病因病机

1. 血证类型及临床特征　包括鼻衄、齿衄、咳血、吐血、便血、尿血、紫斑。

（1）鼻衄　血从鼻腔溢出者，当排除因外伤、女性逆经所致者。

（2）齿衄　血自牙龈齿缝间溢出，并排除外伤所致者，即可诊断为齿衄。

（3）咳血　咳血前常有胸闷、咽痒等感觉，血由肺或气道而来，经咳嗽而出，或纯红鲜血，间夹痰涎，或痰血相兼。多有慢性咳嗽、喘证或肺痨等肺系疾患的病史。

（4）吐血　吐血前多有恶心、胃脘不适、头晕等先兆症状。血从胃或食道而来，随呕吐而出，常夹有食物残渣等胃内容物，血多呈紫红、紫暗色，也可呈鲜红色，大便常色黑如漆或呈暗红色。多有胃痛、嗳气、吞酸、胁痛、黄疸、癥积等宿疾。

（5）便血　大便下血，色鲜红、暗红或紫暗，甚至色黑如漆。

（6）尿血　小便中混有血液或夹血丝、血块，但尿道不痛。部分患者虽无肉眼血尿，但尿常规检查镜下有红细胞或隐血试验阳性者也可诊断。

（7）紫斑　四肢及躯干部肌肤出现瘀点或青紫瘀斑，甚至融合成片，压之不退色，常反复发作。

2. 血证病因　外感六淫；酒食不节；情志过极；劳倦过度；病后诱发。

3. 基本病机　可归纳为火热熏灼，迫血妄行和气虚失摄，血溢脉外这两个方面。

（三）古籍记述

《灵枢·百病始生》曰："卒然多饮食，则肠满，起居不节，用力过度，则络脉伤。阳络伤则血外溢，血外溢则衄血；阴络伤则血内溢，血内溢则后血。"

宋代严用和《济生方·失血论治》曰："血之妄行，未有不因热之所发。"明代缪希雍《先醒斋医学广笔记·吐血》提出了治吐血三要法，即"宜行血不宜止血""宜补肝不宜伐肝""宜降气不宜降火"。清代唐容川《血证论》为治疗血证的专著，提出了止血、消瘀、宁血、补血四法。

（四）西医学范畴

西医学中多种急、慢性疾病所引起的出血，包括呼吸、消化、泌尿系统等多系统疾病有出血症状者，以及造血系统病变所引起的出血性疾病，均属血证范畴。血证病因多样，既有局部疾病，也可能为全身出凝血系统疾病。基础疾病不同，出血后状态轻重不同。对于血证的诊断临床要中西医互参，一般要明确西医诊断。按病因和发病机制，可分为以下几种主要类型：血管壁异常、血小板异常、凝血异常、抗凝及纤维蛋白溶解异常、复合性止血机制异常。

二、望诊

（一）一般项目

血证望诊一般项目主要为望神色等。面色苍白或萎黄多见于气血两虚证；面赤颧红多见于阴虚火旺或实热证。

（二）望出血颜色及兼夹物质

血色鲜红——多实热。

血色淡红，反复出血——多气虚、血虚或阴虚。

此外，血中兼夹物质与诊断密切相关，如痰中带血为咳血，血呕吐而出伴见食物残渣等胃内容物为吐血，便、血相兼为便血，尿中带血且尿道不痛为尿血。

（三）望舌

热邪犯肺（热盛迫血）证——舌质红，苔薄黄。

肝火上炎（肝火犯胃、下焦热盛）证——舌质红，苔黄。

胃热炽盛（胃火内炽、胃中积热）证——舌质红，苔黄或黄燥。

气血亏虚（气不摄血）证——舌质淡，苔白。

阴虚火旺证——舌质红，苔少。

肝火犯肺证——舌质红，苔薄黄。

肠道湿热证——舌质红，苔黄腻。

脾胃虚寒（肾气不固）证——舌质淡，苔薄白。

三、闻诊

（一）一般项目

血证的闻诊主要为闻声音和气味。脾不统血，气不摄血时患者多气短声低。胃热炽盛则可闻及口臭。而热邪犯肺可见咳嗽咳痰，痰色黄，燥热犯肺证可见咳痰不爽，肝火犯肺证可见咳嗽阵作，阴虚肺热证可见咳嗽少痰，经久不愈。

四、问诊

（一）一般情况

一般情况包括姓名、性别、年龄、民族、婚姻状况、出生地、职业、入院时间、记录时间、发病节气、病史陈述者。咳嗽尤应注意职业及发病节气的问诊。

（二）主诉

1. 主症的细化 血证主诉问诊应着重了解出血发生的部位、持续时间、出血量、诱发或加重因素、有无同一部位反复出血等。一些重要且可影响预后的症状也应详细询问，如头晕，头昏，乏力，口渴，躁动不安，心悸，尿少等。上述症状如因出血导致，而非原发疾病所致者，也应纳入主诉。

2. 病证鉴别 血证出血部位和病因的不同，需要和多个疾病相鉴别。口中出血可见于吐血、咳血、齿衄、舌衄；小便出血可见于尿血、血淋、石淋；大便下血可见于便血、痔疮、痢疾。

3. 鉴别要点 鼻衄、齿衄、咳血、吐血、便血、尿血、紫斑的鉴别如下。

（1）鼻衄 常与外伤鼻衄、经行衄血相鉴别。

外伤鼻衄：有明确外伤史，如碰撞或挖鼻等原因，其血多来自外伤一侧鼻孔，经治疗后一般不再复发，也无全身症状。

经行衄血：也称逆经或倒经，其发生与月经周期密切相关，一般在经前或经期内出现。

（2）齿衄 常与舌衄相鉴别。

舌衄：出血来自舌面、舌边、舌根或舌系带处，有时在舌面上可见针尖状出血点。

（3）咳血 常与吐血、肺痈相鉴别。

吐血：咳血与吐血血液均经口出，但两者截然不同。具体鉴别要点见表2-2。

表2-2 咳血与吐血的鉴别

	咳血	吐血
病位	肺与气道	胃与食道
出血先兆症状	喉痒、咳嗽、胸闷等	恶心、胃脘不适等
出血方式	随咳嗽而出	随呕吐而出
血色	鲜红、常夹有泡沫痰涎	鲜红或紫暗，常夹有食物残渣
出血后症状	可有痰中带血数天，一般大便不黑	无痰中带血现象，但大便多成黑色
旧疾	常有咳嗽、肺痨、喘证或心悸等	常有胃痛、胁痛、黄疸、臌胀等

肺痈：肺痈也有咯血表现，应加以鉴别。肺痈初期常可见风热外袭之症状，当病情进展到成痈期或溃脓期时则常有壮热，烦渴，咳嗽，胸痛，咳吐腥臭浊痰，甚则脓血相兼。而咳血是以痰血相兼，唾液与血液同出的病证，与肺痈截然不同。

（4）吐血 常与咳血，口腔、鼻腔和咽部出血相鉴别。

咳血：见咳血的鉴别诊断。

口腔、鼻腔和咽部出血：口腔、鼻腔和咽部出血常为鲜红色血液或随唾液而出，血量较少，不夹食物残渣，患者常有相应部位不适症状，并可查及相关病证所在，可经口腔科、五官科检查确诊。

（5）便血 常与痔疮、痢疾相鉴别。

痔疮：便血在便中或便后，常伴肛门疼痛或异物感，做肛门或直肠检查，可发现内痔或外痔。

痢疾：下血为脓血相兼，常伴腹痛、里急后重和肛门灼热感等症状。病初常有发热恶寒等外感表现。

便血的自身鉴别：近血，为先血后便的病证，病位在肛门及大肠；远血，为先便后血的病证，病位在胃及小肠；肠风，为风热客于肠胃引起，症见便血，血清而鲜者，病属实热；脏毒，为湿热留滞肠中，伤于血分引起，症见便血，血浊而暗者，病属湿热偏盛。

（6）尿血　常与血淋、石淋相鉴别。

血淋：尿血与血淋均为血随尿出，但以排尿时有无疼痛为鉴别要点，即血淋者有尿道疼痛，而尿血则尿道不痛。

石淋：石淋者可先有小便排出不畅，小便时断，伴有腰酸绞痛，痛后排出砂石并出现尿血；尿血者尿道不痛，亦无砂石排出。

（7）紫斑　常与出疹、温病发斑相鉴别。

出疹：紫斑与出疹均为出现在肌肤的病变，而紫斑中有点状出血者须与出疹相鉴别。一般说来，紫斑隐于皮内，压之不退色，触之不碍手；而出疹点则高出皮肤，压之退色，触之碍手。

温病发斑：紫斑与温病发斑在肌肤上的改变很难区别。但临证上温病发斑的发病急骤，常伴高热烦躁、头痛如劈、昏狂谵语、有时抽搐，同时伴有鼻衄、齿衄、便血、尿血、舌质红绛等，其传变迅速、病情险恶；而紫斑常有反复发作的慢性病史，但一般无舌质红绛，也无温病传变迅速的特点。

4. 主诉归纳　血证主诉的问诊需要非常细致，但归纳时应遵循精练、准确的要求，在排除以上相关病证后，可以归纳为"出血部位＋时间"；如有重要的出血后伴随症状也应纳入主诉。例如：间断便血5个月，加重伴头晕心悸2天。

（三）现病史

1. 发病情况　包括发病的轻重、缓急，如血证起病是急还是缓？轻还是重？有无单部位反复出血？出血量的多少？有无伴随症状？有无治疗及相关治疗方案。

2. 病因或诱因的问诊　血证的病因或诱因主要包括外感（风热燥邪、湿热等）、酒食不节、情志不遂、劳倦内伤、久病等因素。

3. 主要症状特点及其发展变化情况

（1）一般项目　包括出血的部位和时间、出血量、诱发与缓解的情况，也是主诉中病证鉴别问诊的进一步深化。

（2）证候鉴别　问诊不仅有助于病证鉴别，也有助于证型鉴别。血证的相关症状有助于辨别其证候虚实。具体见表2-3。

表 2-3　辨血证证候虚实

	病势病程	出血特点	病因病机	症状
实热证	血证初期，起病较急	血色鲜红	火热内炽，热盛迫血妄行	发热烦躁，口渴欲饮，便秘尿黄
虚热证	起病较缓，迁延而来	反复出血	久病失血，热病伤阴，阴虚火旺，迫血妄行	口干咽燥，颧红潮热盗汗，头晕耳鸣，腰膝酸软
气虚证	病程较长，久治不愈	反复出血，血色淡红	血证较久，气虚不摄	神情倦怠，心悸气短，头晕目眩，面色苍白或萎黄，纳差

4. 伴随症状

（1）一般项目　伴随症状着重问头晕，头昏，乏力，口渴，躁动不安，心悸，尿少等，因上述症状与患者的出血量及预后密切相关。

（2）主要问诊内容　可根据不同出血类型分类。

鼻衄：①热邪犯肺证：鼻燥流血，血色鲜红，伴身热不适，口干咽燥，咳嗽痰黄。②肝火上炎证：鼻衄，伴烦躁易怒，头痛眩晕，口苦耳鸣。③胃热炽盛证：鼻血鲜红，伴胃痛口臭，鼻燥口渴，烦躁便秘。④气血亏虚证：鼻衄或兼肌衄、齿衄，血色淡红，伴心悸神疲，气短乏力，头晕，夜难成寐。

齿衄：①胃火内炽证：齿衄血色鲜红，伴齿龈红肿疼痛，口渴欲饮，口臭便秘，头痛不适。②阴虚火旺证：齿衄血色淡红，伴齿摇龈浮微痛，常因烦劳而发，头晕目眩，腰酸耳鸣。

咳血：①燥热犯肺证：咳嗽痰血，伴鼻燥口干，发热喉痒，咳痰不爽。②肝火犯肺证：咳嗽阵作，痰中带血，伴胸胁牵痛，烦躁易怒，口苦，便秘溲赤。③阴虚肺热证：咳嗽少痰，痰中带血，经久不愈，血色鲜红，伴口干咽燥，潮热盗汗。

吐血：①胃中积热证：胃脘灼热作痛，吐血色红或紫暗，伴口臭，便秘，大便色黑。②肝火犯胃证：吐血色红或紫暗，伴脘胀胁痛，烦躁易怒，口干，寐少梦多。③气虚血溢证：吐血缠绵不止，时轻时重，血色暗淡，伴神疲乏力，气短声低。

便血：①肠道湿热证：便血伴大便秽腻不畅，伴腹痛不适，口黏而苦，纳谷不香。②脾胃虚寒证：便血紫暗或黑色，伴脘腹隐隐作痛，喜温喜按，怯寒肢冷，纳差便溏，神疲懒言。

尿血：①下焦热盛证：小便黄赤灼热，尿血鲜红，伴心烦口渴，夜寐不安。②阴虚火旺证：小便短赤带血，伴头晕目眩，腰酸耳鸣，潮热盗汗。③脾不统血证：久病尿血，伴食少乏力，气短声低，或兼见皮肤紫斑，齿衄。④肾气不固证：尿血日久不愈，血色淡红，伴腰酸耳鸣，神疲乏力，头晕目眩。

紫斑：①热盛迫血证：感受风热或火热燥邪后，肌肤突发紫红或青紫斑点及斑块，伴发热口渴，烦躁不安，溲赤便秘，常伴有鼻衄、齿衄、尿血或便血。②阴虚火旺证：肌肤出现红紫或青紫斑点或斑块，时发时止，伴手足心热，潮热盗汗，心烦口干，常伴齿衄、鼻衄、月经过多等症。③气不摄血证：紫斑反复出现，经久不愈，伴神疲乏力，食欲不振，头晕目眩。

5. 发病以来诊治经过及结果 问外院或本院的检查情况如凝血功能、全血细胞分析、大小便常规、胃肠镜、胸部 X 线片等，以及诊断结论、治疗的药物及疗效等。

6. 发病以来一般情况 包括精神、饮食、寒热、出汗、二便、睡眠、舌脉等。

（四）既往史

既往史的询问侧重点应根据出血部位而定，如吐血应询问有无消化道溃疡、肝硬化等病史，紫斑应询问有无血小板和凝血功能的异常，是否出现其他部位如关节、颅内的出血史等。用药史也需详细询问，如长期服用氯吡格雷、华法林等抗凝药物可引起紫斑，长期服用非甾体抗炎镇痛药、糖皮质激素可诱发消化道溃疡导致吐血和便血的出现。最后问既往的健康情况、外伤手术史、药物及食物过敏史、传染病及地方病史等。

（五）个人史

有效的个人史问诊有助于判断血证的病因。疫区接触史如血吸虫疫区居住史可能与肝硬化食管胃底静脉曲张出血相关；出血热可能与野营史有关；长期吸烟史有助于咳血的诊断；长期的射线暴露史、苯的暴露史可能诱发系统性的血液疾病，如白血病、再生障碍性贫血等。

（六）婚育史、月经史

婚育史有助于了解整体健康状况。血证如出现血小板或凝血功能异常可引起经期延长，并引发和加重贫血，问诊时应仔细询问。

（七）家族史

家族史包括父母、兄弟姐妹等人的健康状况，问有无与患者类似疾病，有无家族遗传倾向的疾病。

五、切诊

（一）一般项目

血证一般的切诊主要为尺肤及四肢、腹部的触诊。尺肤及四肢欠温多为气虚及阳；手足心热多属阴虚。此外，触压紫斑可助于鉴别出疹；上腹压痛与吐血、便血相关。

（二）脉诊

实热证——脉弦数或滑数。
虚热证——脉细数。
气虚证——脉虚弱。

六、临床思维与延伸

（一）中医临床思维

1. 血证诊断与辨证论治流程

（1）确定主诉　血证主诉可以归纳为"出血部位 + 时间"；如有重要的出血后伴随症状也应纳入主诉。例如：间断便血 5 个月，加重伴头晕心悸 2 天。

（2）排除其他诊断　主诉的目的是得出第一诊断，但很多病证都可出现出血的症状，需加以鉴别和排除。

（3）判断证型　通过主症特点、伴随症状的问诊基本确定证型。

（4）得出结论　通过一般情况的问诊及舌脉的了解最终确定血证的辨证及论治。

2. 辨致病因素　不同部位的出血致病因素不一，如鼻衄、咳血可能与外感燥热之邪有关；吐血、便血与酒食不节密切相关；虚热证、气虚证与久病热病、慢性出血相关。

3. 辨虚实和病变部位　辨虚实见表 2-3。临床上，可根据出血的部位初步确定相关病变脏腑。

鼻衄 - 鼻腔 - 肺、胃、肝；齿衄 - 齿龈、齿缝 - 胃、肾；咳血 - 肺、气管 - 肺、肝、肾；吐血 - 胃、食道 - 胃、肝、脾；便血 - 胃、肠 - 脾、胃、肠；尿血 - 肾、输尿管、膀胱、尿道 - 肾、膀胱、脾；紫斑 - 肌肤之间 - 胃、脾。

（二）西医临床思维

1. 临床上对有出血现象的患者诊断原则和步骤　①确定是局部还是全身因素引起的出血。②在引起出血的血管壁、血小板和凝血因子等主要因素中确定是何种因素导致的出血。③查明出血发生的原因。

2. 血证西医内科范围诊断的初步判断　鼻衄：发热性疾病、血液病、风湿热、高血压、维生素缺乏症、化学药品及药物中毒等疾病均可引起。齿衄：多为血液病、维生素缺乏症及肝硬化等疾病引起。咳血：支气管扩张症、急性气管或支气管炎、慢性支气管炎、肺炎、肺结核、肺癌等。吐血：消化性溃疡出血、肝硬化所致的食道、胃底静脉曲张破裂出血、食道炎、急慢性胃炎、胃黏膜脱垂症等，以及某些全身性疾病（如血液病、尿毒症、应激性溃疡）等。便血：胃肠道的炎症、溃疡、肿瘤、息肉、憩室炎等。尿血：尿路感染、肾结核、肾小球肾炎、泌尿系肿瘤，以及全身性疾病，如血液病、结缔组织疾病等。紫斑：免疫性血小板减少性紫癜、过敏性紫癜、再生障碍性贫血、白血病、脾功能亢进、单纯性紫癜、感染性紫癜、血栓性血小板减少性紫癜，以及某些药物引起的继发性血小板功能异常。

3. 紫癜性疾病　约占出血性疾病总数的 1/3，包括血管性紫癜和血小板性紫癜。前者由血管壁结构或功能异常所致，多见于内皮细胞或内皮下基底膜及胶原纤维等皮下组织的病变，如遗传性毛细血管扩张症、获得性的过敏性紫癜、单纯性紫癜、老年性紫癜、感染性紫癜等。血小板性紫癜由血小板疾病所致，如血小板减少：包括再生障碍性贫血、白血病、脾功能亢进、免疫性血小板减少性紫癜和血栓性血小板减少性紫癜；血小板功能异常：如血小板病、血小板无力症、原发性血小板增多症，以及尿毒症、异常球蛋白血症、阿司匹林和双嘧达莫等引起的继发性血小板功能异常。临床上以皮肤、黏膜出血为主要表现。

4. 凝血障碍性疾病　是凝血因子缺乏或功能异常所致的出血性疾病。凝血障碍性疾病大致可分为先天性（遗传性）和获得性两类。前者与生俱来，多为单一性凝血因子缺乏，如血友病等；后者发病于出生后，常存在明显基础疾病，多为复合性凝血因子缺乏，如维生素 K 依赖凝血因子缺乏症等。

【知识链接】

弥散性血管内凝血

弥散性血管内凝血是一种综合征，可发生于许多疾病。在某些诱发因素作用下，微循环中广泛而散在地发生血小板聚集、纤维蛋白沉积或血液凝固，导致血小板和凝血因子被大量消耗，继而纤维蛋白溶解系统被激活，临床上出现各受损脏器的功能障碍和广泛而严重的出血。其临床表现主要为多发性出血倾向，多发性微血管栓塞如皮肤、皮下、黏膜栓塞坏死及早期出现的肺、肾、脑等脏器功能不全及不易用原发病解释的微循环衰竭或休克等，上述表现中以多发性出血倾向最重要。一旦确诊，积极治疗原发病至关重要。积极处理休克，维持血流灌注，保护好心、肺、肾功能。

七、医患沟通与交流

（一）沟通要点

内容参照第二章第二节。

（二）医患交流常见问题

1. 血证需要做的基本检查项目　首先需要查看有无贫血貌、瘀点瘀斑、皮肤巩膜黄染，测量心率、血压，必要时叩诊心界；其次做全血细胞分析、凝血功能检查；最后针对不同原因引起的血证，进行不同的检查，如胃肠镜、耳鼻喉镜、肺部 CT 等。

2. 血证患者的护理及注意事项　注意饮食有节，宜进食清淡、易消化、富营养的食物，忌食辛辣香燥、油腻炙煿之品，戒除烟酒。吐血者，应暂禁食。起居有常，劳逸适度，避免情志过极。病重者应卧床休息，并严密观察出血量，注意脸色、血压、脉搏的变化。

第二十六节　内伤发热

【学习目标】

1. 掌握内伤发热的知识要点、内伤发热问诊的步骤与内容。

2. 熟悉内伤发热望、闻、切诊的步骤与内容，内伤发热病史采集过程中的中医临床思维。

3. 了解内伤发热医患沟通与交流的要点及常见问题、内伤发热病史采集过程中的西医临床思维。

一、概述

(一) 定义

内伤发热是指以内伤为病因，以脏腑功能失调，气血阴阳失衡为基本病机，以发热为主要临床表现的病证。

(二) 临床特征及病因病机

临床特征：一般起病较缓，病程较长，热势轻重不一，以低热常见，但有时可以是高热或自觉发热而体温并不升高。

主要病因：久病体虚、饮食劳倦、情志失调及外伤出血。

基本病机：气、血、阴、阳亏虚，阴阳失衡及气、血、水等郁结，壅遏化热，分虚、实两类。

虚证：由中气不足、血虚失养、阴精亏虚及阳气虚衰所致。其病机是气血阴阳亏虚，脏腑功能失调，阴阳失衡。

实证：由气郁化火、瘀血阻滞及痰湿停聚所致。其病机为气郁、血瘀、湿郁，壅遏化热。

(三) 古籍记述

《素问·调经论》曰："阳虚则外寒，阴虚则内热，阳盛则外热，阴盛则内寒。"
《素问·至真要大论》提出"诸寒之而热者取之阴"的原则。

(四) 西医学范畴

西医学中的功能性低热与肿瘤、结缔组织病、血液病、结核病、慢性感染性疾病、内分泌疾病等引起的发热，以及某些原因不明的发热等，均可参照本节辨证论治。

二、望诊

(一) 一般项目

内伤发热主要为望神色、形态等。内伤发热患者常见少神、体弱。坐而喜伏，少气懒言一般为气虚发热；神倦嗜卧、形寒怯冷喜添衣者一般为阳虚发热；面白少华，唇甲色淡，形体倦怠一般为血虚发热；烦躁不安，喜叹息一般为气郁发热；肌肤甲错，面色黧黑一般为血瘀发热。

（二）望舌

阴虚发热证——舌质干红或有裂纹，无苔或少苔。

血虚发热证——舌质淡，苔白。

气虚发热证——舌质淡，苔薄白。

阳虚发热证——舌质胖润或有齿痕，苔白润。

气郁发热证——舌质红，苔黄。

血瘀发热证——舌质紫暗或有瘀点、瘀斑。

湿郁发热证——苔白腻或黄腻。

三、闻诊

内伤发热闻诊主要为闻语声、气息等。内伤发热患者语声低微细弱，懒言而沉寂，声音断续，短气不足以息，动则益甚，多属虚；急躁易怒，语声稍亢，常闻及叹息声者多属实。

四、问诊

（一）一般情况

一般情况包括姓名、性别、年龄、民族、婚姻状况、出生地、职业、入院时间、记录时间、发病节气、病史陈述者。内伤发热尤应注意职业工种及发病季节的问诊。

（二）主诉

1. 主症的细化　内伤发热主症重点问发热特点。发热症状可细化为发热的性质、程度、持续时间、发作规律及加重或缓解因素等。通过对主症的细致问诊，可初步辨其虚实轻重。

2. 主症的时间　通过主症时间长短，结合患者身体状况、热型特点、起病缓急、发病诱因等有助于初步判断是外感发热还是内伤发热。

3. 病证鉴别　内伤发热的主诉问诊可能隐藏着外感发热、肺痨等其他病证的症状，应注意鉴别。此为辨病的重要步骤。

（1）外感发热　临床表现为高热，外邪不除发热不退，发热初期常伴有恶寒，其寒得衣被而不减，兼见头身疼痛、鼻塞、流涕、咳嗽、脉浮是其主要特征。

（2）肺痨　是具有传染性的慢性虚弱性疾患。临床以咳嗽、咯血、潮热、盗汗及全身逐渐消瘦为其特征。肺痨的临床表现除潮热、盗汗外，伴有咳嗽、咯血及全身逐渐消瘦等主要特征。

（3）癌病　以脏腑组织发生异常增生为基本特征。临床表现肿块逐渐增大，表面高低不平，质地坚硬，时有疼痛、发热，并伴有纳差、乏力、日渐消瘦等全身症状。

（4）内伤咳嗽 是肺脏有病，卫外不强，则易感外邪而引发或加重咳嗽，本病起病慢，往往有较长的咳嗽病史，可兼有烦热咽干、午后潮热、手足心热等。

（5）自汗盗汗 是阴阳失调，腠理不固，汗液外泄失常所致。临床表现寐中汗出，醒后自止，白昼汗出，动则益甚，多伴有五心烦热、体倦乏力等症状。

（6）虚劳 是临床以两脏或多脏虚损、气血阴阳中两种或多种功能虚损为主要表现的慢性虚弱性疾患。虚劳证（肾阴阳两虚证）可兼有骨蒸、午后潮热等症状。

4. 主诉归纳 内伤发热的问诊虽然可以非常细致，但仍应遵循主诉精练、准确的要求，在排除以上相关病证后，可以简单地归纳为"低热、头晕"或"自觉发热"。举例：反复低热半年；间歇性自觉发热3个月。

（三）现病史

1. 发病情况 包括发病的轻重、缓急，如发热起病是急还是缓？轻还是重？热型？发热有无规律？持续时间？首次出现发热至就诊时的时间有多久？发热频率？是间断、反复发作还是持续发作等。

2. 病因或诱因的问诊 内伤发热的病因或诱因主要包括久病体虚（久病或素体气、血、阴、阳亏虚或误用、过用温燥药物或长期慢性失血等）、饮食、劳倦、情志、外伤出血等因素。病因或诱因的问诊是内伤发热辨证的第一步，应予重视。

3. 主要症状特点及其发展变化情况

（1）一般项目 包括发热的变化情况，发作与缓解的情况，是否演变为虚劳、颤证、积证，也是主诉中病证鉴别问诊的进一步深化。

（2）证候鉴别 问诊不仅有助于病证鉴别，更是证型鉴别的重要一环，其中，主要症状特点和证候鉴别尤为重要，其要点如下。

午后或夜间低热，或骨蒸潮热，手足心热，盗汗——多肾阴虚。

低热，伴头晕眼花，面白少华——多心血虚。

发热，劳累后加重，气短懒言——多脾气虚。

发热，形寒怯冷，四肢不温——多肾阳虚。

身热心烦，烦躁易怒，胸胁胀闷，喜叹息——多肝气郁结。

午后或夜晚发热，痛处固定，或肌肤甲错——多瘀血阻滞。

低热，午后较甚，胸闷身重，渴不欲饮——多湿邪内郁。

4. 伴随症状

（1）一般项目 伴随症状着重问是否有恶寒（怯冷添衣被不减）、头晕、神疲、自汗、盗汗、畏寒（怯冷添衣被则减）等症。

（2）主要问诊内容

阴虚发热证：午后或夜间发热，手足心热或骨蒸潮热，伴心烦，少寐多梦，盗汗，颧红，口干咽燥，大便干结，尿少色黄。

血虚发热证：低热，伴头晕眼花，面白少华，身倦乏力，唇甲色淡，心悸不宁，或妇女月经量少色淡，甚至闭经。

气虚发热证：发热，热势或低或高，常在劳累后发作或加剧，伴头晕乏力，气短懒言，自汗，易于感冒，食少便溏。

阳虚发热证：发热，体温多不高而欲近衣被，伴形寒怯冷，四肢不温或下肢发冷，头晕嗜寐，腰膝酸痛，面色㿠白。

气郁发热证：发热多为低热或潮热，热势常随情绪波动而起伏，伴精神抑郁，胁肋胀满，喜叹息，烦躁易怒，口干而苦，纳食减少，或妇女月经不调，两乳胀痛。

血瘀发热证：午后或夜间发热，或自觉身体某些部位发热，伴口燥咽干，但不欲饮，伴肢体或躯干有固定痛处或肿块，或肌肤甲错，面色萎黄或暗黑。

湿郁发热证：低热，午后热甚，身热不扬，伴胸闷呕恶，伴周身重着，不思饮食，渴不欲饮，大便稀薄或黏滞不爽。

5. 发病以来诊治经过及结果 问外院或本院的检查情况如血、尿、粪常规、血沉、心电图、肝功能等，以及诊断结论、治疗的药物及疗效等。

6. 发病以来一般情况 包括精神、饮食、寒热、睡眠、体重、舌脉（若使用标准化患者一般会给出舌脉的描述）等。发热分外感、内伤，对于恶寒发热的问诊非常重要。外感发热伴恶寒，加衣寒不减；内伤发热大多不恶寒，或虽感怯冷但得衣被则减。

内伤发热一般情况的问诊，开始练习也可以从十问歌入手，若熟练后问诊每一步其实都包含临床思维，不需要再生搬硬套十问歌，但精神、饮食、寒热、睡眠、体重都需要问齐全，最后综合判断以确定内伤发热的辨证论治。

（四）既往史

既往史第一应询问既往健康状况及既往患病情况。第二应问有无外伤手术史，如有无外伤出血或长期慢性出血等病史。第三应询问有无药物及食物过敏史。第四应重视结核病、肝炎、艾滋病、布鲁杆菌病等传染性疾病病史的问诊。此外，还要询问预防注射史、地方病史。注意目前与所患疾病有密切关系的病史，如淋巴瘤患者应询问有无汗出、发热、体重下降、体表包块等；红斑狼疮应询问有无脱发、光敏、关节痛、雷诺现象等病史。

（五）个人史

个人史首先需要询问出生地、长期居住地及生活习惯、有无烟酒药物等不良嗜好。第二要询问有无疫水疫区接触史，尤其要问传染性疾病或相关人畜接触史。第三重视居住及职业环境的问诊，如有无工业毒物、粉尘、放射性物质、传染病患者等接触史。如入夏长期发热，伴有口渴多饮、多尿、汗闭等症状，停止高温暴露，则无发热，需排除夏季热。第四关注有无冶游史、重大精神创伤史等。

（六）婚育史、月经史

发热患者问婚育史有助于了解整体健康状况。女性患者问月经史，尤其是月经周期及经量等，有助于了解气血虚实等状况；问末次月经时间、经期周期，了解发热是否在经期发生，有助于判断疾病传变及预后。

（七）家族史

家族史包括父母、兄弟姐妹等人的健康状况，问有无与患者类似疾病，有无家族遗传倾向的疾病。如内伤发热有明显家族史者，应注意排除肿瘤、甲状腺功能亢进症等相关疾病引起的内伤发热。

五、切诊

（一）一般项目

内伤发热一般的切诊主要为皮肤及四肢的触诊。手足心热、骨蒸潮热多为阴虚发热；皮肤及四肢不温，多为阳虚发热；肌肤甲错，躯干或四肢有固定压痛处或肿块，一般为血瘀发热。

（二）脉诊

阴虚发热证——脉多细数。
血虚发热证、气虚发热证——脉多细弱。
阳虚发热证——脉多沉细而弱，或浮大无力。
气郁发热证——脉多弦数。
血瘀发热证——脉多涩。
湿郁发热证——脉多濡数。

六、临床思维与延伸

（一）中医临床思维

1. 内伤发热诊断与辨证论治流程

（1）确定主诉　由于主诉的提炼一般不使用诊断用语，故内伤发热的主诉不能单纯使用"内伤发热"的主症。内伤发热的定义包含迁延不愈的情况，故内伤发热的主诉可以确定为"反复发热"或"低热"等。通过发热及主要的伴随症状即可初步确定内伤发热的诊断。

（2）初步排除其他诊断　主诉的目的是得出第一诊断，但很多病证都可出现发热的症状，故需一一加以鉴别。如发热（重）＋感受外邪、起病急、病程短者可诊断为外感发热；低热或午后潮热＋咳嗽、咳痰久者可诊断为内伤咳嗽；潮热＋咳嗽、咯血、盗汗、消瘦诊断为肺痨；发热＋鼻塞、流涕、喷嚏等可诊断为感冒；发热＋脏器肿物逐渐增大伴疼痛、消瘦可考虑诊断为癌病。故需要通过问诊排除其他病证的上述特异性症状后，才能得出内伤发热的诊断。

（3）初步判断证型　通过内伤发热的诱因或病因及起病缓急、热型特点，初步判断属外感发热或内伤发热。

（4）进一步鉴别诊断　通过主症的进一步问诊排除极易混淆的诊断如肺痨，若同时出现明显的咳嗽、咯血、夜间盗汗、消瘦应诊断为肺痨。

（5）进一步判断证型　通过主症特点及伴随症状的问诊基本确定内伤发热的证型。

（6）得出结论　通过一般情况的问诊及舌脉的了解最终确定内伤发热的辨证及论治。

2. 辨致病因素　内伤发热致病因素主要有气郁、血瘀、痰湿等不同，久病可由实转虚，或虚实夹杂。

3. 辨虚实、轻重　内伤发热病机比较复杂，可以是单个因素致病也可由多个病因共同致病；病情演变过程中，首先应辨虚实，是因虚致实，还是因实致虚或虚实夹杂？宜分清标本主次，兼而顾之。如气郁血瘀、气阴两虚、气血两虚、气虚血瘀、阴阳两虚等。

其次辨病情轻重。一般病程长久，病势亢盛、持续发热、久治不愈、胃气衰败，正气虚甚，病情较重。反之，则病情较轻。

（二）西医临床思维

1. 通过热型初步判断病因　包括稽留热、弛张热、间歇热、波状热、回归热、不规则热，其常见病因如下。

（1）稽留热　是指体温恒定地维持在 39～40℃以上的高水平，达数天或数周，24小时内体温波动范围不超过 1℃。常见于大叶性肺炎、斑疹伤寒及伤寒高热期。

（2）弛张热　又称败血症热型。体温常在 39℃以上，波动幅度大，24小时内波动范围超过 2℃，但都在正常水平以上。常见于败血症、风湿热、重症肺结核及化脓性炎症等。

（3）间歇热　体温骤升达高峰后持续数小时，又迅速降至正常水平，无热期（间歇期）可持续 1天至数天，如此高热期与无热期反复交替出现。常见于疟疾、急性肾盂肾炎等。

（4）波状热　体温逐渐上升达 39℃或以上，数天后又逐渐下降至正常水平，持续数天后又逐渐升高，如此反复多次。常见于布氏杆菌病。

（5）回归热　体温急剧上升至 39℃或以上，持续数天后又骤然下降至正常水平。高热期与无热期各持续若干天后规律性交替一次。可见于回归热、霍奇金病等。

（6）不规则热　发热的体温曲线无一定规律，可见于结核病、风湿热、支气管肺炎、渗出性胸膜炎等。

2. 发热伴随症状与诊断思路　主要伴随症状与诊断思路如下。

发热伴淋巴结、肝脾肿大、贫血、出血及体重下降：临床多见于各种淋巴瘤、白血病等。

发热伴咯血、消瘦、盗汗：临床多见于结核病。

发热伴关节僵痛、畸形、蛋白尿：临床多见于风湿结缔组织病。

发热伴脏器肿物、进行性消瘦：临床多见于肿瘤。

发热伴甲状腺肿大、眼突、心悸、易汗出：临床多见于甲状腺功能亢进症。

3. 相关检查 一般应将血、尿、便三项常规检查及血沉测定、结核菌素试验、痰液细菌培养、心电图、X 线胸部透视或胸部 CT 作为内伤发热的必要检查。若怀疑结缔组织疾病时，做链球菌溶血素 "O" 效价测定、血中狼疮细胞，以及相关血清免疫学检查；怀疑肝脏疾病时，行常规肝功能、肝炎检查；怀疑甲状腺疾病时，行基础代谢检查；有未能解释原因的严重贫血史，须行骨髓象检查。

4. 临床要点 对于内伤发热的诊断临床要中西医互参，尤其是病程长、反复发作、久治不愈的发热一般需要明确西医诊断，应常规行肿瘤标志物、全身多部位 CT 或 PET/CT 等检查以排除肿瘤等。

【知识链接】

长期低热

内伤发热的特征有一定的诊断价值：表现为反复低热或自觉发热而体温并不升高，不恶寒，或虽有怯冷，但得衣被则温。表现为高热者少见。长期低热一般分为器质性和功能性两大类。

器质性疾病以感染最多见，如结核病、慢性局灶性感染、链球菌感染、全身巨细胞病毒感染、梅毒等；非感染性的如血液病、肿瘤、药物热、风湿免疫结缔组织疾病、甲状腺功能亢进症等。

功能性长期低热包括自主神经功能紊乱（原发性低热）、夏季热等。临床特征是体温比正常人升高 0.3～0.5℃，不超过 38℃，热型相对的规律，日间温差不大（相差 0.5℃），可伴有自主神经功能紊乱的表现，各项检查正常，患者不因长期低热而影响身体健康，这与器质性低热可以鉴别，功能性低热，主要靠较长时期的动态观察，排除各种器质性疾病后诊断。

七、医患沟通与交流

（一）沟通要点

内容参照第二章第二节。

（二）医患交流常见问题

1. 内伤发热需要做的基本检查项目 首先需要测量体温，查看是否有咽喉红肿、关节红肿、甲状腺肿大、浅表淋巴结及肝脾肿大、体表包块。其次做全血细胞分析、血沉、C 反应蛋白测定、抗 "O" 效价测定、内分泌代谢检查。针对不同原因引起的内伤发热，进行不同的检查，必要时行血清免疫学检查、骨髓象检查、全身多部位 CT 或 PET/CT 等。

2. 内伤发热患者的护理及注意事项 内伤发热病情较复杂，病程往往较长。患者平素应注意劳逸结合，保持乐观情绪，饮食宜清淡，宜食富有营养而又易消化之品。嗜酒及吸烟等不良习惯应当戒除。应及时治疗外感发热及其他疾病，防止久病伤正，有自汗、盗汗的患者，应当注意保暖、避风，防止感受外邪。

第二十七节　虚　劳

【学习目标】
1. 掌握虚劳的知识要点、虚劳问诊的步骤与内容。
2. 熟悉虚劳望、闻、切诊的步骤与内容，虚劳病史采集过程中的中医临床思维。
3. 了解虚劳医患沟通与交流的要点及常见问题、虚劳病史采集过程中的西医临床思维。

一、概述

（一）定义

虚劳亦称虚损，是由于多种原因导致的以脏腑功能衰退，气血阴阳亏损，日久不复，五脏虚证为主要病机的多种慢性虚弱证候的总称。

（二）临床特征及病因病机

临床特征：因虚致病，因病成劳；或因病致虚，阴阳俱损，气血共伤，久虚不复成劳。

病因：先天不足，禀赋薄弱；烦劳过度，损伤五脏；饮食不节，损伤脾胃；大病久病，失于调理；误治失治，损伤正气。

基本病机：气、血、阴、阳亏损，脏腑功能失调。

（三）古籍记述

《素问·阴阳应象大论》曰："形不足者，温之气；精不足者，补之以味。"

（四）西医学范畴

多个系统的多种慢性消耗性和功能衰退性疾病，出现类似虚劳的临床表现时均可参考本节辨证诊治。临床多见于慢性萎缩性胃炎、糖尿病慢性并发症、短肠综合征、慢性失血等。

二、望诊

（一）一般项目

虚劳望诊主要为望神色、形态等。虚劳患者常为少神、体弱表现。精神疲惫、气短懒言，一般为气虚；面色少华、暗淡不荣一般为血虚；形体消瘦、面色潮红一般为阴虚；神倦嗜卧、面色苍白一般为阳虚。

（二）望舌

肺气虚证——舌质淡，苔白。

心气虚证——舌质淡，苔薄。

脾气虚证——舌质淡，苔白。

肾气虚证——舌质淡，苔白。

心血虚证——舌质淡，苔白。

肝血虚证——舌质淡，苔白。

肺阴虚证——舌质红，少苔乏津。

心阴虚证——舌质红，少津。

脾胃阴虚证——舌红少苔或无苔。

肝阴虚证——舌干红，少津。

肾阴虚证——舌红少津，少苔。

心阳虚证——舌淡或紫暗，苔白滑。

脾阳虚证——舌质淡，苔白。

肾阳虚证——舌质淡胖，有齿痕，苔白。

三、闻诊

虚劳闻诊主要为闻语声、气息等。虚劳患者多可出现少气懒言，少气不足以息，动则益甚，言语无力，严重者音哑或失音，声音断续。

四、问诊

（一）一般情况

一般情况包括姓名、性别、年龄、民族、婚姻状况、出生地、职业、入院时间、记录时间、发病节气、病史陈述者。虚劳尤应注意职业的问诊。

（二）主诉

1. 主症的细化　虚劳主症重点问神疲体倦、气短心悸、面色不华等症状。虚劳症状可以细化为神疲体倦的程度、加重或缓解因素，心悸气短的性质、时间及规律，面容不华的颜色、程度等。通过对主症的细致问诊，可初步辨其气、血、阴、阳亏虚证型。

2. 主症的时间　通过主症的时间长短，结合年龄、体质特点及既往基础疾病史等有助于初步判断是虚劳还是其他内科疾病中的虚证。

3. 病证鉴别　虚劳的主诉问诊可能隐藏着肺痨、内伤发热等其他病证的症状，应注意鉴别。此为辨病的重要步骤。

（1）肺痨　是具有传染性的慢性虚弱性疾患，乃正气不足、复感痨虫所致。临床以咳嗽、咯血、潮热、盗汗及全身逐渐消瘦为其特征，肺痨久虚不复，可转成虚劳。

（2）气虚感冒　是体虚感受风邪，卫表不和，腠理不固所致。临床表现可以兼有汗出、神疲体倦，但以平时恶风、反复易感、咳嗽痰白、头痛身楚为特征。

（3）泄泻、久泻　泄泻是脾胃虚弱，水谷不化，清浊不分所致。久泻临床表现可以兼有面色萎黄，神疲倦怠，但以大便时溏时泻，迁延不愈，食后脘闷不舒，进食油腻，大便次数增加。

（4）自汗盗汗　是阴阳失调，腠理不固，汗液外泄失常所致。临床表现以五心烦热，体倦乏力，寐中汗出，醒后自止，白昼汗出，动则益甚为特征。

（5）内伤发热　是以内伤为病因，脏腑功能失调、气血阴阳失衡所致。临床表现可兼有头晕神疲、自汗盗汗脉弱，但以低热，或自觉发热而体温并不升高为特征。

（6）癌病　是脏腑组织发生异常增生为基本特征。临床表现可兼有纳差，乏力，日渐消瘦，但以肿块逐渐增大，表面高低不平，质地坚硬，时有疼痛，发热为主要特征。

（7）眩晕　是指气血肾精亏虚，脑髓失养；或肝阳痰火上逆，扰动清窍。临床表现以头晕目眩，视物旋转，重者如坐车船，或伴有恶心呕吐、汗出、面色苍白等症状，但以眩晕为最突出、最基本表现。

4. 主诉归纳　虚劳主诉的问诊虽然可以非常细致，但仍应遵循主诉精练、准确的要求，在排除以上相关病证后，可以简单地归纳为神疲体倦、气短心悸或面容憔悴等。举例：神疲体倦1年；间断性气短、体倦两年。

（三）现病史

1. 发病情况　包括发病的轻重、缓急，如虚劳是轻还是重？首次出现虚劳至就诊时的时间有多久？虚劳起病时间多以年、月计算，但兼感外邪时，则起病较急。虚劳还要问发作的频率，是间断、反复发作还是持续发作等。

2. 病因或诱因的问诊　虚劳的病因或诱因主要包括先天禀赋、饮食劳倦、大病久病、失治误治等因素。病因或诱因的问诊是虚劳辨证的第一步，应予重视。

3. 主要症状特点及其发展变化情况

（1）一般项目　包括虚劳主症的变化情况，发作与缓解的情况，是否演变为虚劳逆证、脱证等，也是主诉中病证鉴别问诊的进一步深化。

（2）证候鉴别　问诊不仅有助于病证鉴别，更是证型鉴别的重要一环，其中，主要症状特点和证候鉴别尤为重要，其要点如下。

1）气虚：肺脾为主，病重者可影响心肾。

短气不足以息，动则益甚，咳嗽无力，平素易感冒——多肺气虚。

心悸，气短，动则尤甚，自汗，神疲体倦——多心气虚。

纳少腹胀，食后尤甚，倦怠乏力，大便溏薄——多脾气虚。

腰膝酸软，小便频数，余沥不尽——多肾气虚。

心悸气短，纳少腹胀，倦怠乏力——心脾气虚。

2）血虚：心肝为主，并与脾虚生化不足有关。

心悸，怔忡，失眠健忘，面色不华——多心血虚。

头晕目眩，胁痛，面色不华，筋脉拘急——多肝血虚。

心悸，纳少，头晕乏力，面色不华——多心脾两虚。

3）阴虚：肾肝肺为主，涉及心胃。

干咳，少痰，咽干，潮热盗汗，颧红——多肺阴虚。

心烦，失眠，潮热，盗汗——多心阴虚。

口燥咽干，脘腹灼热隐痛，干呕呃逆——多脾胃阴虚。

头晕耳鸣，目干畏光，急躁易怒，肢体麻木——多肝阴虚。

腰膝酸软，眩晕耳鸣，男子遗精，女子经少或闭经——多肾阴虚。

腰膝酸软，眩晕耳鸣，急躁易怒，肢体麻木——多肝肾阴虚。

干咳少痰，潮热盗汗，腰膝酸软，眩晕耳鸣——多肺肾阴虚。

4）阳虚：脾肾为主，重症可影响心。

心胸闷痛，形寒肢冷，面色苍白——多心阳虚。

腹胀纳少，喜温喜按，神疲乏力，大便溏薄——多脾阳虚。

腰膝酸软，畏寒肢冷，男子遗精阳痿，女子宫寒不孕——多肾阳虚。

心胸闷痛，遇冷加重，腹胀纳少，大便溏薄，四肢不温——多心脾阳虚。

心悸自汗，腰膝酸软，畏寒肢冷——多心肾阳虚

腹胀便溏，腰膝酸软，形寒肢冷——多脾肾阳虚。

4. 伴随症状

（1）一般项目　伴随症状着重问是否有身体羸瘦、大肉尽脱、五心烦热、畏寒肢冷、不思饮食、脉虚无力等。

（2）主要问诊内容

1）气虚：多见于慢性病患者，或年老体弱者，由元气不足，脏腑功能减退所致。临床多见肺肾气虚，肺脾气虚，脾肾气虚，心脾气虚。

肺气虚证：气短动则益甚，少气懒言，自汗乏力，伴咳嗽无力，痰液清稀，平素易感冒，面色苍白无华等。

心气虚证：心悸气短，动则尤甚，神疲体倦，伴自汗，面色淡白或㿠白。

脾气虚证：倦怠乏力，伴纳少腹胀，食后尤甚，大便溏薄，面色萎黄。

肾气虚证：神疲乏力，伴腰膝酸软，听力减退，小便频数而清或余沥不尽，或夜尿多，女子白带清稀。

2）血虚：多见于失血过多，或新血未生，或久病不愈，或肠虫寄生，营血耗损所致。临床多见面色苍白或萎黄，口唇淡白，或爪甲苍白，头晕眼花，手足麻木，舌淡脉细无力。临床常见心脾两虚。

心血虚证：心悸，怔忡，眩晕健忘，失眠多梦，面色不华，口唇色淡。

肝血虚证：头晕目眩，面色不华，胁痛，肢体麻木，筋脉拘急，妇女月经不调甚则闭经。

3）阴虚：多见于热病之后，或久病不愈者，或过用温燥之品，阴液耗损。常见症：潮热，盗汗，口干咽干，颧红唇赤，或五心烦热，舌红少津，脉细数。临床多见肝肾阴虚、肺肾阴虚、心肾阴虚。

肺阴虚证：干咳或痰少而黏，咽燥，甚或痰中带血，咽干甚或失音，潮热盗汗，颧红。

心阴虚证：心烦，失眠，潮热，盗汗，颧红，或口舌生疮。

脾胃阴虚证：口燥咽干，不思饮食，脘部灼热隐痛，干呕呃逆，大便燥结，面色潮红。

肝阴虚证：头晕，耳鸣，目干畏光，视物模糊，急躁易怒，肢体麻木，筋惕肉瞤，面潮红。

肾阴虚证：腰酸软，眩晕耳鸣，甚则耳聋足痿，男子遗精，女子经少或闭经，五心潮热盗汗，溲黄便干。

4）阳虚：多见于慢性病久病不复，或伴多脏腑功能衰退，以及年老体衰患者。临床表现：面色苍白或晦暗，怕冷，手足不温，出冷汗，精神疲倦，气息微弱，或有浮肿，下肢为甚，舌质胖嫩，边有齿印，苔淡白而润，脉细微、沉迟或虚大。常见心肾阳虚、脾肾阳虚、肾阴阳俱虚。

心阳虚证：心悸，自汗，神倦嗜卧，心胸闷痛，形寒肢冷，面色苍白。舌质淡或紫暗，脉细弱或沉迟。

脾阳虚证：腹胀纳少，喜温喜按，形寒，神倦乏力，遇受凉或饮食不慎而加剧，大便溏薄或完谷不化。

肾阳虚证：腰膝酸软，畏寒肢冷，男子遗精阳痿，女子宫寒不孕。多尿或尿失禁，下利清谷或五更泄泻。

5. 发病以来诊治经过及结果　问外院或本院的检查情况如血、尿、便常规、心电图、X 线摄片等，以及诊断结论、治疗的药物及疗效等。

6. 发病以来一般情况　包括精神、饮食、寒热、睡眠、体重、舌脉（若使用标准化患者一般会给出舌脉的描述）等。虚劳分顺证、逆证。对于精神、饮食、寒热的问诊非常重要，其中精神好转、饮食尚可、发热能退者，属顺证，预后较好；形神衰惫、不思饮食、发热难解者，病情恶化，属逆证，预后不良。

虚劳一般情况的问诊，开始练习也可以从十问歌入手，若熟练后问诊每一步其实都包含临床思维，不需要再生搬硬套十问歌，但精神、饮食、寒热、睡眠、体重都需要问齐全，最后综合判断以确定虚劳的辨证论治。

（四）既往史

第一，询问既往健康状况及既往患病情况，如癌病、慢性营养不良、慢性失血等。第二，要问有无外伤手术史以辨别是否存在相关疾病，如术后短肠综合征。第三，询问有无药物及食物过敏史。第四，重视询核病、肝炎、艾滋病等传染性疾病病史的问诊。此外，还要询问预防接种史、地方病史。注意目前与所患疾病有密切关系的病史，如产后垂体功能不全综合征患者应询问有无产后大出血，尤其是注意是否伴有长时间的失血性休克病史；恶性肿瘤终末期应询问肿块大小，有无手术、放疗、化疗等。

（五）个人史

个人史首先需要询问出生地、长期居住地（有无外地久居史）及生活习惯、有无烟酒等不良嗜好（若有注明多长时间，每日用量，是否戒除）、有无毒品接触史。第二，重点了解自然疫源地（疫区旅居史、疫水接触史）及地方病流行区接触史。第三，关注过去及目前职业及工作情况（包括入伍或参加工作，兵种或工种，职务），有无粉尘、毒物、放射性物质、传染病患者接触史。此外，还要重视有无冶游史、重大精神创伤史等。

（六）婚育史、月经史

虚劳患者问婚育史有助于了解整体健康状况。女性患者问月经史，尤其是月经周期及经量等，有助于了解气血虚实等状况；问末次月经时间，了解虚劳是否在经期发生，有助于判断疾病传变及预后。

（七）家族史

家族史包括父母、兄弟姐妹等人的健康状况，问有无与患者类似疾病，有无家族遗传倾向的疾病。如虚劳有明显家族史者，应注意排除糖尿病、假肥大型肌营养不良症、重型地中海贫血、乳腺癌等相关引起的虚劳。

五、切诊

（一）一般项目

虚劳一般的切诊主要为皮肤及四肢的触诊。皮肤及四肢不温多为阳虚；五心潮热多属阴虚。

（二）脉诊

肺气虚证——脉多弱。
脾气虚证——脉多弱。
心血虚证——脉多细或结代。
肝血虚证——脉多弦细或细涩。
肺阴虚证——脉多细数。
心阴虚证——脉多细数。
脾胃阴虚证——脉多细数。
肝阴虚证——脉弦细数。
肾阴虚证——脉多沉细。

心阳虚证——脉多细弱或沉迟。

脾阳虚证——脉多弱。

肾阳虚证——脉多沉迟。

六、临床思维与延伸

（一）中医临床思维

1. 虚劳诊断与辨证论治流程

（1）确定主诉　由于主诉的提炼一般不使用诊断用语，故虚劳的主诉不能单纯使用"神疲体倦"的主症。虚劳的定义包含心悸气短的情况，故虚劳的主诉可以确定为神疲体倦、气短心悸等主症。通过神疲体倦、心悸气短及主要的伴随症状即可初步确定虚劳的诊断。

（2）初步排除其他诊断　主诉的目的是得出第一诊断，但很多病证都可出现虚劳的症状，故需一一加以鉴别。如形神疲惫 + 心悸、惊惕可诊断为心悸；神疲乏力 + 心悸、气喘、水肿可诊断为心衰；神疲倦怠 + 不寐多梦可诊断为不寐；神疲体倦 + 头晕目眩可诊断为眩晕；形神疲惫 + 自汗、低热可诊断为内伤发热等。故需要通过问诊排除其他病证的上述特异性症状后，才能得出虚劳的诊断。

（3）初步判断证型　通过虚劳的诱因或病因及发病时间初步判断虚劳的证型。

（4）进一步鉴别诊断　通过主症的进一步问诊排除极易混淆的诊断如癌病，若同时出现明显的体表或脏器肿块伴疼痛、日渐消瘦应考虑诊断为癌病。

（5）进一步判断证型　通过主症特点及伴随症状的问诊基本确定虚劳的证型（气虚、血虚、阴虚、阳虚等）。

（6）得出结论　通过一般情况的问诊及舌脉的了解最终确定虚劳的辨证及论治。

2. 辨病性　虚劳辨证时，应明确哪些脏腑受损，是两脏还是多脏，其次再辨是气血亏虚还是阴阳亏虚。

3. 辨有无兼夹病证　先辨是否因虚而感外邪，次辨原有疾病是否继续存在，再辨有无因虚致实。

4. 辨顺证、逆证　虚劳属久病痼疾，其预后与体质的强弱、脾肾的盛衰、是否能解除病因、是否得到正确的治疗有关。一般体质较盛，元气未衰，脾肾未虚，病属顺证，预后良好；反之体质素薄，元气先衰，脾肾已败，病属逆证，预后不良。

（二）西医临床思维

1. 通过引起虚劳的致病机制初步判断病因　引起虚劳的原因主要有以下几类：①营养缺乏，营养摄入不足，如厌食症、长期过度节食。②营养吸收不良，主要是消化系统疾病，如慢性萎缩性胃炎、慢性结肠炎、慢性肝炎、短肠综合征，这类疾病晚期会出现恶病质，极度消瘦。③营养消耗增加，主要是结核病、肿瘤（尤其是恶性肿瘤）。④代谢异常，主要是内分泌异常，如甲状腺功能亢进症、糖尿病等。

2. 虚劳伴随症状与诊断思路 主要伴随症状与诊断思路如下。

虚劳伴贫血：临床多见于血液疾病中各类贫血性疾病，如再生障碍性贫血、缺铁性贫血、巨幼细胞性贫血等。

虚劳伴内分泌激素失调：临床多见于内分泌疾病，如甲状腺功能减退症、甲状腺功能亢进症、肾上腺皮质功能减退症、产后垂体功能不全综合征等。

虚劳伴咳嗽、咯血：临床多见于呼吸道疾病，如肺结核、支气管扩张等。

虚劳伴发热、消瘦、肿块：临床多见于肿瘤，如淋巴瘤、实体瘤等。

虚劳伴眩晕、头痛：临床多见于心脑血管疾病，如高血压、脑动脉供血不足等。

虚劳伴泄泻、腹痛：临床多见于消化道疾病，如肠易激综合征、慢性腹泻、慢性结肠炎等。

3. 相关检查 一般将全血细胞分析、血生化、内分泌功能、免疫功能测定、心电图、超声波、X线片等作为虚劳的常规检查，若不能进一步明确诊断，可进一步行肿瘤标志物、骨髓细胞学等检查。

4. 临床要点 对于虚劳的诊断临床要中西医互参，尤其是疾病短期明显严重者，一般需要明确西医诊断，应常规做肿瘤标志物检查以排除肿瘤等。

【知识链接】

慢性消耗性疾病

虚劳的发生，往往多见于长期慢性消耗性疾病。慢性消耗性疾病一般是指各种恶性肿瘤、肺结核、慢性萎缩性肾炎、严重创伤或烧伤、系统性红斑狼疮、慢性化脓性感染、慢性失血等一类过度消耗身体能量物质，造成机体能量负平衡的疾病总称。临床常见的慢性消耗性疾病好发于呼吸、血液、消化、内分泌、肌肉骨骼、免疫等全身多系统。

七、医患沟通与交流

（一）沟通要点

内容参照第二章第二节。

（二）医患交流常见问题

1. 虚劳需要做的基本检查项目 首先查看患者面容、神情、体态；测量体温；听诊心脏有无杂音，肺部有无啰音；触诊浅表淋巴结大小、肝脾有无肿大等；其次做血、尿、便三大常规及血生化、心电图、X线片等初步筛选；最后针对不同原因引起的虚劳，进行不同的检查，必要时行免疫功能、内分泌功能、肿瘤标志物、骨髓检查等检查。

2. 虚劳患者的护理及注意事项 重视综合治疗。虚劳病程长，病情复杂，药物治疗往往一时难以获效，因此在治疗过程中宜推行综合调治。如不宜食肥甘、辛辣及过咸，一般以富于营养、易于消化、不伤脾胃为原则。嗜酒及吸烟、酗酒等不良习惯尤当戒除，生活起居有常，动静结合，劳逸适度。适当进行体育锻炼，如户外散步，打太极拳等活动。平素不宜熬夜，调畅情志，节制房事。对提高机体的抗病和修复能力，促进虚劳的好转乃至痊愈具有十分重要的意义。

第二十八节　痹　证

【学习目标】

1. 掌握痹证的知识要点、痹证问诊的步骤与内容。

2. 熟悉痹证望、闻、切诊的步骤与内容，痹证病史采集过程中的中医临床思维。

3. 了解痹证医患沟通与交流的要点及常见问题、痹证病史采集过程中的西医临床思维。

一、概述

（一）定义

痹证是由于风、寒、湿、热等邪气闭阻经络，影响气血运行，导致肢体筋骨、关节、肌肉等处发生疼痛、重着、酸楚麻木，或有关节屈伸不利、僵硬、肿大、变形等症状的一类疾病。轻者病在四肢关节肌肉，重者可内舍于脏。

（二）临床特征及病因病机

外感痹证：多为新病，起病急，病程短，以邪实为主，邪在经脉，累及筋骨、肌肉、关节。病因一般为风、寒、湿、热等外邪侵袭肌表。

内伤痹证：多为久病，耗伤气血，损及肝肾，病理性质虚实相兼。以风为先导，杂合寒湿热邪，流注关节、肌表。内伤痹证的病理因素主要是"痰"与"瘀"，痰有寒热，痰瘀可互为因果。

基本病机：邪气滞留，经络痹阻，不通则痛。

（三）古籍记述

《素问·五脏生成》曰："卧出而风吹之，血凝于肤者，为痹。"

《素问·痹论》曰："风寒湿三气，合而为痹，其风气胜者为行痹，寒气胜者为痛痹，湿气胜者为著痹……以冬遇此者为骨痹，以春遇此者为筋痹，以夏遇此者为脉痹，以至阴遇此者为肌痹，以秋遇此者为皮痹……荣卫之气令人痹乎……逆其气则病，不与风寒湿气合，故不为痹。"

（四）西医学范畴

双侧对称性关节疼痛、僵硬、变形，伴有类风湿因子阳性者，多为类风湿关节炎；下肢或足大指关节疼痛，伴有血尿酸升高者，多为痛风性关节炎。脊关节疼痛，应进一步完善脊柱 CT 或 MRI，以排除骨痹病等。临床凡以筋骨、关节、肌肉疼痛为主要症状的疾病，都可以参考本病论治。

二、望诊

（一）一般项目

痹证望诊主要为望神色、形态等。痹证患者很少出现失神或假神表现。痛而喜按压，多为虚证；痛而拒按，多为实证；得温则减为寒证；得寒则减多为热证。

（二）望舌

行痹——舌质淡红，苔薄白。
痛痹——舌质淡暗，苔白。
著痹——舌质淡，苔白腻。
风湿热痹证——舌质红，苔黄或黄腻。
痰瘀痹阻证——舌质紫暗或有瘀斑，舌苔白腻。
肝肾亏虚证——舌质淡红，舌苔薄白或少津。

三、闻诊

（一）一般项目

痹证闻诊主要为闻语声、气息等。呼吸增快、声音较粗而气促者，多属实证、热证；呼吸微弱、声音较低而气短者，多属虚证、寒证。

四、问诊

（一）一般情况

一般情况包括姓名、性别、年龄、民族、婚姻状况、出生地、职业、入院时间、记录时间、发病节气、病史陈述者。痹证尤应注意职业及发病节气的问诊。

（二）主诉

1. 主症的细化 痹证主症重点问疼痛症状，疼痛症状可以细化为疼痛的性质、时间及规律、程度、加重或缓解因素等。

2. 主症的时间 通过主症的时间长短，结合年龄、体质特点等有助于初步判断是外感还是内伤。

3. 病证鉴别 痹证的主诉问诊可能隐藏着痛风病、白虎历节、鹤膝风等病证的症状，应注意鉴别。此为辨病的重要步骤。

（1）尪痹 感受触冒风湿热邪，流注于筋骨关节，久之损伤肝肾阴血，临床表现以肢体关节剧烈疼痛、肿大、僵硬变形、屈伸受限、活动不利为主要表现。

（2）白虎历节　感受风寒湿邪，侵入经络，流注于关节。其特征是手、足小关节的多关节、对称性、侵袭性关节炎症，如果不及时医治，就会出现关节结构破坏与变形，严重的还会引起关节以外的脏腑损伤。

（3）痛风病　痛风性关节炎是指高尿酸血症导致尿酸在身体的关节或局部软组织沉积引起结晶，引发急性关节炎，表现为关节的红肿热痛、活动受限，全身的关节均可累及，最常累及的是大拇指和下肢关节。

（4）骨痹病　是一种以关节软骨退行性病变和继发性骨质增生为特征的慢性关节疾病。疾病累及关节软骨或整个关节，包括软骨下骨、关节囊、滑膜和关节周围肌肉。多发于较大的负重的膝关节、髋关节、脊椎及远端指间关节等部位。

（5）鹤膝风　是指膝关节肿大疼痛，而股胫的肌肉消瘦的病证，形如仙鹤而名，多由"历节病"发展而来。

4. 主诉归纳　痹证主诉的问诊虽然可以非常细致，但仍应遵循主诉精练、准确的要求，在排除以上相关病证后，可以简单地归纳为关节疼痛。举例：左膝关节刺痛5天。

（三）现病史

1. 发病情况　包括发病的轻重、缓急，如疼痛起病是急还是缓？轻还是重？首次出现疼痛至就诊时的时间有多久？疼痛起病时间急性以日计算，慢性以年、月、周计算。慢性疼痛还要问疼痛发作的频率，是间断、反复发作还是持续发作等。

2. 病因或诱因的问诊　痹证的病因或诱因主要包括外感（吹风、受寒、淋雨等）、饮食、情志、久病等因素。病因或诱因的问诊是痹证辨证的第一步，应予重视。

3. 主要症状特点及其发展变化情况

（1）一般项目　包括痹证的变化情况、发作与缓解的情况、是否演变为关节变形等，也是主诉中病证鉴别问诊的进一步深化。

（2）证候鉴别　问诊不仅有助于病证鉴别，更是证型鉴别的重要一环，其中，主要症状特点和证候鉴别尤为重要，其要点如下。

痹痛游走不定——行痹，风邪盛。

痛势较甚，痛有定处，遇寒加重——痛痹，寒邪盛。

关节酸痛、重着、漫肿——著痹，湿邪盛。

关节肿胀，肌肤焮红，灼热疼痛——热痹，热邪盛。

关节疼痛日久，肿胀局限，或见皮下结节——痰。

关节肿胀，僵硬，疼痛不移，肌肤紫暗或瘀斑——瘀。

4. 伴随症状

（1）一般项目　伴随症状着重问是否有恶寒发热、皮下结节、皮肤瘀斑及疼痛部位是否固定等。

（2）主要问诊内容

行痹：肢体关节、肌肉疼痛酸楚，游走不定，可涉及肢体多个关节。伴关节屈伸不利，初起可见有恶风、发热等症。

痛痹：肢体关节疼痛、痛势较剧，部位固定，遇寒则痛甚，得热则痛缓。伴关节屈伸不利，局部皮肤或有寒冷。

著痹：肢体关节、肌肉酸楚、重着、疼痛，肿势散漫。伴关节屈伸不利、肌肤麻木不仁。

风湿热痹证：游走性关节疼痛，可涉及一个或多个关节，局部红肿灼热，痛不可触，得冷则舒。伴关节活动不利，可有皮下结节，可伴发热、恶风、口渴、烦躁不安等全身症状。

痰瘀痹阻证：痹阻日久，肌肉关节刺痛，固定不移，或关节肌肤紫暗、肿胀，按之较硬。伴见肢体顽麻或重着，或见关节僵硬变形，屈伸不利，有硬节、瘀斑，面色黧黑，眼睑浮肿，或胸闷痰多。

肝肾亏虚证：痹证日久不愈，关节屈伸不利，肌肉消瘦，腰膝酸软。或伴见畏寒肢冷，阳痿、遗精，或骨蒸潮热，心烦口干。

5.发病以来诊治经过及结果 问外院或本院的检查情况如胸部 X 线片，以及诊断结论、治疗的药物及疗效等。

6.发病以来一般情况 包括精神、饮食、寒热、睡眠、体重、舌脉（若使用标准化患者一般会给出舌脉的描述）等。痹证分外感内伤，对于寒热的喜恶的问诊非常重要。

痹证一般情况的问诊，开始练习也可以从十问歌入手，若熟练后问诊每一步其实都包含临床思维，不需要再生搬硬套十问歌，但一般症状都需要问齐全，最终确定痹证的辨证论治。

（四）既往史

既往史应询问患者既往身体状况，有无风湿性关节、痛风等基础病史，有无长期用药史，有无外伤及手术史，有无药物及食物过敏史，有无肝炎、结核等传染病病史。

（五）个人史

个人史应询问患者是否出生及生长于原籍，居住环境如何，有无吸烟及酗酒等不良嗜好，工作环境如何，有无从事长时间长距离的负重工作，有无放射性物质暴露或接触史，有无冶游史。

（六）婚育史、月经史

痹证患者问婚育史有助于了解整体健康状况。女性患者问月经史，尤其是月经周期及经量等，有助于了解气血虚实等状况，有助于判断疾病传变及预后。

（七）家族史

家族史包括父母、兄弟姐妹等人的健康状况，问有无与患者类似疾病，有无家族遗传倾向的疾病。如痹证有明显家族史者，应注意排除高尿酸血症等相关的痛风。

五、切诊

（一）一般项目

痹证一般的切诊主要为痛处、尺肤及四肢的触诊。尺肤及四肢欠温多为外寒或阳虚，喜按为虚证，拒按多实证；尺肤及四肢厥冷，但痛处扪而觉热，多为热邪内闭；手足心热多属阴虚。

（二）脉诊

行痹——脉浮或浮缓。
痛痹——脉弦紧。
著痹——脉濡缓。
风湿热痹证——脉滑数或浮数。
痰瘀痹阻证——脉象弦涩。
肝肾亏虚证——脉沉细或细数。

六、临床思维与延伸

（一）中医临床思维

1. 痹证诊断与辨证论治流程

（1）确定主诉　由于主诉的提炼一般不使用诊断用语，故痹证的主诉不能单纯使用"疼痛"的主症，痹证的定义包含疼痛的部位、性质的情况。通过疼痛的部位、性质及主要的伴随症状即可初步确定痹证的诊断。

（2）初步排除其他诊断　主诉的目的是得出第一诊断，但很多病证都可出现疼痛的症状，故需一一加以鉴别。

（3）初步判断证型　通过疼痛的诱因或病因及发病时间初步判断属外感痹证或内伤痹证。

（4）进一步鉴别诊断　通过主症的进一步问诊排除极易混淆的诊断。

（5）进一步判断证型　通过主症特点及伴随症状的问诊基本确定痹证的证型。

（6）得出结论　通过一般情况的问诊及舌脉的了解最终确定痹证的辨证及论治。

2. 辨致病因素　外感痹证的外邪多流注关节、肌表。以风为先导，杂合寒湿热邪。内伤痹证的病理因素主要是"痰"与"瘀"，痰有寒热，痰瘀可互为因果。

3. 辨外感内伤　外感痹证：多为新病，起病急，病程短，以邪实为主，邪在经脉，累

及筋骨、肌肉、关节。内伤痹证：多为久病，耗伤气血，损及肝肾，病理性质虚实相兼。

（二）西医临床思维

1. 痹证伴随症状与诊断思路　主要伴随症状与诊断思路如下。

痹证伴高尿酸血症：临床多见于痛风性关节炎。

痹证伴风湿四项异常：临床多见于风湿关节炎、类风湿关节炎等。

痹证伴抗"O"升高：临床多见于风湿热。

痹证伴抗核抗体谱异常：临床多见于系统性红斑狼疮、干燥综合征、系统性硬化等。

痹证伴消瘦、低热、盗汗及结核菌阳性：临床多见于结核性关节炎。

2. 相关检查　一般建议将血尿酸、风湿四项及关节 X 线片作为慢性痹证的常规检查，X 线片如有可疑病变时，可进一步进行 MRI 检查。

3. 临床要点　对于痹证的诊断临床要中西医互参，尤其是慢性痹痛，一般需要明确西医诊断，应常规做血尿酸、全血细胞分析、风湿四项及痛处的 X 线片等。

【知识链接】

痛风性关节炎

痛风性关节炎是由于尿酸盐沉积在关节囊、滑囊、软骨、骨质和其他组织中而引起病损及炎性反应，其多有遗传因素，好发于 40 岁以上男性，多见于第一跖趾关节，也可发生于其他较大关节，尤其是踝部与足部关节。根据其临床表现通常分为急性关节炎期、间歇期、慢性关节炎期三期。

七、医患沟通与交流

（一）沟通要点

内容参照第二章第二节。

（二）医患交流常见问题

1. 痹证需要做的基本检查项目　首先需要测量体温，查看患处是否红肿，活动后是否会加重；其次做血尿酸及风湿四项检查，必要时行 MRI 检查；最后针对不同原因引起的痹痛，进行不同的检查。

2. 痹证患者的护理及注意事项　外感痹证，如发热等全身症状明显者，应适当休息。注意气候变化，防寒保暖，预防感冒，不宜吃水果等生冷之品。

内伤痹证注意起居饮食的调护，不宜食肥甘、辛辣及过咸，嗜酒及吸烟等不良习惯尤当戒除。

第二十九节 腰 痛

【学习目标】

1. 掌握腰痛的知识要点、腰痛问诊的步骤与内容。

2. 熟悉腰痛望、闻、切诊的步骤与内容，腰痛病史采集过程中的中医临床思维。

3. 了解腰痛医患沟通与交流的要点及常见问题、腰痛病史采集过程中的西医临床思维。

一、概述

（一）定义

腰痛是指由于腰部受损，气血运行失调，脉络绌急，或肾虚腰府失养所引起的以腰部一侧或两侧或正中发生疼痛为主要症状的一类病证。急性腰痛病程较短，活动后常加重，脊柱两旁常有压痛；慢性腰痛病程较长，腰部多隐痛或酸痛，常因体位不当、劳累及天气变化等因素诱发加重。

（二）临床特征及病因病机

外感腰痛：多为新病，起病急，病程短，以邪实为主，邪在经脉，累及筋骨、肌肉。病因一般以风、寒、湿、热等外邪，侵袭肌表为患。

内伤腰痛：多为久病，耗伤气血，损及肝肾，病理性质虚实相兼。以风为先导，杂合寒湿热邪。内伤痹证的病理因素主要是"瘀""虚"。

基本病机：筋脉痹阻，腰府失养。

（三）古籍记述

《灵枢·五癃津液别》曰："五谷之精液，和合而为膏者……髓液皆减而下，下过度则虚，虚故腰背痛而胫酸。"

《素问·刺腰痛》："解脉令人腰痛，痛引肩……时遗溲……腰痛如引带，常如折腰状，善恐……同阴之脉令人腰痛，痛如小锤居其中，怫然肿……阳维之脉令人腰痛，痛上怫然肿……衡络之脉令人腰痛，不可以俯仰，仰则恐扑……会阴之脉令人腰痛，痛上漯漯然汗出……飞阳之脉令人腰痛，痛上怫怫然，甚则悲以恐……昌阳之脉令人腰痛，痛引膺……甚则反折，舌卷不能言……散脉令人腰痛而热，热甚生烦，腰下如有横木居其中，甚则遗溲……肉里之脉令人腰痛，不可以咳，咳则筋缩急……"

（四）西医学范畴

西医学的腰肌纤维炎、强直性脊柱炎、腰椎骨质增生、腰椎间盘病变、腰肌劳损等腰部病变及某些内脏病变疾病，凡以腰痛为主要症状者，都可以参考本节辨治。

二、望诊

（一）一般项目

腰痛望诊主要为望面容、形态等。腰痛患者很少出现失神或假神表现。痛而喜按压，多为虚证；痛而拒按，多为实证；得温则减为寒证；得寒则减多为热证。

（二）望舌

寒湿腰痛证——舌质淡红，苔薄白。
湿热腰痛证——舌质红，苔黄腻。
瘀血腰痛证——舌质暗紫，或有瘀斑，苔薄白或薄黄。
阴虚腰痛证——舌质红，苔干少津。
阳虚腰痛证——舌质淡，苔薄白腻。

三、闻诊

腰痛闻诊主要为闻语声、气息等。腰痛患者呼吸增快、声音较粗而气促者，多属实证、热证；呼吸微弱、声音较低而气短者，多属虚证、寒证。

四、问诊

（一）一般情况

一般情况包括姓名、性别、年龄、民族、婚姻状况、出生地、职业、入院时间、记录时间、发病节气、病史陈述者。腰痛尤应注意职业及外伤史的问诊。

（二）主诉

1. 主症的细化　腰痛症状可以细化为腰痛的具体部位、性质、时间及规律、程度、加重或缓解因素等。通过对主症的细致问诊，可初步辨其寒热虚实。

2. 主症的时间　通过主症的时间长短，结合年龄、体质特点等有助于初步判断是外感腰痛还是内伤腰痛。

3. 病证鉴别　腰痛的主诉问诊可能隐藏着淋证、痹证、腰软等其他病证的症状，应注意鉴别。此为辨病的重要步骤。

（1）淋证　是指小便频急短涩，淋沥刺痛，欲出未尽，小腹挛急，或痛引腰腹的病证。腰痛可为淋证实证重要的兼症，且多呈阵发性绞痛或放射疼痛的特点。

（2）石水　是指因外感六淫毒邪、内伤饮食劳倦而致肺脾肾功能障碍，水液代谢失常所致的以水肿、血尿及腰酸痛为主要表现的一类病证。

（3）痹证　是由外邪侵袭人体，闭阻经络，气血运行不畅所导致的，以肌肉、筋骨、关节发生酸痛、麻木、重着及屈伸不利等为主要临床表现的病证。痹证患者亦可伴有腰痛，但痹证总以肢体关节疼痛为主要临床表现，而腰痛患者虽可伴有肢体酸痛，但以腰痛为主。

（4）腰软　是指腰部软弱无力为主症的病证，也会伴有腰部酸痛，且多伴有发育迟缓。

4. 主诉归纳　腰痛主诉的问诊虽然可以非常细致，但仍应遵循主诉精练、准确的要求，在排除以上相关病证后，可以简单进行归纳，如：左腰酸痛半月等。

（三）现病史

1. 发病情况　包括发病的轻重、缓急，如腰痛起病是急还是缓？轻重情况？首次出现腰痛至就诊时的时间？腰痛起病时间急性以日计算，慢性以年、月、周计算。慢性腰痛还要问简要病程经过。

2. 病因或诱因的问诊　腰痛的病因或诱因主要包括外感（吹风、受寒、淋雨等）、饮食、情志、久病等因素。

3. 主要症状特点及其发展变化情况

（1）一般项目　包括腰痛的变化情况，发作与缓解的情况，也是主诉中病证鉴别问诊的进一步深化。

（2）证候鉴别　问诊不仅有助于病证鉴别，更是证型鉴别的重要一环，其中，主要症状特点和证候鉴别尤为重要，其要点如下。

痛势绵绵，酸楚如折，遇劳加剧，得逸则缓，揉按痛减——肾虚。

痛而重着，卧时不能转身，行时重痛无力，阴雨天加重——湿甚。

腰部冷痛，得温痛减，足寒逆冷——寒甚。

腰部热痛，弛痛烦扰，喜冷拒按，遇热痛甚——湿热甚。

痛处固定，或痛如锥刺，按之痛甚，入夜加重——瘀血甚。

流注窜痛，部位游走不定——风甚。

情志郁怒而发或加重——气滞。

痛在一处，遇寒加重——痰甚。

疼痛甚，痛势急——实。

疼痛不甚，痛势绵绵——虚。

4. 伴随症状

（1）一般项目　伴随症状着重问是否有恶寒发热、皮下结节、皮肤瘀斑、疼痛部位固定等。

（2）主要问诊内容

寒湿腰痛证：腰部冷痛重着，转侧不利，每遇阴雨天或腰部感寒湿后加重，痛处喜温，静卧其痛不减，体倦乏力，或肢末欠温。

湿热腰痛证：腰部弛痛，重着而热，暑湿阴雨天加重，活动汗出后症状缓解，口渴不欲饮，口苦烦热，身体困重，小便短赤。

瘀血腰痛证：腰痛如刺，痛有定处，痛处拒按，日轻夜重，轻者屈伸不利，重者不能转侧，面晦唇暗。

阴虚腰痛证：腰部隐痛，腿膝无力，缠绵不愈，酸软无力，面色潮红，手足心热，心烦少寐，口燥咽干。

阳虚腰痛证：腰部隐隐作痛，酸软乏力，缠绵不愈，局部发凉，喜温喜按，肢冷畏寒，面色㿠白，手足不温。反复发作，遇劳加重，卧则减。

5. 发病以来诊治经过及结果 问外院或本院的检查情况，如腰椎 X 线片检查等、诊断结论、治疗的药物及疗效等。

6. 发病以来一般情况 包括精神、饮食、寒热、睡眠、体重、舌脉（若使用标准化患者一般会给出舌脉的描述）等。腰痛分外感内伤，对于寒热喜恶的问诊非常重要。

腰痛一般情况的问诊，开始练习也可以从十问歌入手，若熟练后问诊每一步其实都包含临床思维，不需要再生搬硬套十问歌，但精神、饮食、寒热、睡眠、体重都需要问齐全，最后综合判断以确定腰痛的辨证论治。

（四）既往史

既往史应询问患者既往身体健康状况情况，有无腰椎间盘突出症、泌尿系结石及腰肌劳损等基础病，有无腰部外伤及手术史，有无药物及食物过敏史，有无肝炎、结核及梅毒等传染病病史。

（五）个人史

个人史应询问患者是否生长于原籍，当地水质如何，有无吸烟及长期酗酒等不良嗜好，工作环境如何，有无工业毒物、粉尘、放射性物质接触史，有无冶游史。

（六）婚育史、月经史

腰痛患者问婚育史有助于了解整体健康状况。女性患者问月经史，尤其是月经周期及经量等，可以帮助鉴别是否为内分泌性腰痛等状况；了解腰痛是否在经期发生，有助于判断疾病传变及预后。

（七）家族史

家族史包括父母、兄弟姐妹等人的健康状况，问有无与患者类似疾病，有无家族遗传倾向的疾病。如腰痛有明显家族史者，应注意腰椎结核等相关的腰痛。

五、切诊

（一）一般项目

腰痛一般的切诊主要为痛处、尺肤及四肢的触诊。尺肤及四肢欠温多为外寒或阳虚，喜按为虚证，拒按多实证；尺肤及四肢厥冷，但痛处扪而觉热，多为热邪内闭；手足心热多属阴虚。

（二）脉诊

寒湿腰痛证——脉沉而迟缓。
湿热腰痛证——脉滑数或濡滑。
瘀血腰痛证——脉涩。
阴虚腰痛证——脉细数。
阳虚腰痛证——脉沉细无力。

六、临床思维与延伸

（一）中医临床思维

1. 腰痛诊断与辨证论治流程

（1）确定主诉　由于主诉的提炼一般不使用诊断用语，故腰痛的主诉不能单纯使用"腰痛"的主症，根据腰痛的定义包含疼痛的部位、性质的情况，通过疼痛的部位、性质及主要的伴随症状即可初步确定疼痛的诊断。

（2）初步排除其他诊断　主诉的目的是得出第一诊断，但很多病证都可出现疼痛的症状，故需一一加以鉴别。

（3）初步判断证型　通过疼痛的诱因或病因及发病时间初步判断属外感腰痛或内伤腰痛。

（4）进一步鉴别诊断　通过主症的进一步问诊排除极易混淆的诊断，如腰痛＋小便频急涩痛可诊断为淋证；腰痛＋肢体关节酸痛可诊断为痹证；腰酸痛＋发育迟缓可诊断为腰软。故需要通过问诊排除其他病证的上述特异性症状后，才能得出腰痛的诊断。

（5）进一步判断证型　通过主症特点及伴随症状的问诊基本确定腰痛的证型。

（6）得出结论　通过一般情况的问诊及舌脉的了解最终确定腰痛的辨证及论治。

2. 辨致病因素　外邪入侵途径多为经络。春夏，湿热为多；秋冬，寒湿为多。内伤腰痛的病理因素主要是"虚瘀"，可因虚致实，因实致虚，虚实可互为因果。

3. 辨外感内伤　外感腰痛：多起病急，病程短，部位固定，瘀血症状明显，有外伤史，腰痛明显，伴有感受寒湿之邪的症状。内伤腰痛：多为久病，起病隐匿，病程长，腰痛隐隐，伴有脏腑虚损症状。

（二）西医临床思维

1. 通过腰痛时间初步判断病因　研究表明，约有 80% 的人一生中会出现最少一次腰痛，最常见的腰痛是由机械性因素所致，最常见的病因是随着年龄的增长出现退行性病变（椎间盘、椎骨）或反复的轻微损伤。90% 的腰痛是一过性的，无需治疗在短时间内可缓解，具有自限性；或通过一般物理治疗，在 6 周内缓解。部分腰痛呈慢性反复发作过程，腰痛按发病时间长短通常分为 3 类：急性腰痛、亚急性腰痛和慢性腰痛。急性腰痛＜ 6 周，慢性腰痛＞ 12 周。不同类型的腰痛具有不同的病因分布特点。急性腰痛常常有明确的腰部外伤史，其特点是伤后立即出现腰部剧烈疼痛，部分患者于次日出现疼痛，有明显的浅表性压痛点，X 线片及 CT 一般无异常改变；慢性腰痛疼痛虽不剧烈，但持续时间较长，多发于 40 ～ 50 岁，男性比例大于女性，常因腰椎退行性病变所致，宜行腰椎前后位和侧位 CT，排除肿瘤、感染、腰椎不稳及风湿相关疾病，应注意行风湿四项、骨密度、MRI 等辅助检查。

2. 腰痛伴随症状与诊断思路 主要伴随症状与诊断思路如下。

腰痛伴发热恶寒，小便频急涩痛：临床多见于急慢性肾盂肾炎、泌尿道感染等。

腰痛如绞，间断性发作伴小便不畅，尿色深，甚则恶心呕吐：临床多见于泌尿系结石等。

腰痛伴进行消瘦、恶病质，疼痛弯腰时明显：临床多见于泌尿系肿瘤或骨肿瘤等。

腰痛伴易倦乏力、劳累后加重：临床多见于腰肌劳损等。

腰痛伴下肢麻木不仁：临床多见于腰椎间盘突出症、腰椎间盘膨出症等。

腰痛伴低热、形体消瘦：应首先排外骨结核、膀胱结核的可能。

腰痛伴全身关节疼痛，与体位相关：应考虑各类变形性骨关节炎、强直性脊柱炎。

腰痛伴有全身酸痛：应注意排除骨质疏松和甲状旁腺功能亢进症。

3. 相关检查 一般建议将腰椎 X 线片作为慢性腰痛的常规检查，X 线片如有可疑病变时，可进一步进行 MRI 检查。

4. 临床要点 对于腰痛的诊断临床要中西医互参，尤其是 3 个月以上的腰痛，一般需要明确西医诊断，应常规做腰椎 X 线片检查以排除腰椎结核等。

【知识链接】

强直性脊柱炎

强直性脊柱炎是一种主要侵犯脊柱，并累及骶髂关节和周围关节的慢性进行性炎性疾病。男女发病之比为 7∶1 ～ 10∶1。起病多为 15 ～ 30 岁的男性，儿童及 40 岁以上者少见。病因目前尚未完全明确，近年来研究结果提示和遗传、感染及免疫等因素有关。

七、医患沟通与交流

（一）沟通要点

内容参照第二章第二节。

（二）医患交流常见问题

1. 腰痛需要做的基本检查项目 首先查看腰部是否有皮疹、有无压痛；其次进行骨密度及腰椎 X 线片检查，必要时行腰部 MRI 检查；最后针对不同原因引起的腰痛，进行不同的检查，必要时行肿瘤系列、结核杆菌等检查。

2.腰痛患者的护理及注意事项　外感腰痛，如恶寒等全身症状明显者，应适当休息。注意气候变化，防寒保暖，预防感冒，不宜吃水果等生冷之品。内伤腰痛注意起居饮食的调护，不宜食肥甘、辛辣及过咸，避房劳及重体力劳作。

第三章 中医内科常用治疗技术 ▷▷▷▷

第一节 毫针刺法技术

【学习目标】

1. 掌握毫针刺法技术操作方法。
2. 熟悉毫针刺法操作前准备和针刺意外处理方法。
3. 了解毫针刺法适用范围和注意事项。

一、概述

毫针刺法是用金属制成的针具，用于刺激人体一定的穴位，以起到疏通经络、行气活血、调整阴阳的作用，从而达到扶正祛邪、防治疾病的目的。

二、操作前准备

（一）毫针器具

现代毫针大多由不锈钢制成，也有用金、银或合金制成的。毫针可分为5个部分（图3-1）：针尖、针身、针根、针柄、针尾。毫针的规格主要以针身的直径和长度加以区别。临床上常用的毫针直径为 0.30 ～ 0.35mm，长短为 40 ～ 100mm（1.5 ～ 4寸）。

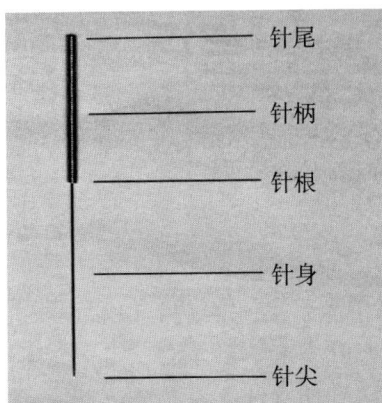

图3-1 毫针的构造

（二）针刺训练

针刺训练主要是指力的练习和手法的练习。由于毫针针身细软，很难顺利进针。所以针刺练习是初学针刺者的重要基本技能训练，既能减少针刺的刺痛感，又能将操作手法运用自如，从而提高治疗效果。

1. 纸垫练习法　可用密度适宜的无芯卷纸作为纸垫。练针时左手执纸垫，右手拇、食、中三指呈执笔状，手持毫针垂直于纸垫，当针尖抵于纸垫，手指渐加压力，待针刺透纸垫，再换一处针刺。

2. 棉团练习法　将棉花一团以棉纱线绕扎，内松外紧，做成直径 6～7cm 的棉球，外包白布一层，练针时将毫针在棉球中练习捻转提插，并可按各种针刺手法的姿势和操作要求反复练习。

3. 自身练针法　通过纸垫和棉团练习后，掌握了一定的指力和行针技巧，便可以在自己身上选择一些穴位进行试针，也可彼此相互试针，以体会进针时皮肤的韧性和进针用力的大小，以及针刺后的各种感觉。

（三）针刺前的准备

1. 体位选择　以医者能够正确取穴、施术方便，患者感觉舒适自然，并能持久的留针为原则。临床上常用体位有仰卧位、俯卧位、侧卧位、仰靠坐位、俯伏坐位和侧伏坐位。

2. 腧穴定位　腧穴定位正确与否，是针刺取得疗效的关键因素。为了能准确定穴，可用指压法按压所选腧穴部位，找到敏感点。

3. 消毒　包括针具消毒、医生手指消毒和施术部位消毒，针刺治疗前必须严格消毒。

三、针刺方法

（一）持针法

临床上大多数医生用右手持针，故称右手为"刺手"；按压所刺部位或辅助针身的左手，称为"押手"。持针法主要有执笔式持针法和二指持针法。

1. 执笔式持针法　即以右手拇指、示指、中指夹持针柄，以环指抵住针身。

2. 二指持针法　即以右手拇、示二指夹持针柄。

（二）进针法

1. 单手进针法　只用刺手将针刺入穴位。以右手拇指、示指夹持针柄，中指指端靠近穴位，指腹抵住针尖和针身下端，当拇、示指向下用力时，中指随之屈曲，针尖迅速刺透皮肤。或采用夹持针柄进针法、夹持针身进针法，适用于短针的进针（图3-2）。

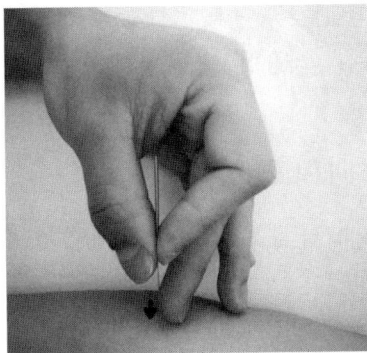

图 3-2　单手进针法

2. 双手进针法　包括指切进针法、夹持进针法、提捏进针法、舒张进针法。

（1）指切进针法　以左手拇指指甲端切按在穴位旁，右手持针，紧靠左手指甲，将针刺入皮肤。适用于短针的进针，临床最常用（图3-3）。

（2）夹持进针法　以左手拇、示二指夹持消毒干棉球，夹住针身下端，将针尖对准所刺穴位，右手捻动针柄，三指同时用力，将针刺入。适用于长针的进针（图3-4）。

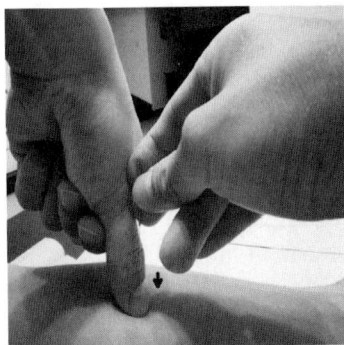

图 3-3　指切进针法

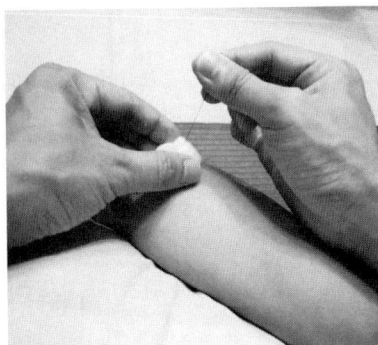

图 3-4　夹持进针法

（3）提捏进针法　以左手拇、示二指将针刺部位的皮肤捏起，右手持针从捏起部的上端将针刺入。适用于皮肉浅薄部位的进针（图3-5）。

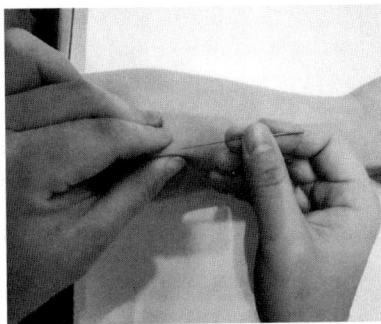

图 3-5　提捏进针法

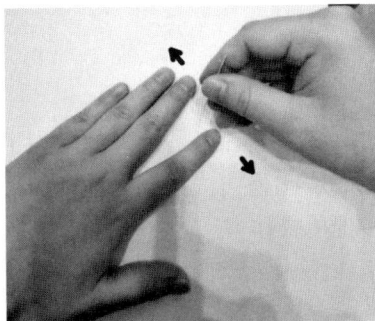

图 3-6　舒张进针法

（4）舒张进针法　以左手拇、示二指将针刺部位的皮肤向两侧撑开绷紧，右手将针从左手拇、示二指的中间刺入。适用于皮肤松弛或有皱纹部位（如腹部）的进针（图3-6）。

（三）针刺的角度、方向和深度

1. 针刺的角度　是指进针时针身与所刺部位皮肤表面形成的夹角，主要依腧穴所在部位的解剖特点和治疗要求而定，分为如下3种（图3-7）。

（1）直刺　针身与皮肤呈90°角，垂直刺入，适用于人体大部分腧穴，可深刺或浅刺，尤其是肌肉丰厚的腰、臀、腹、四肢部位的腧穴。

（2）斜刺　针身与皮肤呈45°角，倾斜刺入，适用于骨骼边缘的腧穴，或内有重要脏器不宜深刺部位的腧穴。

（3）横刺　又称平刺或沿皮刺。针身与皮肤呈15°角，横向刺入，适用于皮肤特别浅薄的腧穴。

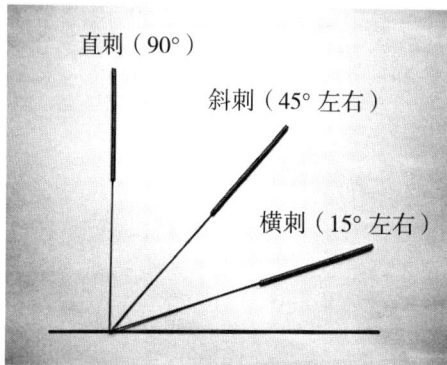

图 3-7　针刺的角度

2. 针刺的方向　是指进针时和进针后针尖所朝的方向，简称针向。一般根据经脉循行方向、腧穴部位特点和治疗的需要而定。有时为使针感到达病所，可将针尖方向对准病痛部位，顺经而刺为补，逆经而刺为泻。

3. 针刺的深度　是指针身刺入腧穴部位的深浅程度，一般以既有针感又不伤及重要脏器为原则。

（四）行针与得气

1. 行针　又名运针，是指进针后为了使患者产生针刺感应而施行的各种针刺手法。基本手法两种：①提插法：就是提针与插针的结合应用，即针尖刺入腧穴一定深度后，施行上下进退的操作方法。②捻转法：是将针刺入腧穴一定深度后，用拇指与示指、中指夹持针柄作一前一后、左右交替旋转捻动的动作。

2. 得气　是指针刺入腧穴后，针刺部位产生的酸、胀、重、麻等感觉，并从局部向一定方向传导，以及操作者针下的沉紧感。

（五）补泻手法

补法泛指能鼓舞人体正气，使低下的功能恢复旺盛的方法。泻法泛指能疏泄病邪，使亢进的功能恢复正常的方法。补泻效果的产生主要取决于机体的功能状态、腧穴的特性、针刺的手法。针刺手法是产生补泻作用的主要手段，一般轻刺激量为补，重刺激量为泻，中等刺激量为平补平泻。

1. 补法 进针慢而浅，提插、捻转幅度小，频率慢，用力轻，留针后不捻转，出针后多揉按针孔。多用于虚证。

2. 泻法 进针快而深，提插、捻转幅度大，频率快，用力重，留针时间长，并反复捻转，出针后不揉按针孔。多用于实证。

3. 平补平泻 进针深浅适中，采用均匀的提插、捻转，幅度、频率中等，进针、出针用力均匀。适用于一般患者。

（六）留针与出针

1. 留针 使针留置穴内一定时间称留针。目的是加强针刺持续作用和便于继续行针。一般留针时间为 20 分钟。对一些顽固性、疼痛性、痉挛性疾病，须增加留针时间，可延长至 1 小时至数小时，并间歇予以行针，保持一定刺激量，以增强疗效。

2. 出针 用左手持无菌干棉球按住针孔周围皮肤，右手持针柄轻微捻针，缓缓退至皮下，然后迅速拔出。出针后清点针数防止遗漏，患者稍休息后再活动。

（七）常见针刺意外及处理

1. 晕针 见于初次接受治疗的患者，由于精神紧张、体质虚弱、体位不适、针刺刺激太强等原因，在针刺过程中患者出现头晕目眩，面色苍白，胸闷心慌，恶心，甚至四肢厥冷，出冷汗，脉搏微弱或神志昏迷，血压下降等晕厥现象。应立即停止针刺，将针全部迅速取出。让患者平卧，头部放低，松开衣带，注意保暖。清醒者给饮温开水或糖水，即可恢复。如已发生晕厥，用指掐或针刺急救穴，如人中、内关、素髎、足三里，灸百会、关元、气海等穴。若症状仍不缓解，可配合其他急救措施。

2. 滞针 由于患者精神紧张，针刺后局部肌肉强烈挛缩，或因行针时捻转角度过大过快和持续单向捻转等，而致肌纤维缠绕针身，导致医者感觉针下涩滞，捻转、提插、出针均感困难，而患者则感觉疼痛的现象。嘱患者消除紧张，使局部肌肉放松，操作者揉按穴位四周，或弹动针柄，如仍不能放松时，可在附近再刺一针，以宣散气血、缓解痉挛，将针起出。若因单向捻针而致者，需反向将针捻回。

3. 弯针 由于医者进针手法不熟练，用力过猛过快；或针下碰到坚硬组织；或因患者在留针过程中改变了体位；或因针柄受外力碰撞；或因滞针处理不当，使得针身在体内发生弯曲的现象。发生弯针后，切忌不可用力捻转、提插。应顺着针弯曲的方向将针慢慢退出，若患者体位改变，则应嘱患者恢复原来的体位，使局部肌肉放松，再行退针。

4.断针　多由于针具质量差，或针身、针根有剥蚀损伤，术前疏于检查；或针刺时将针身全部刺入，行针时强力提插、捻转；或留针时患者体位改变；或遇弯针、滞针未及时正确处理，并强力抽拔；或因外物碰压，使针体折断在人体内。嘱患者不要惊慌，保持原有体位，以免残端向深层陷入。若断针尚有部分露于皮肤之外，可用镊子或血管钳拔出。若断端与皮肤相平，可轻轻下压周围组织，使针体显露，再拔。若折断部分全部深入皮下，须在 X 线下定位，手术取出。

5.血肿　由于刺破血管导致微量皮下出血，出现皮肤青紫或肿起，局部疼痛的现象。若仅有微量的皮下出血而出现小块青紫时，一般不必处理，可自行消退。若局部肿胀疼痛较剧，青紫面积大而且影响活动功能时，可先做冷敷止血后，再做热敷，促使瘀血消散吸收。

6.气胸　由于针刺胸部、背部、锁骨上窝附近的穴位过深或角度不当，刺穿胸腔或肺部组织，气体积聚于胸腔导致创伤性气胸。患者出现胸闷、胸痛、咳嗽，重则呼吸困难、面色苍白、发绀、晕厥等，处理不当可造成死亡。一般漏气量少者，可自然吸收，对于严重病例需及时组织抢救，如胸腔排气、少量慢速输氧等。

7.大出血　由于腧穴定位不正确，刺入较大动脉，如颈、腹腔、股动脉，造成的大出血。立即用消毒纱布压迫出血部位，同时报告上级医生进行抢救，观察患者生命体征，必要时输液、输血。

四、适用范围

针刺的适应证非常广泛，可治疗内、外、妇、儿等科的多种常见病、多发病。

五、禁忌证

1.患者在过于饥饿、疲劳、精神高度紧张时，不行针刺。体质虚弱者，刺激不宜过强，并尽可能采取卧位。

2.怀孕 3 个月以下者，下腹部禁针。3 个月以上者，上下腹部、腰骶部及一些能引起子宫收缩的腧穴如合谷、三阴交、昆仑、至阴等均不宜针刺。月经期间，如月经周期正常者，最好不予针刺。月经周期不正常者，为了调经可以针刺。

3.小儿囟门未闭时，头顶部腧穴不宜针刺。此外因小儿不能配合，故不宜留针。

4.避开血管针刺，防止出血；常有自发性出血或损伤后出血不止的患者不宜针刺。

5.皮肤有感染、溃疡、瘢痕或肿瘤的部位不宜针刺。

六、注意事项

1.对胸、胁、腰、背脏腑所居之处的腧穴，以及眼区、项部、脊椎部的腧穴应严格掌握进针的深度、角度，以防止事故的发生。

2.针刺时严格按无菌技术进行操作，一个穴位使用一根针，防止交叉感染。

3.针刺过程中应随时观察患者全身状态及有无不良反应。

第二节　三棱针技术

【学习目标】

1. 掌握三棱针刺法技术操作方法。
2. 熟悉三棱针刺法操作前准备。
3. 了解三棱针刺法适用范围和注意事项。

一、概述

三棱针技术是用三棱针刺入血络或腧穴，放出适量血液以达到治疗疾病目的的一种操作技术，具有通经活络、开窍泄热、调和气血、消肿止痛等作用。

二、操作前准备

（一）三棱针器具

三棱针古代称"锋针"，多由不锈钢制成，针柄较粗呈圆柱形，针身呈三棱形，尖端三面有刃，针尖锋利。有大、中、小三号，以中、小两号为常用。针具使用前应先行高压消毒，或放入70%～75%乙醇内浸泡20～30分钟（图3-8）。

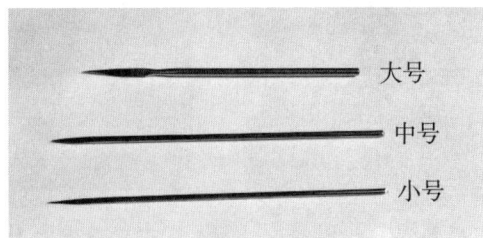

图3-8　大、中、小号三种三棱针

临床可根据不同病证及患者形体强弱，适当选择用针型号。使用前检查针身是否光滑，有无锈蚀，针尖是否锐利、无倒钩。

（二）消毒

1. 针具消毒　针具使用前应高温高压消毒，或宜选择一次性三棱针。

2. 部位消毒　用75%乙醇消毒；或先用2%碘酒消毒，待稍干后，再用75%乙醇脱碘。

3. 医者消毒　医者双手应用肥皂水清洗干净，再用75%乙醇棉签消毒。

（三）穴位选择

根据治疗方案选取穴位。一般选取穴位处或穴位附近瘀阻明显的血络。

（四）体位选择

体位选择以医者能正确取穴，操作方便，患者感觉舒适为原则。选取头项、上背部穴位时取俯伏坐位，头面、颈、胸部穴位时取仰靠坐位，背部、腰、臀以及下肢后部穴位时取俯卧位，头面、胸腹及四肢部穴位时取仰卧位，身体侧部穴位时取侧卧位。为了使体表络脉充盈，有时需要采取特殊的体位和方式。如急性腰扭伤取腘静脉委中放血，需患者站立位。刺络时患者局部暴露应充分，便于医生操作及处理出血。

三、操作方法

三棱针刺法分点刺法、刺络法、散刺法、挑刺法。

1. 点刺法 先在腧穴部位上下推按，使血聚集穴部，常规消毒皮肤、针尖后，右手持针对准穴位迅速刺入 0.3cm，立即出针，轻轻按压针孔周围，使出血数滴，然后用消毒干棉球按压针孔止血（图 3-9）。

2. 刺络法 用三棱针缓慢地刺入已消毒的较细的浅静脉，使之少量出血，然后用消毒干棉球按压止血（图 3-10）。

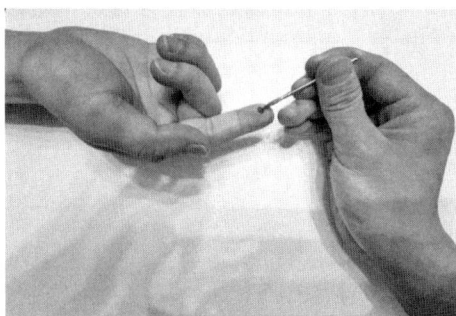

图 3-9　点刺法

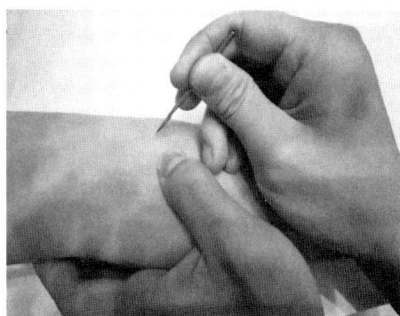

图 3-10　刺络法

3. 散刺法 又叫豹文刺，按不同疾病有两种不同刺法：①顽癣、疔肿初起（未化脓），严格消毒后可在四周刺出血。②扭伤、挫伤后局部瘀肿，在瘀肿局部消毒后如豹纹般散刺出血（图 3-11）。

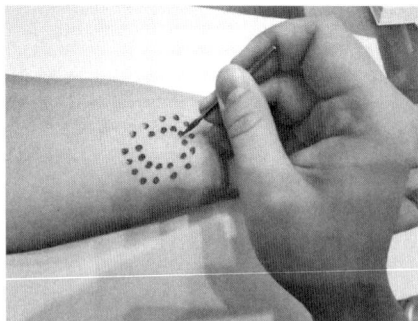

图 3-11　散刺法

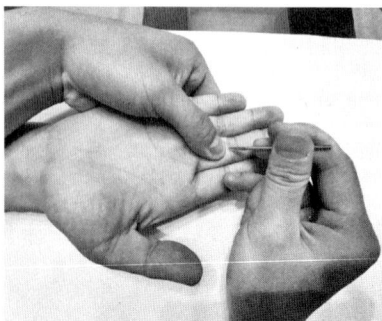

图 3-12　挑刺法

4.挑刺法 左手按压施术部位的两侧，或夹起皮肤，使皮肤固定，右手持针，将经过严格消毒过的腧穴或反应点的表皮挑破，使之出血或流出黏液；也可再刺入 0.5cm 左右，将针身倾斜并使针尖轻轻提高，挑断皮下部分纤维组织，然后局部消毒，覆盖敷料（图 3-12）。

四、适用范围

三棱针刺法适用于某些急症和慢性病，如昏厥、高热、中暑、中风闭证、急性咽喉肿痛、目赤红肿、顽癣、疔痈初起、扭挫伤、疳疾、痔疮、久痹、头痛、丹毒、指（趾）麻木等。

五、禁忌证

身体虚弱，气血两亏，常有自发性出血或损伤后出血不易止住的患者，不宜使用。

六、注意事项

1.三棱针技术刺激颇强，治疗时须注意使患者体位舒适，嘱其与医生配合，还须注意预防晕针。

2.由于三棱针针刺后针孔较大，必须严格消毒，防止感染。

3.点刺、散刺必须做到浅而快，切勿刺伤动脉，出血不宜过多，一般以数滴为宜。

4.每日或隔日治疗 1 次，3 ～ 5 次为一疗程。急症也可每日治两次。如治疗需出血较多者，每周治疗 1 ～ 2 次为宜。

第三节 热敏灸技术

【学习目标】

1.掌握热敏灸技术操作方法。

2.熟悉热敏灸操作前准备。

3.了解热敏灸适用范围和注意事项。

一、概述

热敏灸技术是选择热敏腧穴悬灸，通过激发透热、扩热、传热等经气传导，从而达到气至病所、显著提高疗效的一种新的灸法技术。热敏灸具有无创痛、安全、无不良反应的特点，患者易于接受。

二、操作前准备

（一）热敏灸器具

热敏灸艾条是以艾绒为主要成分卷成的圆柱形长条物。热敏灸使用的艾条一般规格为直径 16～40mm，艾绒精度 1:5～1:8。当用热敏灸艾条悬灸人体某个腧穴时，被灸者产生透热、扩热、传热、局部不（微）热远部热、表面不（微）热深部热、非热觉等 6 类特殊灸感，并伴有舒适喜热感。这种灸感称为"热敏灸感"；产生热敏灸感的腧穴称为"热敏腧穴"。根据病情需要和热敏腧穴直径的不同而选择不同直径的艾条（图3-13）。

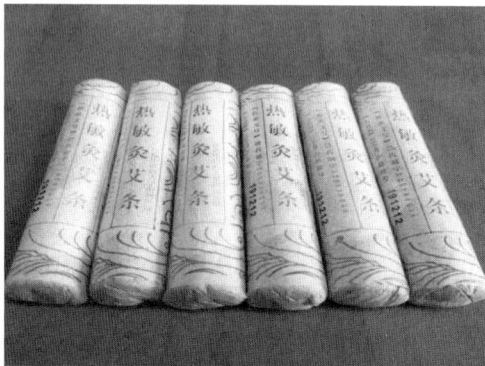

图 3-13　热敏灸艾条

（二）热敏灸前准备

1.部位选择　依据探感定位（灸感定位法）和辨敏施灸原则，选取施灸部位。

2.体位选择　体位的选择以被灸者感到舒适、充分暴露施灸部位、肌肉放松为原则。常用体位：卧位、坐位。建议首选卧位。

3.环境要求　同门诊治疗室的要求，并应设有排烟或消烟装置。环境温度应保持在24～30℃为宜。

4.灸感宣教　施灸者应要求被灸者在治疗过程中注意力集中，认真体会在艾灸过程中的灸感，并及时与施灸者沟通交流。

三、操作方法

（一）探感定位

热敏灸以灸感定位法确定热敏腧穴。艾热距离体表约 3cm，以传统腧穴定位为中心，在其上下左右范围内施以循经、回旋、雀啄、温和等组合手法进行悬灸探查，热感强度适中而无灼痛，被灸者出现 6 类热敏灸感中的 1 类或 1 类以上的部位，即为热敏腧穴，不拘是否在传统腧穴的标准位置上（图 3-14）。

（二）辨敏施灸

辨敏施灸是通过辨别热敏腧穴的灸感特点，从而选取最优热敏腧穴施灸。选优原则按下列顺序：以出现非热觉的热敏腧穴为首选热敏腧穴；以出现热敏灸感指向或到达病所的热敏腧穴为首选热敏腧穴；以出现较强的热敏灸感的热敏腧穴为首选热敏腧穴。

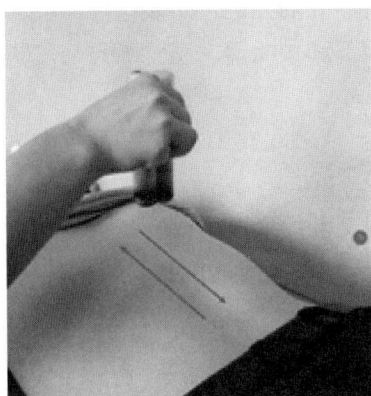

循经灸

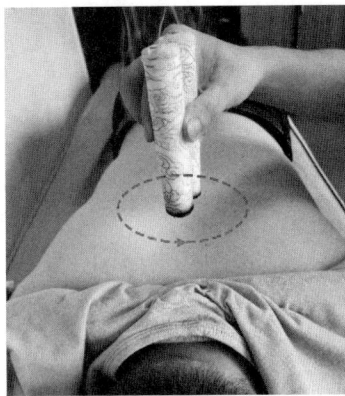

回旋灸

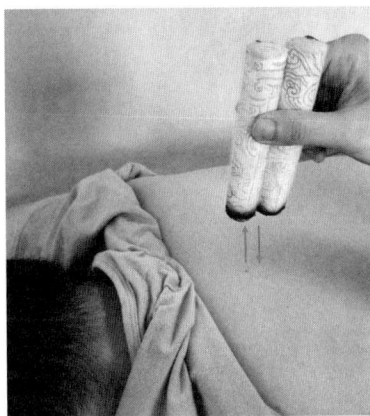

雀啄灸

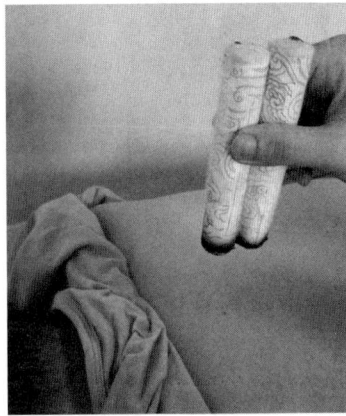

温和灸

图 3-14　探感定位的四种手法

（三）量因人异

热敏灸时，每穴每次施灸时间以热敏灸感消失为度，因病因人因穴不同而不同，平均施灸时间约为 40 分钟，这是热敏腧穴的最佳个体化每次施灸时间量。

（四）敏消量足

只要与疾病相关的热敏腧穴存在，就需要进行疗程施灸，直至所有与该病证相关的热敏腧穴消敏，这是治疗该病证的充足疗程灸量。

四、适用范围

热敏灸适用于出现热敏腧穴的各种病证，不拘寒、热、虚、实、表、里证。

五、禁忌证

热敏灸的禁忌证和禁忌人群包括不宜施灸的婴幼儿、灸感表达障碍者；昏迷、脑出血急性期、大量吐（咯）血的患者；孕妇的腹部和腰骶部、感觉障碍与皮肤溃疡处；过饥、过饱、过劳、酒醉状态等。

六、注意事项

1. 施灸前应告知被灸者艾灸过程，消除对艾灸的恐惧感或紧张感。

2. 施灸时应根据年龄、性别、体质、病情，采取舒适的体位，并充分暴露施灸部位。热敏灸操作时应注意热感强度适宜，避免烫伤，注意防止艾火脱落灼伤患者，或烧坏衣物。

3. 治疗后应告知被灸者在施灸结束后 2 小时之内不宜洗澡，注意保暖，避风寒。如果局部出现水疱，水疱较小时，宜保护水疱，勿使破裂，一般数日即可吸收自愈；如水疱过大，用注射器从水疱低位刺入，将渗出液吸出后，保持局部清洁，以防感染。热敏灸结束后，须将燃着的艾条彻底熄灭，以防复燃。

第四节　拔火罐技术

【学习目标】

1. 掌握拔火罐技术操作方法。
2. 熟悉拔火罐操作前准备。
3. 了解拔火罐适用范围和注意事项。

一、概述

拔火罐技术是利用燃烧热力或抽吸的方法排除罐内空气，形成负压，使之吸附于体表一定部位，造成局部充血、瘀血，达到防治疾病目的的方法。具有疏通经络，调和气血，温中散寒，祛风除湿，消肿止痛，吸毒排脓等作用。

二、操作前准备

（一）拔罐器具

拔罐法又称吸筒法、角法，是以罐为工具，罐具种类较多，有竹罐、玻璃罐、抽气罐等，临床常用玻璃管和竹罐（图 3-15）。

（二）拔罐前准备

1. 用物准备　治疗盘、罐具、止血钳、火柴（打火机）、95% 乙醇棉球、皮肤消毒液、棉签、无菌持物镊、干棉球、弯盘等，做走罐时另备凡士林或按摩乳。做针罐时另

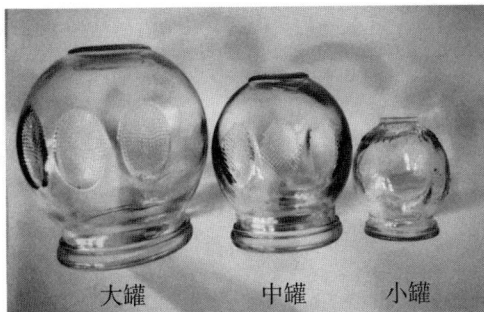

图 3-15　玻璃罐

备毫针。做刺血拔罐时另备三棱针、梅花针、无菌纱块、创可贴、胶布等。

2. 患者准备　根据治疗部位为患者选取适当的体位，做到舒适、持久、便于操作、暴露拔罐部位。

3. 环境准备　病室或治疗室应清洁、安静、整洁、温湿度适宜，防止对流风，必要时备屏风。

三、操作方法

（一）拔罐的方法

1. 火罐法　包括闪火法、投火法、贴棉法。

（1）闪火法　用止血钳或长镊子夹住 95% 的乙醇棉球，点燃后在罐内中段绕一周后退出，迅速将罐扣在选定的部位。此法比较安全，是最常用的拔罐方法。

（2）投火法　用 95% 乙醇棉球或纸片，点燃投入罐内，迅速将罐扣在应拔部位上。此法适用于侧面拔罐，否则容易因燃烧物落下而烫伤皮肤。

（3）贴棉法　用 95% 乙醇棉球贴在罐内壁中段，点燃后迅速将罐扣在应拔部位上。棉球大小适宜，乙醇不可太多，以免烫伤皮肤，多用于侧面拔罐。

2. 水罐法　取一个或多个无破损的竹罐，将其投入已沸腾的水或药液中煮 5～10 分钟，用长镊子夹出，罐口朝下，用湿毛巾紧扣罐口，迅速将罐扣在治疗部位上。

3. 抽气罐法　将抽气罐按扣在治疗部位皮肤上，抽吸罐内空气，使罐内形成负压，吸附于治疗部位上。

（二）拔罐法的应用

1. 留罐法　又称"坐罐"，是指拔罐后将罐留置 10～15 分钟，待拔罐部位皮肤充血、瘀血时，将罐取下（图 3-16）。

2. 走罐法　又称"推罐"。在施术部位的皮肤或罐口上涂上凡士林或按摩乳，拔罐后用手握住罐体，在皮肤表面上下或左右来回推动数次，直至皮肤红晕、充血后将罐取下。此法适用于面积较大、肌肉丰厚的部位，一般用玻璃罐操作（图 3-17）。

3. 闪罐法　将罐拔住后，立即取下，反复多次吸拔、起下，直至皮肤红晕、充血为

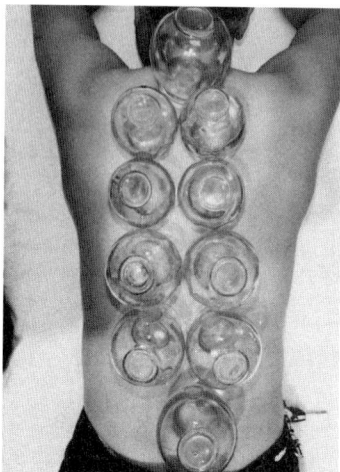

图 3-16　留罐法

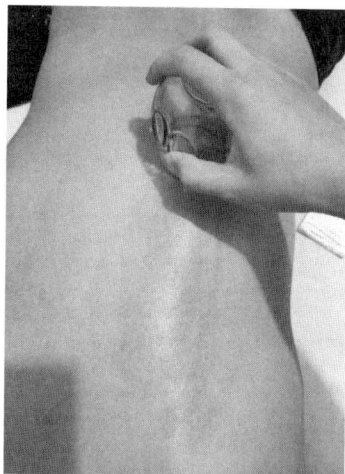

图 3-17　走罐法

止。此法适用于局部麻木或感觉迟钝的病证（图 3-18）。

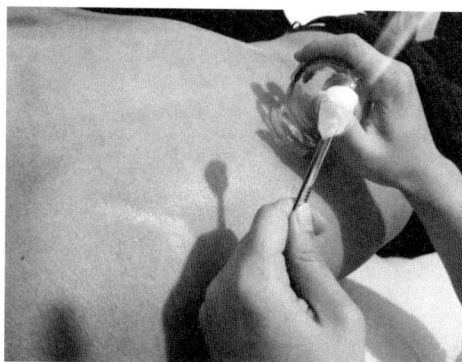

图 3-18　闪罐法

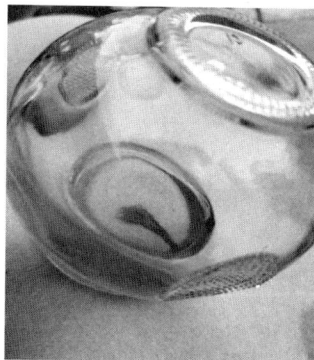

图 3-19　刺血拔罐法

4. 刺血拔罐法　刺血后在其相应部位上拔罐，使之出血，起罐后用无菌纱布或棉球擦净血迹。此法可加强刺血疗法的作用，多用于各种急慢性软组织损伤、丹毒、神经性皮炎、神经衰弱等病证（图 3-19）。

5. 针罐法　是针刺和拔罐相结合的一种疗法，针刺得气留针时，将罐拔在以针为中心的部位上，留 5～10 分钟后，将罐与针分别取出。适用于风湿痹证（图 3-20）。

（三）起罐方法

左手轻按罐体，向左倾斜，右手示、中二指按准倾斜对面罐口的肌肉处，轻轻下按，使罐口漏出

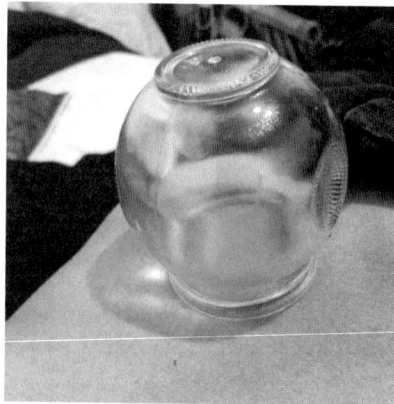

图 3-20　针罐法

空隙，透入空气，吸力消失，罐子自然脱落。

四、适用范围

火罐适用于外感风寒所致的头痛、咳嗽、哮喘、胃脘痛，腹泻等，风寒湿痹所致的关节疼痛、腰背酸痛、四肢麻木等，此外还可用于丹毒、乳痈、疮疡、脓毒不泄、毒蛇咬伤等外科病证。

五、禁忌证

1. 婴幼儿皮肤娇嫩，禁止拔罐。
2. 有出血性疾病的患者禁止拔罐。
3. 骨骼凹凸不平和毛发较多处不宜拔罐。
4. 皮肤过敏、水肿、溃疡、肿瘤、大血管处，孕妇的腰骶、腹部均禁忌拔罐。

六、注意事项

1. 根据部位不同，选用大小合适的罐具，检查罐口周围是否光滑、整齐，罐体有无裂痕。拔罐前后均应消毒罐具，以防交叉感染。
2. 拔罐时动作要快、稳、准，用火罐应注意勿烫伤皮肤，起罐时，切不可强拉或旋转，以免损伤皮肤。
3. 留罐期间嘱患者不能随意移动、变换体位，留罐时，要随时观察火罐吸附情况及罐内皮肤颜色。
4. 拔罐过程中注意保暖，留罐时要盖好衣被。多罐同时使用时，罐与罐之间不宜排列过于紧密，以免造成疼痛或脱罐。

第五节　刮痧技术

【学习目标】
1. 掌握刮痧技术操作方法。
2. 熟悉刮痧操作前准备。
3. 了解刮痧适用范围和注意事项。

一、概述

刮痧技术是以中医经络腧穴理论为指导，应用边缘钝滑的器具（如铜钱、硬币、瓷器片等物）或特制的刮痧器具蘸取一定的介质，通过相应的手法在体表进行反复刮动，使皮肤局部出现红色粟粒状或暗红色出血点等"出痧"变化，促使脏腑秽浊之气经腠理通达于外，从而使气血流畅，达到防治疾病的一种治疗方法。

二、操作前准备

(一)刮痧用具

可用于刮痧的器具有很多,包括水牛角刮痧板、苎麻、麻线、棉纱线团、铜钱、瓷碗、瓷调羹、木梳背、小蚌壳、檀香木、沉木香刮板、小水牛角板等(图 3–21)。

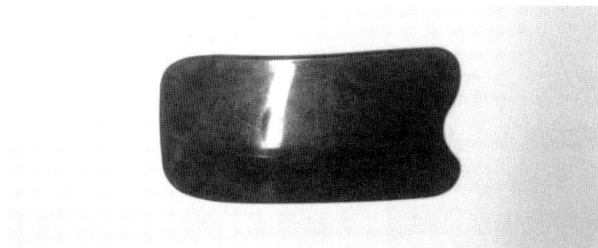

图 3–21　刮痧板

(二)刮痧前准备

1. 用物准备　治疗盘、刮具(刮痧板、瓷碗、汤匙、硬币等)、治疗碗(内盛少量清水、植物油或药用凡士林、润肤霜、扶他林乳膏)、擦纸,必要时备浴巾、屏风等物品。

2. 环境准备　保持室内空气新鲜、流通,注意保暖,避免直接吹风。

3. 患者准备　先充分暴露刮治部位,并做适当清洁。

三、操作方法

1. 操作者手持操作工具,蘸取刮痧油后,涂在施术部位,轻轻向下顺刮或从内向外沿一个方向反复刮动,逐渐加重,力量要均匀,用力轻重以患者能耐受为度,刮动数次后,感觉涩滞时,需蘸刮痧油再刮,一般刮 10 ～ 20 次,以出现紫红色斑点或斑块为度(图 3–22)。

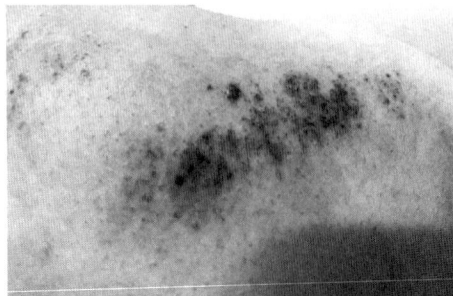

图 3–22　刮痧治疗后

2. 一般要先刮颈项部，再刮脊柱两侧，然后再刮胸腹部及四肢部位。

3. 刮背时，应向脊柱两侧，沿肋间隙呈弧线由内向外刮，每次刮 8～10 次，每条长 6～15cm。

4. 刮四肢部位时，从大腿开始，向下刮，每次只能刮一个方向，不能像搓澡一样来回刮，静脉曲张者则需由下向上刮。

5. 刮痧一般约 20 分钟，或以患者能耐受为度。

四、适用范围

刮痧多用于呼吸系统和消化系统疾病的防治。如痧证、中暑、伤暑、湿温初起、感冒、发热、咳嗽、咽喉肿痛、呕吐、腹痛、伤食、头痛、头昏、小腿痉挛、汗出不畅、风湿痹证等。

五、禁忌证

1. 形体过于消瘦者、皮肤病患者、出血性疾病者不宜刮痧。

2. 五官孔窍、乳头部、孕妇腰腹部禁刮。

3. 心力衰竭、肾功能衰竭、肝硬化腹水、全身重度浮肿禁刮。

六、注意事项

1. 操作时用力均匀，力度适中，禁用暴力。

2. 刮痧工具必须边缘光滑，没有破损。不能干刮，应时时保持润滑，以免刮伤皮肤。

3. 刮痧过程中要随时观察病情变化，如患者出现面色苍白、出冷汗等，立即停止操作，并报告医生，配合处理。

4. 下肢静脉曲张者，刮拭方向应从下向上，用轻手法。

5. 刮痧后保持情绪稳定，30 分钟内忌洗澡，禁食生冷油腻食物。

6. 刮痧间隔时间一般为 3～6 天，或以痧痕消退为准，3～5 次为 1 个疗程。

第六节　耳穴压豆技术

【学习目标】

1. 掌握耳穴压豆技术操作方法。

2. 熟悉耳穴压豆操作前准备。

3. 了解耳穴压豆适用范围和注意事项。

一、概述

耳穴压豆技术是采用药籽或菜籽等物品压贴及刺激耳郭的穴位或反应点，给予适度的揉、按、捏、压，使局部产生酸、麻、胀、痛、热等刺激反应，通过经络传导，达到通经活络、调整气血、防治疾病目的的一种治疗方法。

二、操作前准备

(一)耳穴压豆器具

1. 耳穴贴成品 医疗器械店均有销售(图3-23)。

2. 自制耳穴板 用生王不留行籽放入专用的耳穴板的孔内,再贴上10cm×10cm的医用胶布。用刀片将胶布顺着耳穴板的横格纵格划开,即形成0.6cm×0.6cm大小方块(图3-24)。

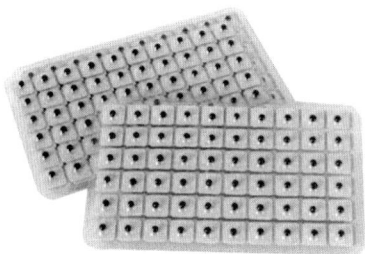

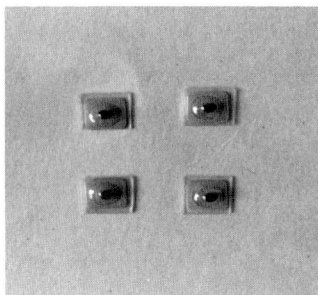

图 3-23 耳穴贴   图 3-24 自制耳穴板

(二)压豆前准备

1. 用物准备 治疗盘、耳豆板、弯盘、75%乙醇、棉签、探棒、止血钳(镊子)、治疗碗、耳模。

2. 耳穴探查法 包括观察法和按压法。

观察法:用眼直接观察耳部的形态、色泽等方面的病理性改变。如硬结、丘疹、凹陷、水疱、充血、脱屑等阳性反应点。

按压法:用探棒、火柴棒、棉签棒等在与疾病相应的耳区周围进行按压寻找反应点。

三、操作方法

1. 定穴 根据病证选择耳穴部位并探查耳穴,找出阳性反应点,确定主穴、辅穴。

2. 消毒 根据耳郭大小确定消毒范围,用75%的乙醇进行局部消毒。

3. 压豆 左手手指托持耳郭,右手用镊子夹取割好的方块胶布,中心粘上准备好的药豆或磁珠,对准穴位紧贴压在耳部穴位上,轻轻揉按1~2分钟(图3-25)。

4. 疗程 每次贴压5~7穴为宜,每日按压3~5次,每隔1~3天更换1次,两耳交替或同时贴用。

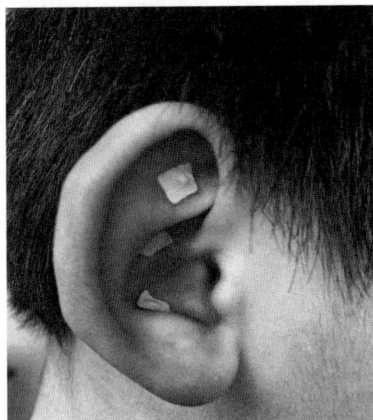

图 3-25 耳穴压豆

四、适用范围

1.各种疼痛 如各种扭挫伤、头痛和神经性压痛等。

2.炎性疾病 如大叶性肺炎、急慢性结肠炎、牙周炎、扁桃体炎等。

3.传染性疾病 如流行性感冒、百日咳、细菌性痢疾、流行性腮腺炎等。

4.功能紊乱性疾病 如高血压、月经紊乱、面肌痉挛等。

5.变态反应性疾病 如荨麻疹、哮喘、鼻炎等。

6.其他 预防感冒、晕车、晕船及预防和处理输血、输液反应；同时还有戒烟、戒毒、美容减肥、催产、催乳等作用。

五、禁忌证

耳郭有炎症、局部有冻伤的部位，以及习惯性流产史的孕妇禁用。

六、注意事项

1. 贴压耳穴应注意防水，以免脱落。

2. 夏天易出汗，贴压耳穴不宜过多，时间不宜过长，以防胶布潮湿或皮肤感染。

3. 饥饿、过饱、酒后、身体虚弱、疲劳、精神极度紧张者按压宜轻。

4. 有特定疾病如心脏病、气喘、肝功能异常者，不可强刺激。

5. 湿热天气，耳穴压豆宜 1 ~ 2 天。

6. 留置期间应防止胶布脱落或污染，对普通胶布过敏者改用脱敏胶布。

附：

一、耳郭表面解剖

耳郭：为凹面的耳前和凸面的耳背。

耳轮：耳郭卷曲的游离部分。

耳轮结节：耳轮后上方稍突起处。

耳轮脚：耳轮深入耳甲的部分。

耳轮尾：耳轮向下移行于耳垂的部分。

对耳轮：在耳轮内侧，与耳轮相对隆起的部分。由对轮体、对耳轮上脚和对耳轮下脚三部分组成。

对耳轮上脚：对耳轮向上分支的部分。

对耳轮下脚：对耳轮向前分支的部分。

三角窝：对耳轮上、下脚与相应耳轮之间的三角形凹窝。

耳舟：耳轮与对耳轮之间的凹沟。

耳屏：耳郭前面的瓣状的隆起。

屏上切迹：耳屏上缘与耳轮脚之间的凹陷。

对耳屏：耳垂上方、与耳屏相对的瓣状隆起。

屏间切迹：耳屏与对耳屏之间的凹陷。

轮屏切迹：对耳轮与对耳屏之间的凹陷处。

耳垂：耳郭下部无软骨的部分。

耳甲：部分耳轮和对耳轮、对耳屏、耳屏及外耳门之间的凹窝。由耳甲艇、耳甲腔两部分组成。

耳甲艇：耳轮脚以上的耳甲部。

耳甲腔：耳轮脚以下的耳甲部。

外耳门：耳甲腔前方的孔窍。

二、耳穴的分布

耳穴是分布在耳郭的一些特定区域。当人体发生疾病时，会在耳郭的一定部位出现局部反应，如压痛、结节、变色、变形、水疱、凹陷、脱屑、电阻降低等，这些局部的反应点就是防治疾病的刺激点。

耳穴在耳郭的分布有一定的规律，一般来说，耳部好像一个倒置的胎儿，头部向下，臀部向上。其分布规律：与头部相应的穴位在耳垂，与上肢相应的穴位在耳周，与躯干和下肢相应的穴位在对耳轮体部和对耳轮上、下脚，与内脏相应的穴位集中在耳甲，消化道在耳轮脚周围环形排列。

三、耳穴的定位与主治（表 3-1）

表 3-1　耳穴的定位与主治

穴名	部位	主治
耳中	耳轮脚处	呃逆、荨麻疹、皮肤瘙痒、小儿遗尿、咯血、出血性疾病
直肠	耳轮脚棘前上方的耳轮处	便秘、腹泻、脱肛、痔疮
尿道	直肠上方的耳轮处	尿频、尿急、尿痛、尿潴留
外生殖器	对耳轮下脚前方的耳轮处	睾丸炎、附睾炎、外阴瘙痒
肛门	三角窝前方的耳轮处	痔疮、肛裂
耳尖	耳郭向前对折的上部尖端处	发热、高血压、睑腺炎、牙痛、失眠
指	耳舟上方处	甲沟炎、手指麻木和疼痛
腕	指区的下方	腕部疼痛
风溪	耳轮结节前方，指区与腕区之间	荨麻疹、过敏性鼻炎
肘	腕区的下方	肱骨外上髁炎、肘部疼痛
肩	肘区的下方	肩关节周围炎、肩部疼痛
踝	对耳轮上脚的内上角	踝关节炎、踝部扭伤
膝	对耳轮上脚中 1/3 处	膝关节疼痛、坐骨神经痛
坐骨神经	对耳轮下脚的下 1/3 处	坐骨神经痛、瘫痪
交感	对耳轮下脚末端与耳轮内缘相交处	胃肠痉挛、心绞痛、胆绞痛、输尿管结石、自主神经紊乱
腹	对耳轮体前部上 2/5 处	腹痛、腹胀、腹泻、急性腰扭伤、痛经、产后宫缩痛
神门	三角窝后的 1/3 的上部	失眠、多梦、戒断综合征、癫痫、高血压、神经衰弱
屏尖	耳屏游离缘上部尖端	鼻前庭炎、鼻炎
肾上腺	耳屏游离缘下尖端	低血压、风湿性关节炎、腮腺炎、链霉素中毒、眩晕、哮喘、休克
皮质下	对耳屏内侧	痛证、间日疟、神经衰弱、假性近视、失眠
胃	耳轮脚消失处	胃痉挛、胃炎、胃溃疡、消化不良、恶心、呕吐、前额痛、牙痛、失眠
十二指肠	耳轮脚上方外 1/3 处	十二指肠溃疡、胆囊炎、胆石症、幽门痉挛、腹胀、腹泻、腹痛
小肠	耳轮脚上方中 1/3 处	消化不良、心悸
肾	对耳轮下脚下方后部	腰痛、耳鸣、神经衰弱、肾盂肾炎、遗尿、遗精、阳痿、早泄、哮喘、月经不调
肝	耳甲艇的后下部	更年期综合征、高血压、近视、单纯性青光眼
脾	肝穴下方，耳甲腔的外上方	消化不良、腹胀、慢性腹泻、胃疼、口腔炎、崩漏、血液病
心	耳甲腔正中凹陷处	神经衰弱、癔症、口舌生疮
肺	心穴的上、下、外三面	呼吸系统疾病、便秘、戒断综合征
内分泌	屏间切迹内，耳甲腔的前下部	痛经、月经不调、更年期综合征、痤疮、甲状腺功能减低或亢进症

续表

穴名	部位	主治
牙	耳垂正面前上部	牙痛、牙周炎、低血压
扁桃体	耳垂正面下部	扁桃体、咽炎
眼	耳垂5区中央	急性结膜炎、电光性眼炎、近视
降压沟	耳郭背面，由内上方斜向外下方行走的凹沟里	高血压

第七节　药物熏洗技术

【学习目标】

1. 掌握药物熏洗技术操作方法。

2. 熟悉药物熏洗技术操作前准备。

3. 了解药物熏洗技术适用范围、禁忌证和注意事项。

一、概述

药物熏洗技术，是指按照一定处方用药，将草药与清水煎煮沸腾后，先用蒸汽熏疗，再用药液沐洗、浸浴全身或局部患处，从而产生治疗作用的一种防治疾病方法。

二、操作前准备

（一）药物熏洗器具

传统用于药物熏洗的器具有浴盆、大木桶，可用于全身熏洗（图3-26）；小木桶用于四肢手足熏洗（图3-27）；坐浴盆用于肛门及会阴部疾病坐浴熏洗；面盆用于头面部、四肢、手足部熏洗，也可作坐浴盆（图3-28）；小喷壶用于淋洗患处；洗眼杯用于眼部疾病洗浴。

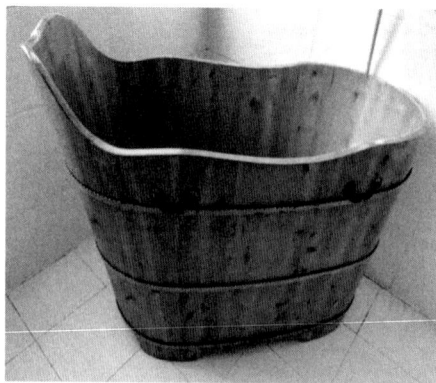

图3-26　浴盆

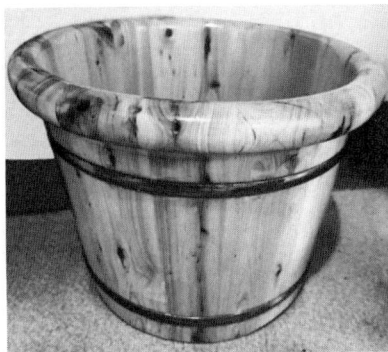

图 3-27 小木桶

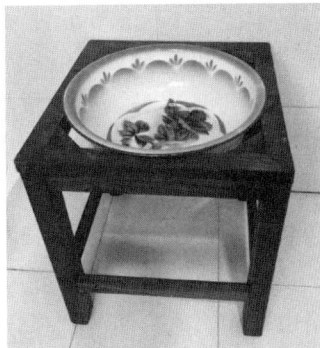

图 3-28 面盆

新型药物熏洗的器具有中药手足熏蒸仪（图 3-29）、熏蒸床、超声雾化熏洗仪、眼部熏蒸仪（图 3-30）、面部熏蒸仪。

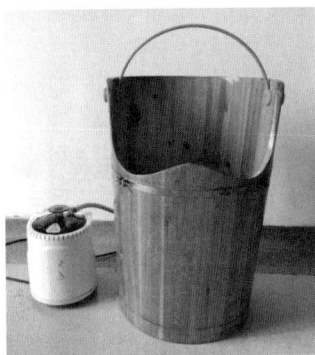

图 3-29 中药手足熏蒸仪

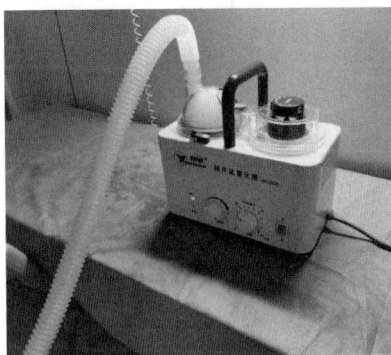

图 3-30 眼部熏蒸仪

（二）熏洗前准备

1. 熏洗用具准备 治疗盘、治疗巾、水温计，必要时备好屏风及坐浴架、容器（根据熏洗部位不同准备熏洗用具，如坐浴椅、熏洗盆等。若为眼部熏洗，应备消毒纱布）。

2. 熏洗剂制备 熏洗药液要在洁净、常温环境中制备。熏洗药材加水浸泡 30 分钟后煎煮，武火煮沸后转文火煮 20～30 分钟，收集药液备用。也可将相应中药配方颗粒用沸水直接溶解后供熏洗用。

3. 环境准备 保持室内空气新鲜、流通，注意保暖。

4. 患者准备 先充分暴露熏洗部位，并做适当清洁。

三、操作方法

药物熏洗分坐浴法、手熏洗、足熏洗、眼熏洗、全身熏洗。

1. 坐浴法 选择专用木盆进行熏洗。先将药液加入已消毒的坐浴盆中，药量以能全部浸泡患处为宜，将患处对准木盖上的孔进行熏蒸，一般熏蒸 10～20 分钟。待温度降至适宜，坐入盆中浸洗 10 ～ 20 分钟。

2. 手足熏洗法　可选择日常所用脸盆或小木桶进行熏洗。将药液加入已消毒的脸盆中，药量以全部浸泡患处为宜。将患肢放于脸盆上方并用浴巾覆盖患肢及脸盆进行熏蒸，一般熏蒸 10 ～ 20 分钟。待温度降至适宜，撤去浴巾，将患肢浸泡在药液中，约 20 ～ 30 分钟。

3. 中药手足熏蒸仪熏蒸法　选择中药手足熏蒸仪，将煎好的药液倒入中药手足熏蒸仪加热器中，药量为加热器 1/2 容量为宜，插上电源，温度调至 35 ～ 40℃。将患肢放于盆内，用浴巾覆盖，熏蒸 20 ～ 30 分钟（图 3-31）。

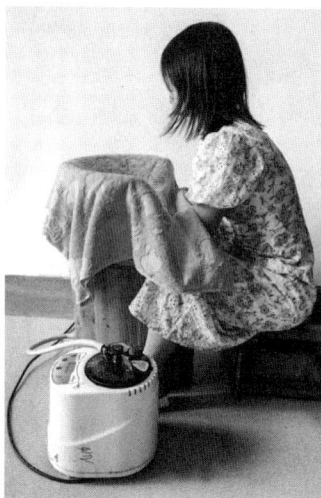 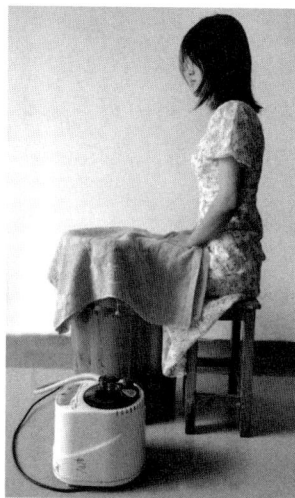

中药手熏蒸　　　　　　　　　中药足熏蒸

图 3-31　中药手足熏蒸

4. 眼熏洗法　选用治疗碗进行熏洗。将药液加入治疗碗中，紧闭双眼对准碗口进行熏蒸，一般熏蒸眼部 10 ～ 20 分钟；待药液降至室温时，将纱布在药液中浸润后反复擦拭患眼。熏洗结束后，也可用消毒纱布包裹药渣或浸药液，热敷患眼。

5. 全身熏洗法　选择浴桶进行全身熏洗。将部分药液加入已消毒浴桶中，坐于活动架上，使整体高于液面，用浴巾盖住浴桶，仅露出头部，一般熏蒸 10 ～ 20 分钟；待药液温度降至适宜，撤去浴巾及活动架，加入剩余药液，总药液量以浸泡到肩膀以上为宜，全身浸泡于药液中，浸洗 20 ～ 30 分钟。

四、适用范围

1. 皮肤类疾病　急慢性湿疹、皮肤瘙痒症、手癣、足癣、冻疮、硬皮病、银屑病、疥疮等。

2. 内外科疾病　脑卒中后下肢感觉障碍、周围神经病、感冒、咳嗽、肠胃炎、失眠、神经症等，以及血栓闭塞性脉管炎、糖尿病肢体血管病变、雷诺综合征、静脉性溃疡等多种周围血管疾病。

3. 骨伤科疾病　腰椎间盘突出症、颈椎病、退行性骨关节病、各种急慢性软组织损伤、骨折后遗症等。

4. 妇科疾病　痛经、盆腔炎、阴道炎等。

5. 五官科疾病　干眼症、糖尿病视网膜病变、结膜炎、过敏性鼻炎、鼻窦炎等。

6. 肛肠科疾病　痔、肛瘘、肛裂、肛周脓肿等。

五、禁忌证

1. 围感染性病灶并已化脓破溃时禁止使用局部熏疗。

2. 有过敏性哮喘病的患者禁用香包熏法。

六、注意事项

1. 室内温度适宜，冬季熏洗时，应注意保暖，夏季要避风。

2. 全身熏洗后因皮肤血管扩张，血液循环加速，出汗后必须擦干并穿好衣服后再外出，以免感受风寒。

3. 饭前饭后半小时内，不宜熏洗。

4. 采用坐浴及全身熏洗疗法时，应提前排空大小便。

5. 调整好温度，水温以 38～45℃ 为宜，以免受凉或烫伤。如果熏洗时间较久，药液变凉时，须再加热，保持持续温热熏洗。

6. 随时观察并询问患者反应，有无恶心、呕吐、胸闷、气促、心跳加快等不适。严防过敏、汗出虚脱或头晕等，若有不适症状立即停止熏洗。

7. 及时补充水分，以免因出汗过多造成脱水；熏洗出汗后，禁止用冷水冲洗；整个疗程中，禁食生冷食物。

8. 熏洗前应清洗待熏洗部位，若待熏洗部位存在破损，应停止熏洗。

9. 煎好的药液当日使用，不宜存放过长时间，以免发霉变质，影响疗效和发生不良反应。

10. 如熏洗无效或病情反而加重者，则应停止熏洗，改用其他方法治疗。

11. 熏洗后的木盆或木桶要及时清洗消毒，保持清洁，防止交叉感染。

第八节　三伏贴技术

【学习目标】

1. 掌握三伏贴技术操作方法。

2. 熟悉三伏贴技术操作前准备。

3. 了解三伏贴适用范围和注意事项。

一、概述

三伏贴技术属季节性疗法，是根据中医"冬病夏治"的理论，对一些在冬季容易产生、复发或加重的疾病，在夏季三伏天（每年 7 月中旬到 8 月中旬）进行扶正培本的治疗方法，可以鼓舞正气，增加机体抗病能力，从而达到防治疾病、减少疾病复发乃至根治疾病的目的。

二、操作前准备

（一）三伏贴器具

1. 穴位裸贴　规格为内径 3cm，大小为 6cm×6cm、6cm×7cm、7cm×7cm 的无纺布穴位裸贴。无穴位贴时也可选择脱敏胶布，剪成 3cm×3cm 大小的方块进行贴敷（图3-32）。

2. 药饼贴敷　常选用补阴壮阳、益气活血、温经通络、引邪外出的药物，将配好的药物打成粉状，用鲜姜汁调制成直径为 1cm 的圆饼状（图 3-33）。

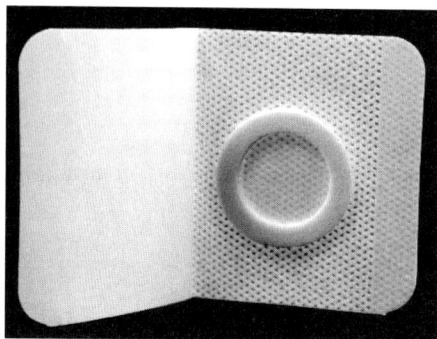

图 3-32　穴位裸贴

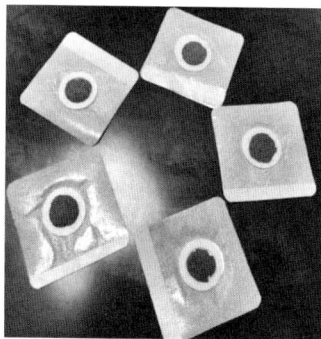

图 3-33　药饼贴敷

（二）贴敷前准备

1. 药饼选择　根据患者疾病辨证施治，选择相应药饼。

2. 穴位选择　根据疾病辨证与辨病相结合，取穴不宜过多，每次选择的穴位 6～8 个为宜，不得超过 8 个。也可采用几组穴位轮换，一次贴敷一组。同一组穴位不宜连续贴敷或贴敷时间过久，以免药物过度刺激，造成皮肤损伤。

三、操作方法

1. 患者取正坐位，将患者待贴敷穴位擦拭干净，用 75% 的乙醇常规消毒，消毒面积要大于贴敷面积。待皮肤干燥后，将调制好的药膏用脱敏胶布固定在穴位上。

2. 贴敷时间根据患者皮肤反应而定，以患者耐受为度，一般成人贴敷 6～8 小时，儿童 2～4 小时。患者如自觉贴敷部位有明显不适感，可自行取下。

3. 连续贴敷 3 年为一疗程，患者可以继续贴敷，以巩固和提高疗效。

四、适用范围

1. 慢性反复发作性肺系疾病　如支气管哮喘、慢性支气管炎、支气管扩张、慢性咽炎、鼻炎、慢性阻塞性肺疾病、反复上呼吸道感染、肺气肿、肺心病等。

2. 脾胃系统疾病　如慢性寒性胃病、慢性腹泻和功能性消化不良。

3. 小儿疾病　如小儿体虚外感、小儿疳积、小儿慢性腹泻、小儿哮喘等。

4. 痹证类疾病　如类风湿关节炎、慢性腰腿痛、腰肌劳损等。

5. 阳虚体质和免疫功能低下的疾病　如素体阳虚、喜暖怕冷等。

五、禁忌证

1. 孕妇禁用。

2. 疾病急性期（如发热、咳黄痰流黄涕、关节红肿热痛、出疹性疾病出疹期、头痛）禁用。

3. 贴敷穴位局部或周边皮肤有溃疡、破损、流脓等情况禁用。

4. 严重皮肤病、干燥综合征、糖尿病患者禁用。

5. 患有恶性肿瘤、重症心脏病、严重肝肾功能不全等严重疾病者禁用。

六、注意事项

1. 贴敷时间宜在晴天上午，根据个体差异，贴敷时间也可以适当调整。贴敷期间，慎食辛辣、海鲜、羊肉、蘑菇等发物。

2. 贴敷后局部皮肤微红或有色素沉着、轻度瘙痒均为正常反应。

3. 贴敷后皮肤局部出现刺痒、灼热、疼痛感觉时，应立即取下药膏，清除局部残余药物，禁止抓挠，不宜擅自涂抹药物，一般可自行痊愈。

4. 尽量保持涂药处的干燥，不要对着空调的冷风吹。在贴敷期忌食生冷、油腻、辛辣的食物。不要吃高蛋白、虾蟹类海鲜。贴药当天不能游泳，4～6小时内不要洗冷水澡。

5. 建议接受冬病夏治的患者要在饮食、生活上有所节制，不要贪凉。要远离空调，因为进入空调房后，皮肤毛孔收缩，影响药物的渗入；还应少吃冷饮，冷饮不但伤及脾胃，还可使沉积在体内的寒气凝滞，影响疗效。

6. 三伏贴不是治疗慢性病的特效技术，不能完全替代其他治疗，原来在服药的慢性病患者，不要盲目减药、停药。

主要参考文献

［1］孙祥军. 医患沟通学［M］. 北京：人民卫生出版社，2011.

［2］姚树桥，杨艳杰. 医学心理学［M］. 北京：人民卫生出版社，2018.

［3］周桂桐. 医患沟通技能［M］. 北京：中国中医药出版社，2012.

［4］周桂桐，马铁明. 临床接诊与医患沟通技能实训［M］. 北京：中国中医药出版社，2011.

［5］葛梅. 医患沟通艺术的研究［J］. 管理观察，2015（23）：189-192.

［6］Headache Classification Committee of the International Headache Society. The International Classification of Headache Disorders，3rd ed(beta version). Cephalalgia，2013，33（9）：629-808.

［7］中华医学会神经病学分会，中华医学会神经病学分会脑血管病学组. 中国急性缺血性脑卒中诊治指南 2014. 中华神经科杂志，2015，48（4）：246-257.

［8］薛博瑜. 中医内科学［M］. 北京：人民卫生出版社，2016.

［9］朱文锋. 中医诊断学［M］. 北京：中国中医药出版社，2004.